# 国内外分级医疗体系比较研究

卢祖洵　李丽清　著

本书获 2018 年国家哲学社会科学重大项目（项目编号：18ZDA085）、2019 年国家自然科学基金项目（项目编号：71964015）资助

科 学 出 版 社

北 京

# 内 容 简 介

本书首先介绍了分级医疗体系的相关概述，包括国内外分级医疗体系的内涵、提出背景、发展历程。其次，系统分析了国内外医疗体系的发展背景及主要实践模式，以及对中国分级医疗体系发展的启示。最后，在对国内外分级医疗的发展背景、模式、制度、运行机制等方面进行综合比较的基础上，全面分析了中国分级医疗体系的成效、存在的问题，并提出相应的对策建议。这对于中国分级医疗体系的构建，以及促进中国基层医疗的发展，缓解"看病难、看病贵"问题具有重要意义。

本书的读者对象为卫生政策与管理、公共管理、卫生经济等领域的管理者、研究者和实践者，社会医学及卫生管理相关学科教师及学生，公共卫生等相关领域的卫生政策制定者、管理者和研究者等。本书也可作为卫生政策与管理、社会医学与卫生事业管理等领域的本科生、研究生的阅读参考书目。

图书在版编目（CIP）数据

国内外分级医疗体系比较研究/卢祖洵，李丽清著. —北京：科学出版社，2022.2

ISBN 978-7-03-070009-4

Ⅰ. ①国… Ⅱ. ①卢… ②李… Ⅲ. ①医疗卫生服务–对比研究–世界 Ⅳ. ①R199.1

中国版本图书馆 CIP 数据核字（2021）第 206244 号

责任编辑：陶 璇/责任校对：贾娜娜
责任印制：张 伟/封面设计：无极书装

科学出版社 出版
北京东黄城根北街 16 号
邮政编码：100717
http://www.sciencep.com

北京建宏印刷有限公司 印刷
科学出版社发行 各地新华书店经销
*
2022 年 2 月第 一 版 开本：720×1000 B5
2022 年 2 月第一次印刷 印张：13 1/4
字数：265 000
定价：**136.00 元**
（如有印装质量问题，我社负责调换）

# 作 者 简 介

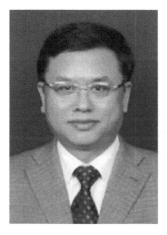

卢祖洵（1959—），湖北红安人，中共党员，博士、二级教授、华中卓越学者特聘教授、博士生导师，现任华中科技大学同济医学院社会医学与卫生管理系主任、社会医学研究所所长，湖北省全科医学培训中心主任，《中国社会医学杂志》主编。主要研究方向：卫生政策与管理、全科医学与社区卫生。已培养博士研究生100多名，主持国家级、省部级课题50多项（包括国家社会科学基金重大课题1项、科技部科技攻关项目3项、国家自然科学基金项目4项），发表学术论文700多篇，其中SCI及SSCI收录论文170多篇。主编教材及专著15部，包括全国规划教材《社会医学》《医疗保险学》《全科医学概论》等。获得多项科研成果，包括省级科技进步奖二等奖5项。主要学术兼职：中华预防医学会社会医学分会主任委员、教育部高等学校医学人文素养和全科医学教学指导委员会副主任委员、中国医师协会全科医师分会副会长、武汉市基层卫生协会会长。享受国务院政府特殊津贴。

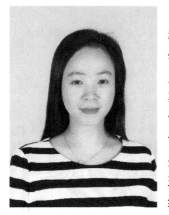

　　李丽清（1977—），江西萍乡人，中共党员，博士，教授，硕士生导师，华中科技大学同济医学院公共卫生学院博士后。主要研究方向：系统工程与系统动力学、卫生政策与管理。主要学术兼职：中国系统工程学会理事、中国系统工程学会医药卫生系统工程专业委员会常务委员、中国系统工程学会系统动力学专业委员会常务理事、中华预防医学会社会医学分会委员、中国卫生经济学会青年委员会委员、江西省系统工程学会副理事长。长期致力于将系统动力学、复杂系统分析等系统工程研究方法应用于医疗卫生领域并进行交叉研究。近年来发表 SCI、SSCI、CSSCI、中文核心论文近 70 篇；出版学术专著 4 部；承担国家哲学社会科学重大项目（项目编号：18ZDA085）子课题 1 项；主持或完成国家自然科学基金项目 3 项，主持全国博士后特别资助项目 1 项，主持或完成省级项目近 20 项。获全国教育科学优秀成果奖二等奖 1 项、湖北省科学技术进步奖二等奖 1 项、江西省教育科学优秀成果奖一等奖 1 项、江西省社会科学优秀成果奖三等奖 1 项。入选 2017 年江西省百千万人才工程人选，获江西省政府特殊津贴专家称号，获江西省"井冈学者"特聘教授称号。

# 前　言

　　分级医疗是许多国家普遍实行的医疗卫生制度，对于合理配置和使用卫生资源、控制卫生费用不合理增长至关重要。某些国家享有健康保险的居民选择家庭医生签约，患病时（急诊可直接去上级医院就诊）需首先到家庭医生处就诊，家庭医生为其提供基础性诊疗服务；而对于超出诊疗服务范围的患者，家庭医生则根据患者病情将患者转诊到上级医院，由医院提供服务，由此形成分级医疗服务格局。在我国，自 2009 年新医改启动以来，分级医疗体系建设的必要性和重要性逐步明确，其建设效果成为影响医改成败的关键所在。2015 年，国家从四个方面设计分级医疗模式，即基层首诊、双向转诊、急慢分治、上下联动，这既是我国现行分级医疗体系的基本框架，也是近年来我国分级医疗研究和实践探索的总结。然而，尽管我国对分级医疗体系建立的政策和措施重视程度高、相关研究多、改革探索广、推进力度大，但总体效果不尽如人意。因此，需要适当借鉴国外发达国家分级医疗体系建设的典型举措和成功经验，并结合我国国情和医药卫生事业发展实际，构建具有中国特色的分级医疗体系。这不仅是我国分级医疗体系建设亟待解决的问题，而且对于医药卫生体制改革和"健康中国"等战略目标的实现，至关重要！

　　本书在全面梳理国内外分级医疗体系概念、内涵、提出背景、发展历程等的基础上，系统阐述我国分级医疗体系的发展背景、政策措施及主要实践模式等。此外，还分别介绍了英国、美国、德国、日本、新加坡、法国、澳大利亚、加拿大等发达国家分级医疗的发展背景、主要模式、实践效果及对我国分级医疗体系发展的启示。同时，通过对国内外分级医疗体系的发展背景、实践模式、制度框架、运行机制等进行综合比较，全面总结我国分级医疗体系建设的成效、存在的问题，并基于此提出针对性对策建议。

　　本书是 2018 年国家哲学社会科学重大项目（项目编号：18ZDA085）"'共享经济'下我国分级医疗体系研究"的阶段性成果之一，对国内外分级医疗体系的发展背景、典型模式、实践成效及现存问题进行了系统的评价和比较分析。

　　关于分级医疗体系建设，无论是从宏观层面、微观层面，还是从政策、措施视角，抑或是从体制、机制等方面，都还有很多问题值得深入研究。鉴于笔者水平有限，本书难免存在不足之处，恳请各位专家和读者提出宝贵意见。

卢祖洵　李丽清

2021 年 6 月 20 日

# 目　　录

# 第一章

# 分级医疗体系的内涵、背景及发展历程

分级医疗是许多国家普遍实行的诊疗制度，分级医疗体系对于合理使用卫生资源、控制卫生费用不合理增长至关重要。国外已建立一套较为成熟且被广泛接受的分级医疗体系。新医改以来，我国各地区积极推进分级医疗制度建设，并取得了一定成效，但困于现阶段医疗资源错配和顶层设计不完善，分级医疗制度目前尚未取得突破性进展。鉴于此，结合现有的国内外经验，建立符合我国国情的分级医疗体系，形成"基层首诊、双向转诊、急慢分治、上下联动"的服务流程和就医秩序，提高医疗卫生资源配置和利用的总体效率，促进医疗卫生服务的可及性、公平性和可负担性，是我国医疗体制改革的重要方面。

## 第一节 分级医疗体系的内涵

分级医疗体系的建立是我国医药卫生体制改革的重要目标，明确其定义和内涵，是建立和完善分级医疗制度的逻辑起点。国内学者主要从就医秩序、核心内容、全科医学、资源整合等角度界定分级医疗体系的概念及内涵。相应地，国际上尚无完全吻合的制度，但其中心思想仍围绕首诊和转诊制度开展。

### 一、我国分级医疗的内涵

#### （一）分级医疗的定义

分级医疗是指根据疾病的轻重缓急，以及治疗的难易程度对医疗机构进行分级，明确各级医疗机构分工，使其各自承担不同疾病的诊治工作，从而实现基层首诊和上下级医院双向转诊的合理就医格局[1]。按照国家政策及文件规定，我国分级医疗制度主要包括基层首诊、双向转诊、急慢分治、上下联动四方面内容。

基层首诊，即常见病、多发病患者首先到基层医疗机构就诊，其属于分级医疗的基础环节，有助于形成合理的就诊秩序，促进医疗机构间分工协作。

双向转诊，这是指超出基层医疗机构就诊范围和能力水平的疾病，由基层医疗机构为患者实现"向上"转诊，而对处于慢性期或恢复期患者由上级综合医院为其"向下"转诊，实现不同级别、不同类别医疗机构间的有序转诊。

　　急慢分治，这是指按照疾病的轻重缓急，合理配置医疗资源，急危重症患者可直接到二级以上医院就诊。

　　上下联动，这是指不同级别的医疗机构承担不同疾病的治疗，建立目标明确、权责清晰的分工协作机制。

### （二）分级医疗体系的结构框架

　　我国医疗卫生服务体系采用三级卫生医疗服务模式，与英国、德国、日本等发达国家一致。1989 年，中华人民共和国卫生部（简称卫生部，今国家卫生健康委员会）发布了《卫生部关于实施"医院分级管理办法（试行）"的通知》和《综合医院分级管理标准（试行草案）》，根据不同医院间的任务和功能差异，将我国医院分为三级，即一级医院、二级医院、三级医院。一级医院指直接向一定人口的社区提供医疗服务的基层医疗机构，包括村卫生室、乡镇卫生院，以及城市社区卫生服务中心；二级医院指面向多个社区的医疗卫生机构，是三级医疗卫生体系的中间层次；三级医院指最高等级的医院，主要提供高水平的医疗卫生服务。

　　在分级医疗制度体系中，以社区卫生服务中心和社区卫生服务站为主体，以诊所、医务所（室）、护理院等其他基层医疗机构为补充的一级医疗机构提供的是公共卫生服务和基本医疗服务，包括健康教育、预防、保健、康复、计划生育技术服务和一般常见病与多发病的诊疗服务，并以主动服务、上门服务为主。二级医疗机构的功能定位在城市与县区略有差异，县级医院主要负责县域内基层卫生机构无法解决的常见病、多发病诊疗，以及急危重症患者抢救和疑难杂症患者向上转诊服务；城市二级医院主要负责三级医院转诊的恢复期或稳定期患者；三级医疗机构负责提供急危重症和疑难杂症的诊疗服务。

## 二、国际分级医疗的定义概述

　　相对于我国的分级医疗，国际上尚无完全吻合的制度，但有相似的制度体系，即分级医疗体系、社区首诊制度、双向转诊制度和整合医疗服务网络[2-3]。

### （一）分级医疗体系

　　层级分明的医疗服务体系是分级医疗制度的基础。分级医疗体系指的是根据服务内容差异对医疗机构进行分级，并明确各级医疗机构分工。目前，国际上多应用三级卫生医疗服务模式，以基本医疗服务、二级医疗服务、三级医疗服务为常见的分级医疗标准[4]。各层级医疗机构间分工明确，基本医疗服务主要围绕常见病和多发病展开基础保健，由基层医疗机构全科医生提供；二级医疗服务以一般专科服务为主，由地区医院提供；三级医疗服务主要是更专业化的诊疗，由大型医学中心、教学医院或专科医院提供[5]。分级医疗体系建设较为完善的国家，如英国、日本均将医疗服务体系分为三级：英国建立了社区医疗服务-地区医院-教学医院三级网络；日本建立了门诊一次医疗圈-住院二次医疗圈-发生频率低、高度专门化的三次医疗圈；除三级医疗服务模式外，还有四级医疗体系的国家，如德国，其医疗体系包括开业医生、医院、康复机构，以及护理机构四个部分；此外，新加坡的医疗机构则为两级医疗网，第一级是负责基础性医疗保健服务的社区医院和一般诊所，第二级是负责综合医疗服务和大部分住院服务的综合性或专科性大医院。由此可见，各个国家的分级医疗体系不尽相同，但基本上都是以较为完善的分级医疗体系为载体，发挥横向与纵向联动作用，确保各医疗机构间的分工协作和双向转诊顺利实施。

（二）社区首诊制度

社区首诊制度，指的是患者首先接受全科医生首诊，在疾病超出全科医生技术范围的情况下，由全科医生开具转诊单，将患者"上转"至高级别医院。由于全科医生在首诊制度中处于核心地位，因此有的国家社区又将首诊制度称为"守门人"制度。

全科医疗发源于美国，被世界卫生组织（World Health Organization，WHO）称为"最经济、最适宜"的医疗卫生保健服务模式。而作为全科医疗的主要提供者——全科医生，在国民医疗服务体系中充当"守门人"的角色。一方面，由于医学的专业性，患者无法正确认识疾病，出于自身健康考虑，会不自主地选择医疗技术水平更高的医院，这就造成了医疗机构功能错位，以及卫生资源浪费。而全科医生可以引导患者合理就诊，促进医疗资源合理配置。另一方面，人口老龄化的加快，以及以慢性病为主的疾病谱改变人群的医疗健康服务需求，促使了以提供持续性与综合性的医疗照顾、健康维持和预防服务等为主的全科医学服务的产生[6]。由此，全科医生为患者提供初级卫生保健服务，是患者个人健康的最佳"守门人"。以英国、德国为代表的国家实施严格社区首诊制度，通过国家立法或医疗保险制度规定需方必须到基层医疗机构首诊（急诊除外），并以此作为社区居民享受卫生福利的基本条件；而以美国和新加坡为代表的国家尽管没有实行刚性的社区首诊制度，患者可自由地选择医疗机构就诊，但社区居民一旦生病首先便会自觉地寻求家庭医生或全科医生帮助，然后再根据病情选择要不要向上转诊。

（三）双向转诊制度

双向转诊制度实际上是"守门人"制度的组成部分。多数国家的"守门人"制度是以全科医生提供首诊服务为基础，配套实施双向转诊制度[7]。基层全科医生在其"上转"患者接受专科诊疗后，需要接纳其"下转"，并根据专科医生的建议对患者进行后续的治疗服务。为了保证双向转诊系统顺畅实施，部分国家如英国、日本的最高级别医院仅提供住院或者高精尖服务，不开设门诊服务，这一举措推进了全科医疗与专科医疗的分工协作，减少了医疗资源的过度使用，有效地提高了医疗服务效率。再如，美国的大多数医院均提供门诊服务，居民可自由地选择就诊医院，但大多数居民仍选择通过家庭医生转诊，这与美国医疗保险体系及明确的疾病分类标准有关。美国居民医疗保险整体上以商业医疗保险为主。商业保险规定参保人必须经过家庭医生转诊方可去医院进一步治疗[5]。另外，美国通过建立"疾病诊断相关分组"（Diagnostic Related Groups，DRGs），明确了转诊标准，规范了患者的就诊行为。

### （四）整合医疗服务网络

在多级医疗服务体系诞生早期，各个国家将医疗服务体系按照功能定位分为多个层级后，出现了医疗服务体系条块分割，大小医院各自为政、无序竞争等问题，严重影响了医疗资源利用效率和医疗服务质量。因此，从20世纪90年代末开始，许多国家提出了"整合医疗、促进协作"的口号，并采取有效措施整合医疗卫生体系。

整合医疗服务网络指遵照区域卫生规划，将同一区域内的医疗资源整合成纵向医疗集团，由1～2所大型医院联合若干二级医院和社区卫生服务中心组成。整合医疗服务网络侧重"合"，而分级医疗体系侧重"分"，二者相辅相成，共同引导患者分层就诊，促进上级医院带动下级医院发展，形成上下联动、明确分工、密切协作的医疗卫生服务体系。现阶段，由于国家及地区间卫生体制环境和背景不同，医疗卫生服务体系整合形式也多种多样。按照联结方式的不同，国外医疗合作体系模式可划分为虚拟联合与实体联合。虚拟联合即以技术、管理为纽带，实现资源共享的联合方式，代表国家为新加坡、美国、日本；实体联合即资产和所有权整合，设立独立法人机构，实现统一管理的联合方式，代表国家为英国、德国、澳大利亚。美国整合医疗服务网络将不同层级的卫生保健机构或工作者联系起来，形成医疗服务网络，向特定患者人群和社区居民提供协调、统一的医疗服务。美国整合医疗服务网络将支付方和提供方统一结合，在同一保险计划内，患者可在联合网络中享有从首诊到康复的一体化服务。英国整合医疗网络则是以初级卫生保健之家和一站式医疗与社会照护服务为主，前者以全科医疗为基础，支持自我保健、家庭保健和长期护理管理，并与公共卫生工作相衔接；后者整合原有分割的医疗服务为社会照护体系，为患者提供一站式医疗服务。澳大利亚政府则按区域把包括社区卫生服务中心、康复保健中心、家庭护理院、老年护理院、高端医疗设备检查和检验中心等所有医疗资源划拨给公立大医院，统管区域内医疗资源。

分级医疗实质是通过明确各级医疗服务体系的功能定位，以患者为中心，构建连续、无缝的服务流程。国际上对于分级医疗的实现以分级医疗体系为载体，通过首诊和转诊制度整合不同层级医疗机构，达到医疗资源共享与利用、医疗市场共享与收益，最终实现医疗资源合理配置、基本医疗卫生服务均等化的目标。

# 第二节　分级医疗制度的提出及背景

## 一、国外分级医疗制度的提出

多数发达国家实施社区卫生服务制度，发挥全科医生"守门人"作用已有很长时间，这些国家的社区卫生服务能力较强，双向转诊已形成有效机制。但是，20世纪开始，随着社会经济的快速发展、老龄化的加快、慢性病患病率的大幅上升、全球医疗卫生费用的逐年增加，以及人民群众的健康需求进一步提高，各国医疗服务体系产生了较大压力。例如，医疗资源相对不足与就医需求不断增长间的矛盾日益突出，"就医难"已成为世界性问题。发达国家和地区通过实践证明：充分发挥基层医疗机构作用，是提升居民基本医疗卫生服务广度和深度的最佳手段，特别是以英国为代表的"守门人"制度，能够较好地形成有序的就医秩序、优化医疗资源配置、合理控制医疗费用，为居民提供更为便捷的基础医疗服务。目前，分级医疗制度作为一种高效有序的就医制度被多个国家推行。

国外分级医疗制度主要包括以基层（家庭或社区的全科医生）首诊为核心的"守门人"制度和双向转诊制度[8]。社区卫生服务相对发达的国家，如美国、英国、澳大利亚、德国、日本、加拿大等，均已开展分级医疗实践；英国、德国、日本等国家主要在医疗保障制度下推行社区首诊制度和逐级转诊制度；美国、澳大利亚、加拿大通过实施严格的费用控制措施来保证分级医疗制度的有效落实；同时各国均高度重视全科医生制度管理和人才培养，以及信息化建设在分级医疗制度中的应用[7]。

### （一）严格社区首诊和逐级转诊制度

1948年，英国正式颁布实施全民医疗保障制度。在全民医疗保障制度下，采取政府购买服务的措施，促进第三方初级保健托管机构与全科医生合作，规范全科医生首诊制度，并确立严格的转诊制度和标准，引导慢性病、残疾及危重患者就诊[7]。德国通过《健康保险法》引导分级医疗的有效实施，强制实行严格的"上下级分工医疗"和"第三方支付"制度；通过建立疾病管理计划，鼓励居民进行社区首诊[9]。日本则设定了层级明确、功能协同的三级医疗圈，促进医疗资源合理配置，推进分级医疗制度发展。

（二）实施有效的费用控制措施

美国通过 DRGs 明确了转诊标准及住院时间，并将其作为医疗费用管理和医疗保险报销的依据，引导患者进行合理转诊治疗。澳大利亚政府规定不同性质的医疗机构采取差异化收费标准，各级医院预算采取包干制，以实现双向转诊顺利实施[10]。此外，联邦政府医疗看护补贴计划将转诊与政府资助及绩效工资相结合，转诊质量和效率也被纳入绩效管理，以促进双向转诊制度的实施。加拿大则采取按人头付费的方式，医疗保险根据服务人数和服务项目预付给全科医生，激励全科医生积极推进医疗费用控制，争取让更多社区居民签约首诊[11]。

（三）加强全科医生的培养与管理

西方国家通过规范全科医生教育体系、完善薪酬激励机制等措施加强全科医生的培养与管理。例如，英国引入健康质量框架（quality and outcome framework，QOF），将评估指标直接与全科医生薪酬挂钩；澳大利亚成立了澳大利亚皇家全科医师学院（Royal Australian College of General Practitioners，RACGP），制定全科医生绩效考核标准，促进初级卫生保健，为居民提供高质量、安全且有效的服务[12]；德国对全科医生实施准入管理和严格的执业资质审核评定，加强全科医生质量管理；日本成立自治医科大学，专门培养偏远地区的全科医生，政府财政全额负担学生的学费，并承诺学生毕业后在工作方面享受公务员待遇；加拿大通过免除助学贷款、提供奖学金等方式鼓励医生到偏远地区工作并培养本地全科医生。

（四）重视信息化建设

美国自 2005 年起便将初级保健医生（primary care physicians，PCPs）与专科医生连接起来，这促进了医疗卫生资源的有效利用，缩短了患者就诊时间并降低其医疗费用，进而实现了对患者的合理分流[13]。瑞典建立了一套完整的电子病历系统，即利用 Cambio COSMIC 系统，实现基层医疗卫生机构与上级医院间的医疗信息共享，这为慢性病患者复诊和转诊提供了便利。

**二、国内分级医疗制度的提出**

国外分级医疗经过多年实践探索，形成了比较完备的体系，取得了较好的成效。而我国对分级医疗的探索正处于起步阶段，仍面临诸多问题与挑战，如患者的分级就医习惯尚未完全建立、分级医疗的基础条件尚不成熟、优质卫生人力资源下沉困难等。

我国分级医疗制度是在当前我国卫生资源布局和利用不合理、慢性病流行日益严重，以及医疗保险筹资/支付快速增加等背景下建立的。

1. 卫生资源布局和利用不合理

在行政分级管理状态下，我国各医疗机构呈现独立运行状态，公立医院在政府政策支持下存在"垄断"医疗服务市场的局面。由于财政实力有限，政府在公立医院建设方面投资不足。因此，政府在政策上允许医院通过盈利方式对运行成本进行弥补，这在一定程度上导致公立医院存在趋利特点。公立医院，特别是高等医院将其现有资源作为其竞争优势，而民营医疗机构和基层医疗机构实力与之相差悬殊，导致竞争机制低效率。竞争机制低效率一方面表现在高等医院为抢占市场份额而"大小通吃"，为实现自身利益不断"招揽"患者，基本医疗卫生服务公平性和可及性受到严重损害，患者承担的医疗费用不断上涨；另一方面，医疗服务提供呈现碎片化特点，现有医疗服务机构未能为患者健康提供全程跟踪和完善的健康管理体系。《中国卫生和计划生育统计年鉴2019》显示，截至2018年，我国医疗卫生机构总诊疗人次达到 830 801.7 万，基层医疗机构和医院分别占53.04%和43.06%，其中一级、二级、三级医院诊疗人次分别占医院总诊疗人次的6.0%、35.9%和51.8%；基层医疗卫生机构与医院入院人数比为 1∶4.57，病床使用率为58.4%和84.2%，一级、二级、三级医院病床使用率分别为56.9%、83.0%和97.5%[14]。由此可知，我国医疗服务体系呈现"倒三角"格局，基层医疗资源未得到充分利用。此外，医院属于事业单位，事业单位的人事编制管理体系限制了医生在医疗机构间的合理流动，也阻碍了医疗机构间的人才交流，使得优质医疗卫生资源难以下沉至基层。各级各类医院独立行医，缺乏相互联系，难以实现各层级间的转诊安排。

2. 慢性病流行日益严重

近年来，我国整体经济状况不断提升，科技水平不断提高，我国居民整体生活质量得到了显著改善，医疗卫生事业也有所发展，然而，慢性病的发病率和死亡率却没有明显下降，反而不断攀升。据世界银行测算，中国每年因各种因素导致的死亡中，慢性病所占比例超过80%，慢性病在疾病负担中所占比例为68.6%；2010～2030年，中国40岁以上人群中，慢性病患者（心血管疾病、慢阻肺、糖尿病及肺癌）数量将增长 2～3 倍[15]，这表明，慢性病问题已上升成为中国乃至世界当今及未来很长一段时间的公共卫生热点问题。因此，如何对慢性病进行有效管理，降低慢性病发病率和死亡率迫在眉睫。鉴于此，依照慢性病患者服务（即基本保健服务和专科临床服务）利用特征，慢性病防控下分级医疗改革基本思路为加强基本保健服务，减少专科临床服务利用，降低疾病负担，优化体系的总体效率和效果。

3. 医疗保险筹资/支付快速增加

医疗保险基金收缴方式有多种，包括上门收缴、滚动收缴、协议委托等，在医疗保险运行初期，由于各地区现况差异，多样的收缴方式基本可行，然而随着医疗保险制度的不断完善，多样的收缴方式必然会带来基金管理困难。同时，在收缴资金时，还会面临基金筹资成本过高问题。在每年资金收缴时期，相关部门如财政部门、卫生部门、银行等均需提供一定的人力、物力、财力，筹资成本较高。部分地区还存在财政资助资金未能按时到位的问题，在发放财政资金补助时，需统计具体参合人数，再根据统计人数由中央到地方各级层层拨付资金，所需时间较长，影响资金到位的及时性。部分地区财力受限，也妨碍资金足额、准时到达基金账户。还有部分地区存在截留、挤占基金的问题，违规将医疗保险运行中产生的业务费用、工作经费等项目列入医疗保险基金支出账户，基金用途合理性与合法性未得到保证。

在医疗保险基金使用与分配过程中，一些原因导致基金大量结余。虽从当前看，基金结余是因为基金数额较大，但从长期看，医疗保险基金仍有可能出现基金超支。部分医疗机构为追求利益违规操作，采取小病大治、延长住院时间等方法，诱使医疗消费，在很大程度上增加了医疗保险基金支付压力，造成了基金过度超支。部分地方政府为保障收支平衡，对于报销条件要求较为苛刻，报销流程复杂，使医疗保险基金出现"惜付"现象，不利于医疗保险基金的有效使用。以新型农村合作医疗（简称新农合）为例：一些农民对于医疗保险基金的理解存在误解，担心自己缴纳的费用被他人使用，便通过向无法参合农民出租或出借医疗保险医疗证、帮他人购药等方式"套"出医疗基金，但这增加了基金支付的可能，对基金正常支付造成了严重影响。

### 三、分级医疗的提出与实践

中华人民共和国成立初期分级医疗就初具雏形，在城乡二元体制下，城市形成了由市、区两级医院和街道门诊部（所）组成的三级医疗服务及卫生防疫体系；农村形成了县医院、乡（镇）卫生院、村卫生室（站）三级医疗预防保健网络。随着改革开放的推进与深入，市场机制介入医疗卫生行业，政府调控力下降，医疗资源配置不合理现象日趋显著。此外，人民消费水平逐步提高，医疗服务需求急剧增长，大医院规模效应优势对基层医疗机构产生强烈的挤出效应，导致在宏观层面上卫生投入的整体效率降低，计划经济时期已建立的分级医疗格局被打破。为提高社会满意度，缓解"看病难、看病贵"问题，国家卫生和计划生育委员会提出要在全国范围内推广双向转诊制度，鼓励社区医院实行首诊制度，实现"小病不出社区，大病及时转诊"，分级医疗思路逐渐清晰。新医改以来，分级医疗作为核心内容被逐步推进，主要体现在以下两个层面。

#### （一）政策层面

分级医疗及其相关内容在各项卫生会议和文件中被反复提及强调，形成强烈的政策信号与导向。1997 年颁布的《中共中央、国务院关于卫生改革与发展的决定》首次提出"要把社区医疗服务纳入职工医疗保险，建立双向转诊制度"。1999年颁布的《关于开展区域卫生规划工作的指导意见》强调"要明确各层次卫生机构的功能和职责，逐步建立双向转诊制度，引导卫生资源向基层流动"。2006 年出台的《国务院关于发展城市社区卫生服务的指导意见》明确指出，"建立社区卫生服务机构与大医院分级医疗和双向转诊的城市医疗服务体系"。《2011 年公立医院改革试点工作安排》也提出要"在城市公立医院与社区卫生服务机构之间建立长期稳定的分工协作机制"，以"逐步形成基层首诊、分级医疗、双向转诊的格局"。2015 年出台的《国务院办公厅关于推进分级医疗制度建设的指导意见》，标志着分级医疗全面实施。以政策引导、居民自愿为基本原则，以家庭医生签约服务为重要手段，鼓励各地结合实际情况推行分级医疗模式，推动"基层首诊、双向转诊、急慢分治、上下联动"就医新秩序的国家宏观层面政策框架已基本形成，旨在 2020 年基本建立符合我国国情的分级医疗制度。

（二）实践层面

在中央顶层设计下，相关权力下放至地方，各地区加快对分级医疗模式的探索及推进速度，如首都医科大学附属北京天坛医院、首都医科大学宣武医院、首都医科大学附属北京同仁医院 3 家试点医院内部层级诊疗工作模式：知名专家不再对外单独挂初诊号；初诊患者必须经团队出诊医生首诊后，转诊给知名专家；在院内层级转诊机制顺畅的前提下，医院将探索与京津冀、京蒙等对口合作医院间的转诊模式。上海家庭医生制度以社区卫生服务为核心，以"1+1+1"（一家社区医院+一家二级医院+一家三级医院）的服务体系为纽带，构建分级医疗体系。深圳通过优化两级医疗体系资源配置构建分级医疗总体格局，包括 10 个行政区和 57 个街道，每个行政区至少建一家区域医疗中心，每个社区建设一家社区健康服务中心（简称社康中心，二级医院规模），通过"院办院管"机制，促进区域医疗中心与基层医疗机构间形成上下联动机制。天长市以医共体（即服务、利益、责任和发展共同体）为单位实行按人头总额预付制，超支部分由县级医院承担，结余部分则由县级医院、镇卫生院、村卫生室按 6∶3∶1 比例分摊。为避免按人头总额预付制下的服务供给不足，天长市采取临床路径和按病种付费两种方式同步进行的方法，并根据病种收治比例及临床路径执行情况，实行医疗保险的浮动定额支付。

国家在相关文件中多次提出要加快形成基层首诊、双向转诊、急慢分治和上下联动的分级医疗体系，缓解"看病难、看病贵"问题，尽管全国多数地区已开始探索从资源配置、制度建设和保障措施等方面对分级医疗做出制度安排，但总的来说，我国尚未建立起全国范围内的分级医疗和双向转诊制度。随着医药卫生体制改革的深入，建立分级医疗体系已成为优化医疗资源配置、缓解"看病难、看病贵"问题的关键，但由于现阶段顶层设计制度不完善等诸多原因，分级医疗尚需多方努力，才能取得实质性进展[2]。

# 第三节　分级医疗制度的发展历程

分级医疗制度最早可追溯到 17 世纪末至 18 世纪初，少数外科医生承担专科医生职能，可胜任产科、五官科等不同专科工作，此时期医学专业分化也为分级医疗埋下了伏笔。经过几个世纪的发展，各国分级医疗体系运行现状不尽相同，梳理其发展历程，将有助于加深我们对各国分级医疗制度的认识。

## 一、国外典型国家分级医疗制度的发展历程

### （一）英国分级医疗制度的发展

转诊制度在英国已有百余年历史。工业革命后，英国医院门诊数量快速增加，1887 年，伦敦所有医院的门诊和住院患者总人数为 129 万人；到 1990 年，伦敦医院门诊量增至日均 700 名患者（周日除外）。当时医院门诊服务免费，全科医生仅针对处方和手术收取费用，一些全科医生因此难以赚取收入，甚至面临破产，门诊部门经营管理面临困境。为限制门诊收治的患者数量，有专业人士提出，"只有经医学评估后确认需要采取特殊治疗的病例方能通过门诊收治住院"，这也是转诊制度的起源，其初衷是保障全科医生收入。1911 年，《全民健康保险法》（National Health Insurance Act）颁布，从医疗、伤残、疾病等方面，为居民就医权利提供了保障。同时，《全民健康保险法》要求各郡在辖区内选择部分信誉较好的私人医生与居民签订劳务合同，每周为居民免费提供 1～2 天的诊疗服务，医生则通过按人头付费的方式为自己赚取基本医疗服务报酬，这便是家庭医生签约制度的雏形。

第二次世界大战使英国经济受到重创，劳资矛盾加剧，工人阶级生存保障需求强烈，工会竞选时提出了著名的《贝弗里奇报告》（Beveridge Report），该报告主张构建面向全民的医疗保健服务体系。1946 年，英国国会通过《国民健康服务法案》，促使政府大力发展基础医疗，规定在超过 5000 名居民的社区至少成立一家健康中心（health-centre），同时配置 2～3 名全科医生。该法案将全科医生定位为英国国家医疗服务体系（National Health Service，NHS）"守门人"，规定居民在接受医疗服务前均需选择一家卫生服务中心注册和登记，并与该中心的一名全科医生签约。卫生服务中心的全科医生能解决大多数患者的问题，遇棘手病情时，经全科医生首诊判断后，根据病情的轻重缓急将患者安排到上级 NHS 医院接受

专科医生诊治。在此阶段，全科医生并不专职为 NHS 内的患者服务，他们亦可自己或与他人合伙开设诊所，患者购买全科医生的服务，患者的支付能力可决定服务的内容。

《国民健康服务法案》发布后，《国民保险法》《国民救济法》等也相继出台，以上述法律为保障，英国成为世界上第一个福利国家。1948 年，NHS 正式建立，工党提出的"福利国家"口号得以贯彻，国民无论身份高低贵贱，只要通过全科医生转诊或直接接受医院急诊，享受的医疗服务基本免费。

至此，英国分级医疗结构已基本稳定，尽管其后卫生体制不断改革，但通过全科医生上转这一基本转诊原则并未动摇。居民要享受免费医疗保障服务，就必须严格遵守社区首诊制度的规定，每位居民都要从附近全科诊所中指定一位医生作为家庭医生，负责自己的日常卫生保健，患病时先到全科医生处就诊，若全科医生未能处理，再开具转诊单，按照必要程序完成转诊。

（二）美国分级医疗制度的发展

美国医疗体制改革已历经百年，采取一条不同于其他发达国家的道路，形成了以私有为主、公有为辅的"双轨制"，其医疗机构不断分化，但尚未明显分级，尽管尚无严格政策实施分级医疗，但美国分级医疗设计与其卫生体制充分融合[16]。

医疗保险在美国医疗卫生体系中扮演关键角色，分级医疗开展更紧紧依托医疗保险。20 世纪以前，美国无私立或公立医疗保险机构和保险项目，在相当长的时期内，美国人的医疗费用靠个人、互助或慈善帮扶解决。1912 年，西奥多·罗斯福在第三届总统竞选中提出全民享有医疗保障的倡议，但因大选落败休议。经历几次改革尝试，此倡议始终未得以贯彻落实。直至 1973 年，尼克松总统签署了《健康维护组织法》，计划到 1976 年建立 1700 个健康维护组织（health maintenance organization，HMO），服务 4000 万名注册投保者，在不扩大政府公共项目基础上实现医疗保险全民覆盖，"守门人"制度也应运而生。购买 HMO 保险的患者看病首先需找自己的家庭医生，如果家庭医生认为有必要，会将患者转诊给专科医生做进一步的检查、诊断和治疗；需要住院治疗时，家庭医生或专科医生会将患者转入有合作关系的医院接受治疗；当病情缓解后，患者再转回诊所进行康复治疗。HMO 要求计划内的一名社区医生作为"守门人"，提供基本医疗服务及转诊服务，患者选择的家庭医生范围仅限于内科、全科、妇科和儿科，其转诊也被严格限定在组织内部的某些指定医生，用药也被严格控制[17]。继 HMO 后又衍生出优先供应者组织（preferred provider organization，PPO）、定点服务（point-of-service，POS）组织等医疗管理组织，对首诊和转诊限制相对宽松。

奥巴马上任后，充分吸取了医药卫生体制改革的历史经验和教训，提出了《平价医疗法案》（Patient Protection and Affordable Care Act），综合改革取得了初步成效，医疗保险覆盖率打破了持续几十年的僵局，为超过 2000 万名底层民众赢得了医疗保障。而特朗普政府推出的《美国医疗法案》( American Health Care Act ) 以维护市场利益、削减联邦财政赤字为主，预计到 2026 年，5200 万名美国人将成为无医疗保险群体，而在奥巴马医药卫生体制改革作用下，该数字仅为 2800 万人[18]。

作为西方发达国家中唯一一个没有实现医疗保险全民覆盖的国家，美国参保人数变化或将影响其层级本不鲜明的分级医疗制度实施，随着医药卫生体制改革进程，美国分级医疗结构未来将如何发展有待时间考量。

### （三）日本分级医疗制度的发展

日本是世界上医疗体系最发达的国家之一，人均寿命多年保持世界第一。作为一个狭长岛国，偏僻地区较多，就医习惯较其他国家有所不同，低生育率、人口老龄化、医疗资源配置不均和就诊患者流向不合理等问题促使其建立了三级医疗圈。日本分级医疗主要依靠完善区域卫生规划、强化医疗机能与分工、提高基层服务能力、宣传教育、人性化服务引导等举措[19]。

日本尚未采取强制性社区首诊，患者就诊自由，在 WHO 多项主要评价指标中，其医疗服务体系表现均位居世界前列，受到高度赞扬。日本于 1948 年颁布《医疗法》，其三级医疗圈结构随《医疗法》修订而逐步建立和完善。1985 年，为缓解《医疗法》颁布后出现的医疗服务机构病床无序增加、规模扩大，医疗资源配置不均衡等问题，日本政府对《医疗法》进行首次修订，厚生劳动省提出搭建三级医疗圈构想，以市町村为基础发展一级医疗圈，并建立了市町村保健中心的十年发展目标；再根据人口密度、地理情况、交通便捷度等因素，将邻近几个市町村合并为二级医疗圈；而三级医疗圈主要作为二级医疗圈的补充，以此设定形成了相互协同的三级医疗圈，并对各级医疗圈的主要职能进行明确定位。随后第二次、第三次修订在原有医院功能分类基础上增加了特定功能医疗机构，包括疗养院、区域医疗支援医院等。2001 年，日本政府对《医疗法》进行了第四次修订，明确提出要以地区需求为中心对医疗服务机构进行功能划分，提高双向转诊率，并做好出院患者的转诊协调工作；强化社区医疗服务机构能力建设，以家庭医疗为中心，加强急性疾病上转能力等[20]。

2015 年，日本以三级医疗圈为主体的分级医疗结构基本建立，包括初级，以市町村行政地域为基本单位，为居民提供与日常生活密切且高频度的保健医疗福祉服务；二级，在更广泛领域，支援初级保健医疗福祉圈提供服务能力的同时，提供高水平的、专门的优质服务，完善地域内保健医疗福祉服务；三级，是二级保健医疗福祉圈的补充，指在包含一定水平的、专业的保健医疗福祉服务地域，满足保健医疗服务的各种需求。

日本是以医疗机构功能分类为主的区域卫生服务体系，在区域内加强医疗机构间的分工与合作,重视与养老机构、康复机构和公共卫生机构等间的横向联合,提供多元化医疗卫生服务;同时建立以转诊率和平均住院日为指标的考核标准,制定详细的各方利益分配机制,利用经济杠杆促进双向转诊制度有效实施,促进分工合作有序进行[21]。

## 二、国内分级医疗制度的历史演变过程

以英国为典型代表的多数发达国家分级医疗体系已较为成熟,我国分级医疗概念虽出现较晚,但实践上早有涉及,发展历程大致分为以下四个阶段。

### (一)需求抑制,严格分级(1949~1979年)

中华人民共和国成立后,政府对医疗机构实行严格管理,通过医疗保险制度规范就诊及转诊行为,加上当时全国经济还处于上升期,人民收入处于较低水平,抑制了医疗服务需求,也因此促成了较为有序的分级医疗格局。

中华人民共和国成立初期,农村多数地区无正规医疗机构,政府将医疗服务体系建设重心逐步向农村倾斜,通过改造和新建,完善农村卫生配置,建立覆盖城乡的医疗卫生服务体系。经过不懈的努力,我国在城市形成了市、区两级医院和街道门诊部(所)组成的三级医疗服务及卫生防疫体系;在农村形成了县医院、乡镇卫生院、村卫生室(站)三级医疗预防保健网络。在城市逐步建立起覆盖企业职工和退休人员及其家属的劳动医疗保险制度(简称劳保医疗)和覆盖机关、事业单位工作人员的公费医疗制度(简称公费医疗);在农村逐步实行农村合作医疗制度和赤脚医生制度。这几种医疗保障制度均对就诊转诊有较为严格的规定,其中劳保医疗和公费医疗对首诊和转诊医疗机构进行指定,且指定机构双方建立医疗合作关系。首诊通常在单位医务室或其他基层公立机构,经批准才能转向高层级医疗机构,患者基本无法越级就诊;由于当时合作医疗筹资水平较低,只对发生在乡、村两级机构的医疗费用进行补偿,到县级及以上医院就诊基本需要自费,再加上当时农民收入水平低,交通不便,去城市就诊意愿低,因此参加合作医疗的农民基本只在村卫生室和乡卫生院两级基层机构就诊,形成了低收入和低保障水平下只包含村卫生室和乡卫生院两级基层机构的特殊分级医疗模式。农村合作医疗和赤脚医生制度对分级就诊起积极作用,其中赤脚医生作为"守门人"提供初级医疗服务,被WHO和世界银行誉为"以最少的投入获得了最大健康收益"的"中国模式"[22]。

### (二)需求释放,自由就诊(1980~1997年)

改革开放以后,政府对医疗机构投入逐渐减少,医疗卫生领域简单套用经济领域和企业改革做法,开始面向市场,鼓励医疗机构创收,医疗机构逐步采取企

业化的运行模式，不同类型、级别医疗机构全面竞争，同时，政府鼓励个体行医及社会办医，使得这一阶段医疗卫生服务体系规模快速扩张。与此同时，医疗服务体系布局不合理问题也日渐凸显，其表现为迅速扩大的城乡差距。另外，大的公立医院由于医疗技术水平较高，在竞争中处于优势地位，因此越办越大，而基层机构由于能力不足，功能被弱化。

随着改革开放不断推进，城乡居民收入水平有明显提高，支付能力逐渐增强，过去因为收入水平而被限制的医疗需求得以释放，人民群众转而寻求更高质量服务，居民大量涌入城市大医院看病，就诊人群"倒三角"分布模式形成，计划经济时期形成的分级医疗卫生服务模式被逐步打破。医疗保障方面，农村合作医疗瓦解，城市地区劳保医疗和公费医疗要求也逐步放缓，1998年，国务院颁布《国务院关于建立城镇职工基本医疗保险制度的决定》（国发〔1998〕44号），规定城镇所有用人单位都要参加基本医疗保险，自此建立了城镇职工基本医疗保险制度，但城镇职工医疗保险建立初期无首诊和转诊制度规定，且定点医疗机构等级普遍较高，对就诊管控也较为宽松，使得公众选择医疗服务更加自由化，加速了城市分级医疗体系的瓦解。

（三）体系重建，成效初显（1998～2008年）

面对改革开放以来我国医疗事业出现的一系列问题，政府出台了一系列关于重视基层医疗建设、建立基层首诊制度的政策性文件，从医疗服务体系角度重建分级医疗制度。2002年，国务院发布《中共中央国务院关于进一步加强农村卫生工作的决定》，对县、乡、村级卫生机构的地位和职能进行初步说明。2006年，卫生部（今国家卫生健康委员会）颁布《农村卫生服务体系建设与发展规划》，提出农村医疗服务体系框架为"由政府、集体、社会和个人举办的县、乡、村三级医疗卫生机构组成，以县级医疗卫生机构为龙头，乡（镇）卫生院为中心，村卫生室为基础"。从此，农村三级卫生服务网络不仅有较为完整的组织构架，更强调各级间要建立联动互助机制，促使整个网络形成有机整体，更好地发挥作用。同年，国务院印发《国务院关于发展城市社区卫生服务的指导意见》，明确指出"实行社区卫生服务机构与大中型医院多种形式的联合与合作，建立分级医疗和双向转诊制度，探索开展社区首诊制试点，由社区卫生服务机构逐步承担大中型医院的一般门诊、康复和护理等服务"。作为缓解"看病难"的一个重要举措，国家卫生和计划生育委员会提出要在全国范围内推广双向转诊制度，鼓励社区医院实行首诊制度，实现"小病不出社区，大病及时转诊"，分级医疗思路逐渐清晰。

（四）深化医药卫生体制改革，全力推进（2009年至今）

2009年新医改以来，我国各地区为构建分级医疗体系进行有益探索，国家和医疗卫生层面各项政策和文件反复强调分级医疗及其相关内容，形成强烈的政策信号与导向。2009年3月，中共中央国务院出台了《中共中央国务院关于深化医药卫生体制改革的意见》(中发〔2009〕6号)，明确提出要切实缓解"看病难、看病贵"问题，建设结构合理、覆盖城乡的医疗服务体系，并对城乡各级医疗服务机构承担的具体医疗服务职责做出具体划分，要求城市医院和社区卫生服务机构间建立分工协作机制，并提出针对医疗资源下沉的城市公立医院托管、重组医疗资源的意见要求，以促进我国卫生资源合理配置。2015年，国务院办公厅发布《国务院办公厅关于推进分级医疗制度建设的指导意见》，明确了分级医疗相关制度建设，并要求到2020年，基本建立符合中国国情的分级医疗制度。自此，分级医疗成为"十三五"时期一项系统全面的战略部署[23]。在中央顶层设计下，相关权力下放至地方，加速推进了我国分级医疗模式探索进程。

2020年是分级医疗制度建设"五年目标"的收官之年，面对新冠肺炎，武汉采取了由社区卫生服务中心初筛，再将疑似病例转诊至医院进行进一步检测的做法，这是我国分级医疗制度的一次伟大实践。在我国医药卫生体制改革进入深水区之际，未来如何借鉴他国经验，能否建立起符合本国国情的、科学可行的分级医疗体系，是医药卫生体制改革能否达到预期目标的关键，可以说，"分级医疗制度实现之日，乃是我国医疗体制改革成功之时"[24]。

## 参 考 文 献

[1] 崔华欠，方国瑜，杨阳，等. 广州市社区居民对分级诊疗模式的知晓和认知情况调查[J]. 中国全科医学，2014，17（34）：4123-4126.

[2] 魏登军，黎夏. 国外分级诊疗体系及其对我的启示[J]. 中国初级卫生保健，2016，30( 2 )：8-10.

[3] 匡莉，Li Li. 全科医疗特征功能视角下分级诊疗的定义及制度层次[J]. 中国卫生政策研究，2016，9（1）：19-26.

[4] 邹晓旭，姚瑶，方鹏骞，等. 分级医疗服务体系构建：国外经验与启示[J]. 中国卫生经济，2015，34（2）：32-36.

[5] 刘玉娟. 分级诊疗的国际经验以及对我国的借鉴[J]. 特区经济，2018，（11）：111-113.

[6] 关昕，史张宇. 国外社区双向转诊模式及其对我的借鉴[J]. 中国初级卫生保健，2009，23（7）：19-21.

[7] Wilkin D. Primary care budget holding in the United Kingdom National Health Service: Learning from a decade of health service reform[J]. *Medical Journal of Australia*, 2002，176(9): 539-542.

[8] 肖月，赵琨，史黎炜，等. 浅析分级诊疗体系建设国际经验[J]. 中华医院管理杂志，2015，（9）：645-647.

[9] Amelung V, Hildebrandt H, Wolf S. Integrated care in Germany-a stony but necessary road![J]. *International Journal of Integrated Care*, 2012, 12: e16.

[10] Stainkey L A, Seidl I A, Johnson A J, et al. The challenge of long waiting lists: How we

implemented a GP referral system for non-urgent specialist' appointments at an Australian public hospital[J]. *BMC Health Services Research*, 2010, 10: 303.

[11] 朱有为，柏涌海，刘宇，等. 国外双向转诊制度的启示[J]. 中国卫生资源，2014，17（3）：244-246.

[12] 尤川梅，王芳，朱岩，等. 澳大利亚初级卫生保健与全科医疗绩效考核概述[J]. 中国初级卫生保健，2011，25（2）：14-16.

[13] Kim-Hwang J E, Chen A H, Bell D S, et al. Evaluating electronic referrals for specialty care at a public hospital[J]. *Journal of General Internal Medicine*, 2010, 25（10）：1123-1128.

[14] 国家卫生健康委员会. 2019 年中国卫生健康统计年鉴[M]. 北京：中国协和医科大学出版社，2019.

[15] 佚名. 世界银行：中国可以在慢病防控方面为世界树立榜样[J]. 中国卫生政策研究，2011，4（8）：37.

[16] 高芳英. 美国医疗体制改革历程探析[J]. 世界历史，2014，（4）：75-84，159.

[17] 刘薇薇. 美国医疗改革对中国的启示[J]. 重庆医学，2015，44（26）：3717-3719.

[18] 李俊，李重. 从奥巴马医疗到特朗普医疗：美国医疗改革对我国的启示[J]. 中国卫生经济，2018，37（4）：94-96.

[19] 顾亚明. 日本分级诊疗制度及其对我国的启示[J]. 卫生经济研究，2015，（3）：8-12.

[20] 陈多，李芬，王常颖，等. 日本整合型医疗服务体系的构建及对我国的启示[J]. 卫生软科学，2019，33（10）：64-69.

[21] 梁颖，汝小美，宋冰，等. 日本预防保健体系对我国构建家庭保健体系的启示[J]. 中国计划生育学杂志，2013，21（3）：155-160.

[22] 姜洁，李幼平. 我国分级诊疗模式的演进及改革路径探讨[J]. 四川大学学报（哲学社会科学版），2017，（4）：29-35.

[23] 谢宇，于亚敏，余瑞芳，等. 我国分级诊疗发展历程及政策演变研究[J]. 中国医院管理，2017，37（3）：24-27.

[24] 佚名. 马晓伟：分级诊疗制度实现之日 是中国医疗体制改革成功之时[EB/OL]. https://www.chinanews.com/gn/shipin/cns/2019/03-08/news806731.shtml[2019-03-08].

# 第二章

# 我国分级医疗体系及其模式①

　　医疗资源的有限性和公众健康需求的无限性之间的矛盾是医疗卫生问题的根本症结所在。为了有效提高医疗资源的利用效率、使有限的医疗资源发挥出最佳的健康效益，需针对群众的健康服务需求，及时调整现有卫生政策，实现对现有医疗卫生制度的创新。

　　分级医疗制度是指按照疾病的轻重缓急及治疗的难易程度进行分级，由不同级别的医疗机构承担不同疾病的治疗，实现基层首诊和双向转诊。建立分级医疗制度，是合理配置医疗资源、促进基本医疗卫生服务均等化的重要举措，是深化医药卫生体制改革、建立中国特色基本医疗卫生制度的重要内容，对于促进医药卫生事业长远健康发展、提高人民健康水平、保障和改善民生具有重要意义[1]。2009年新医改启动以来，国家高度重视分级医疗体系的建立。2015年，《国务院办公厅关于推进分级诊疗制度建设的指导意见》的出台，标志着分级医疗制度在全国推广。经过近几年的发展和探索，我国分级医疗体系建设已初见成效并形成了多种地方特色鲜明的分级医疗模式。

## 第一节　我国分级医疗体系的发展背景与历程

　　社会环境的变化为卫生政策的发展提供了独特的发展背景，并对卫生政策的发展方向和实践效果产生了重要影响。纵观新医改以来的发展历程，我国较早地探索了分级医疗制度的建设，但过程较为曲折[2]，具有逐步建设、逐步完善的渐进性特点。

### 一、发展背景

　　1957年，WHO提出了"三级卫生医疗服务模式"，在该模式中，三级医院主要承担部分危重病和一般疑难复杂疾病的诊疗，二级医院主要承担一般疑难复杂疾病和常见病的诊疗，基层医疗机构主要承担常见病诊疗、慢性病管理及康复治

---

　　① 本部分资料及数据不含港澳台地区。

疗等。经各国多年的推广与实践，该模式被证实可以有效缓解医疗资源过于集中在大医院的问题，引导民众有序就医。

同时，我国现有医疗卫生服务体系自身也存在一些突出问题。一是与经济社会发展和人们日益增长的卫生需求相比，医疗卫生资源总量相对不足，质量有待提高；二是医疗卫生资源布局结构不合理，优质医疗资源过度集中在城市大型公立医院且仍有加剧趋势，基层医疗卫生机构服务能力有限，慢性病患者管理、康复、护理等领域较为薄弱；三是公立医院治理机制和补偿机制尚未理顺，普遍存在过度追求床位规模、竞相购置大型设备等粗放式发展问题，挤压了基层医疗卫生机构和社会办医院的发展空间，影响了医疗卫生服务体系整体效率的提升；四是医疗卫生服务体系碎片化问题比较突出，各级各类医疗卫生机构间合作不足、协同性不佳。加之我国尚未建立起有效的"守门人"制度，患者可自由地选择医疗机构就医，两者叠加之下导致大医院人满为患，长期处于"战时状态"；基层医疗卫生机构却"门可罗雀"，鲜有人问津，于是在客观上形成和激化了"看病难、看病贵"的问题。

经过多年的发展，我国已经建立起了覆盖城乡的医疗卫生服务体系，取得了长足的进步。然而，随着人口老龄化程度的不断加剧、人群疾病谱的明显转变及居民健康需求的逐渐释放，我国医疗卫生服务体系面临着严峻的挑战。一方面，截至 2019 年底，我国 60 岁和 65 岁以上老年人口分别为 2.54 亿人和 1.76 亿人，占总人口比例分别达到 18.1%和 12.6%；2018 年，18 岁以上成年人高血压和糖尿病患病率分别达到 25.2%和 11.6%，更甚至早在 2015 年，慢性病导致的死亡人数已占到全国总死亡人数的 86.6%，导致的疾病负担占总疾病负担的近 70%。另一方面，截至 2019 年底，参保覆盖面稳定在 95%以上，医疗保险补助水平和居民收入稳步增加，人们的健康意识逐渐增强，受到挤兑的健康效益不断释放，对卫生服务的数量和质量要求越来越高[3]。在这样的背景下，构建布局合理、分工明确、协同整合的医疗卫生服务体系，形成规范有序的就医格局，已经成为我国医疗卫生领域改革的当务之急。

## 二、发展历程

改革开放前，由于社会经济条件和医疗资源的局限性，我国建立了较为清晰的分级医疗体系，尽管当时制度不算严格，但转诊秩序到位，人民群众习惯于逐级转诊的就医方式。改革开放后，随着社会经济的迅速发展，人们对健康的需求不断增加，以高端医疗技术为特点的大医院迅猛发展。由于医患双方信息不对称，居民无论疾病的轻重缓急都盲目地选择到大医院就诊，无形中形成了不合理的就诊秩序，客观上对分级医疗体系带来了潜在的挑战。由于缺乏有效的调控和规制，不仅卫生费用不断上涨，最后分级医疗体系也逐步瓦解。2009 年新医改启动，从起初"四梁八柱"的综合改革，到逐步明确建立分级医疗体系的重要性，发展到后期则是以"小病在基层、大病进医院"作为构建分级医疗体系成效的评价指标乃至整个医药卫生体制改革的目标。具体的发展历程可总归为以下四个阶段。

（一）分级医疗雏形的形成阶段（1949～1979 年）：定点医院，逐级转诊

中华人民共和国成立后，各级各类医疗机构为公立性质，均以提高民众健康水平为目的，在层次布局上注重基层医疗服务机构和农村医疗服务体系的建设。

在城市，经过统一布局与规划，市、区两级医院和街道卫生所得以建立，初步形成了城市三级医疗服务体系。在农村，各级政府通过改造和新建卫生机构等方式，在农村逐步建立了三级医疗服务网。1965 年 6 月 26 日，"把卫生工作的重点放到农村去"的号召提出，政府卫生投入重点转向农村，国营公社卫生院和集体办卫生院在政府的大力支持下逐步建立。

1952 年，卫生部（今国家卫生健康委员会）发布了《国家工作人员公费医疗预防实施办法》。1978 年 8 月，《财政部、卫生部关于整顿和加强公费医疗管理工作的通知》规定："转诊转院要严格执行国务院批转卫生部、财政部的有关规定，凡未经批准而转诊转院的，一切费用由个人自理，不得报销。"城市医疗服务提供由国家兜底，单位具体执行。报销和转诊的审核也主要由单位负责。城镇居民和职工首先在所属医疗机构就诊，医师根据病情开出转诊单，将患者转到相对应的上级医疗机构治疗。1979 年 12 月，《农村合作医疗章程（试行草案）》提出合作医疗站要建立健全疫情报告、转诊、巡诊，以及孕产妇检查等必要的业务工作制度和学习制度。农民如果就诊，专科医生则需遵循严格的转诊程序，否则将无法得到合作医疗报销。这些规定加上城乡二元经济结构对农村人口流动的严格限制，使得大部分农村居民的疾病诊治行为主要集中在农村卫生机构[4]。

总体而言，计划经济时期，我国卫生领域的主要任务与成就是建立健全医疗服务体系，扩大医疗服务的供给；同时建立的公费医疗、劳保医疗和农村合作医疗保障制度，从总体上为居民提供了基本医疗服务需求，保障了居民健康。无论是在农村还是在城市通过医疗服务体系和医疗保障的结合，皆已出现了分级医疗的雏形。

（二）分级医疗格局的瓦解阶段（1980～1997 年）：越级诊疗，"倒三角"就医格局形成

随着改革开放的推进与深入，市场机制介入医疗卫生行业，政府调控力度开始下降，医疗资源配置不合理现象日趋明显。随着经济水平的逐步提高，医疗服务需求快速增长，大医院的规模效应优势对初级医疗机构产生强烈的挤出效应，导致医疗服务体系整体效率降低，计划经济时期已建立的分级医疗格局被打破。居民大量涌入城市大医院看病，越级诊疗，"倒三角"就医格局开始形成。

20 世纪 80 年代以来，集体经济解体，加上国家对农村卫生机构的投入逐年减少，许多乡镇卫生院陷于衰落甚至解体。村级卫生组织也多由个人承包，成为售药场所，预防保健和计划免疫的工作无人承担，农村三级医疗网底断裂。原来以提供公共卫生和基本医疗服务为主的基层医疗机构面对生存压力不得不转向有利可图的医疗服务，导致三级卫生机构的同质性竞争激烈，不同层级机构的功能定位逐渐模糊，系统分工合作机制形同虚设，基层卫生机构逐渐失去了对居民健康预警的功能。这就使得计划经济时期形成的医防互动诊疗模式和连续性服务理念被冲垮。

1978 年以后，随着"以经济建设为中心"的发展方向的确立，医疗卫生政策市场化倾向日益明显，大量公立医疗机构被推向市场化。尽管分级医疗的概念在不断强化，但是市场化也导致医疗费用上涨过快，无论是对供方还是需方均缺乏约束力。1984 年开始，按照卫生部（今国家卫生健康委员会）的部署，全国全面开展县和县以上城市医疗机构的改革。医院获得了更大的自主权，医院之间的竞争日趋激烈，为了提高医疗服务竞争能力，各种医疗联合体（简称医联体）蓬勃发展。到 1986 年 6 月，全国已有医联体 184 个，实现了城市医疗体系大医院与小型医院之间的内部分级[5]。1989 年，卫生部（今国家卫生健康委员会）发布了《医院分级管理办法》，根据医院的功能，分别制定不同的目标和标准进行管理，并明确医疗收费应与医院级别挂钩，同时，财政拨款、科研经费、福利待遇等也开始与医院的行政级别挂钩。1994 年下发的《医疗机构设置规划指导原则》再次明确了医疗服务体系框架，提出要设置层次清楚、结构合理、功能到位的一、二、三级医院，建立适合我国国情的分级医疗和双向转诊体系框架。

但是，长期以来，公立医疗机构条块分割、重复建设问题十分突出，同时各行业、社会团体的医疗机构自成体系，区域卫生规划难以推行，三级医疗机构功能错位现象十分严重。在该时期，农村基层医疗体系的解体使得分级医疗失去了基础，极大地降低了农村地区医疗服务的可及性。城市医疗服务体系则受到了市场化的巨大冲击，尽管在转诊制度、医疗分级等方面有了详尽的规定，但无论从供方还是需方层面皆缺乏有力的制衡手段，医疗费用上涨过快的矛盾突出。但总体而言，因为医疗服务体系较为健全，分级医疗的制度框架仍相对完整。

（三）分级医疗思路的重构阶段（1998～2008 年）：问题倒逼，改革启动

随着医疗保障体系的日益完善，加之我国实行自由的就医政策，人们选择就诊医疗机构的趋高行为，大型医院人满为患，基层医疗机构就诊量严重下降，高层级医疗机构的"虹吸效应"导致医疗体系的"马太效应"愈加明显，从而致使分级医疗格局彻底被打破、医疗资源配置结构不合理问题更加突出。2006 年国务

院印发《国务院关于发展城市社区卫生服务的指导意见》，随后，中华人民共和国国家卫生健康委员会（简称国家卫健委）提出在全国范围内推广双向转诊制度、社区首诊制度。至此，分级医疗的思路逐渐清晰，并开始探索分级医疗的实践模式。

1997 年，中共中央、国务院发布了《中共中央国务院关于卫生改革与发展的决定》，分别针对县医院、乡镇卫生院和村卫生室存在的问题提出了加强能力建设、硬件建设和所有制改革的发展目标。2002 年，国务院发布了《中共中央国务院关于进一步加强农村卫生工作的决定》，对县、乡、村级卫生机构的地位和职能进行了初步说明。随后当时的卫生部（今国家卫生健康委员会）发布了《关于农村卫生机构改革与管理的意见》，强调要加强农村卫生服务网络的整体功能，鼓励各级机构之间的技术协作和支持。2006 年，卫生部（今国家卫生健康委员会）颁布了《农村卫生服务体系建设与发展规划》，提出了农村医疗服务体系的框架是"由政府、集体、社会和个人举办的县、乡、村三级医疗卫生机构组成，以县级医疗卫生机构为龙头，乡（镇）卫生院为中心，村卫生室为基础"[6]。从此，农村的三级卫生服务网络不仅有了比较完整的组织构架，更强调了各级之间要建立联动互助的机制，促使整个网络形成有机整体，更好地发挥作用。同年，《国务院关于发展城市社区卫生服务的指导意见》第一次在国家文件中提出要建立"分级医疗和双向转诊制度，探索开展社区首诊制试点"[7]。

该时期，我国先后建立了城镇职工基本医疗保险制度（1998 年）、新农合制度（2003 年）和城镇居民基本医疗保险制度（2007 年），为分级医疗制度的探索提供了相关的配套政策并形成了有利的实践环境[8]。

（四）分级医疗模式的推广阶段（2009 至今）：政策与实践并进

自 2009 年启动新医改后，在深入推进医疗卫生体制改革的进程中，"分级医疗"成为新的关键词被提上政策日程，并被作为核心内容进行谋划与推进。在政策层面，政府陆续出台各种政策推进分级医疗体系的发展，与分级医疗体系相关的内容被反复提及与强调，形成强烈的政策信号与导向。在实践层面，全国各地在积极探索分级医疗模式，社区首诊、家庭医生签约、区域医联体、医疗服务共同体（简称医共体）、医生多点执业等制度的推进速度不断加快，并在有些地区形成了颇具特色的典型实践模式。

在经历了前几个时期的发展，2009 年新一轮深化医药卫生体制改革标志着"导向式"分级医疗模式建立的开始。主要通过建立健全基层医疗卫生首诊网络、提高基层医疗服务能力引导居民就诊行为，如早期发展社区卫生服务网络和农村卫生服务体系建设的同时强调分级医疗作为其实现的目标之一；通过推进基层医疗卫生服务机构与家庭签约的服务模式，来建立稳定的医患关系，如全科医生制度、全科医生执业方式和服务模式的提出等；通过倡导医疗机构分工协作实现对供方行为的引导，从明确供方功能定位实现各级医疗机构各司其职，如对口支援、上下联动、公立医院与基层医疗卫生机构分工合作等；通过制定报销差别引导居民就诊行为，如对基层医疗卫生机构和更高等级医疗机构报销比例逐级递减的原则，希望能够让居民更多地选择前者。2015年，分级医疗制度的建立则将分级医疗从以前仅作为目标之一，变成"十三五"时期一项系统全面的战略部署[9]。

构建有序的分级医疗体系一直是我国政府关注的重点。新医改以来，我国相继出台了众多与分级医疗体系相关的政策、文件及指导意见。目前，在分级医疗相关政策引导下，全国各地在积极探索分级医疗体系的实践模式，在推进社区首诊、双向转诊、医联体、医共体、家庭医生签约及医生多点执业等分级医疗工作中，形成了深圳罗湖的"三个共同体"、山西"县域医联体"、重庆彭水"农村卫生管理中心"、云南云县"紧密型县乡村医疗服务一体化"等典型分级医疗体系实践模式，为进一步深化我国医疗体制改革，缓解"看病难、看病贵"等核心问题发挥了一定的作用。

# 第二节　我国分级医疗体系的主要政策和措施

国家的卫生政策及有关法律、条例是发展卫生事业，提高社会卫生水平的指导性文件，也是反映一个国家和地区是否重视社会卫生的依据[10]。新医改以来，国家和各地方卫生行政部门出台了若干专门性政策和相关性政策，制定了推进分级医疗制度建设的有效措施，为指导分级医疗制度建设提供了制度保障。

## 一、主要政策

### （一）专门性政策

2015年，国务院办公厅印发《国务院办公厅关于推进分级医疗制度建设的指导意见》（国办发〔2015〕70号），要求"引导优质医疗资源下沉，形成科学合理就医秩序，逐步建立符合国情的分级医疗制度，切实促进基本医疗卫生服务的公平可及"，并明确分级医疗建设的工作重点、目标任务、保障机制、组织实施及考核评价标准，由此拉开了我国分级医疗制度建设的序幕。

为做好高血压、糖尿病等重点慢性病的防治工作，2015年，中华人民共和国国家卫生和计划生育委员会（简称国家卫生计生委）办公厅和国家中医药管理局办公室下发《关于做好高血压、糖尿病分级医疗试点工作的通知》（国卫办医函〔2015〕1026号），明确高血压、糖尿病分级医疗重点工作、服务技术方案和中医技术方案等，指导综合医药卫生体制改革试点省份和公立医院改革国家联系试点城市做好高血压、糖尿病等慢性病分级医疗试点工作。

2016年，国家卫生计生委和国家中医药管理局印发《国家卫生计生委、国家中医药管理局关于推进分级诊疗试点工作的通知》（国卫医发〔2016〕45号），确定了北京市等4个直辖市、河北省石家庄市等266个地级市作为试点城市开展分级医疗试点工作，要求"试点先行，突出重点"，为我国分级医疗制度建设积累经验。

2018年，国家卫健委和国家中医药管理局印发《关于进一步做好分级诊疗制度建设有关重点工作的通知》（国卫医发〔2018〕28号），明确"将分级医疗制度建设作为解决人民日益增长的美好生活需要和不平衡不充分的发展之间的矛盾的重要抓手"。通过加强统筹规划，加快推进医联体建设，以区域医疗中心建设为重点推进分级医疗区域分开，以县医院能力建设为重点推进分级医疗城乡分开，以重大疾病单病种管理为重点推进分级医疗上下分开，以三级医院日间服务为重点推进分级医疗急慢分开，完善保障政策，加强组织实施等进一步推进分级医疗制度建设。

（二）相关性政策

我国分级医疗政策建设可以追溯至21世纪初。2000年，国务院办公厅批转中华人民共和国国务院经济体制改革办公室等八部委《关于城镇医药卫生体制改革的指导意见》（国办发〔2000〕16号），要求"建立健全社区卫生服务组织、综合医院和专科医院合理分工的医疗服务体系。社区卫生服务组织主要从事预防、保健、健康教育、计划生育和常见病、多发病、诊断明确的慢性病的治疗和康复；综合医院和专科医院主要从事疾病诊治，其中大型医院主要从事急危重症、疑难病症的诊疗，并结合临床开展教育、科研工作。要形成规范的社区卫生服务组织和综合医院、专科医院双向转诊制度"。

为建立健全统一规范的全科医生培养模式和"首诊在基层"的服务模式，2011年，国务院印发《国务院关于建立全科医生制度的指导意见》（国发〔2011〕23号），坚持保基本、强基层、建机制的基本路径，遵循医疗卫生事业发展和全科医生培养规律，强化政府在基本医疗卫生服务中的主导作用，注重发挥市场机制作用，立足基本国情，借鉴国际经验，坚持制度创新，试点先行，逐步建立和完善中国特色的全科医生培养、使用和激励制度，全面提高基层医疗卫生服务水平。为我国分级医疗制度的建设提供大量的人才储备。

2009年，中共中央、国务院下发《中共中央国务院关于深化医药卫生体制改革的意见》（中发〔2009〕6号），标志着我国新医改的启动。作为新医改的重点工作，该意见要求"采取增强服务能力、降低收费标准、提高报销比例等综合措施，引导一般诊疗下沉到基层，逐步实现社区首诊、分级医疗和双向转诊"；"加快农村三级医疗卫生服务网络和城市社区卫生服务机构建设，发挥县级医院的龙头作用，用3年时间建成比较完善的基层医疗卫生服务体系。加强基层医疗卫生人才队伍建设，特别是全科医生的培养培训，着力提高基层医疗卫生机构服务水平和质量。转变基层医疗卫生机构运行机制和服务模式，完善补偿机制。逐步建立分级医疗和双向转诊制度，为群众提供便捷、低成本的基本医疗卫生服务"。

2014年，国家卫生计生委等五部委联合下发《关于推进县级公立医院综合改革的意见》，要求"制订分级医疗的标准和办法，综合运用医疗、医疗保险、价格等手段，逐步建立基层首诊、分级医疗、双向转诊的就医制度"。

2014年，为巩固完善新农合制度，深入推进医药卫生体制改革，国家卫生计生委印发《国家卫生计生委办公厅关于做好新型农村合作医疗几项重点工作的通知》（国卫办基层发〔2014〕39号），明确提出"发挥新农合的杠杆和利益导向作用，引导形成基层首诊、双向转诊、急慢分治、上下联动的分级医疗格局"，指导通过发挥医疗保险杠杆的作用推进分级医疗制度的探索。

2014年，国家卫生计生委发布《国家卫生计生委关于进一步加强基层医疗卫生机构药品配备使用管理工作的意见》，为促进双向转诊、建立分级医疗，兼顾不同医疗保险支付水平和基层与当地公立医院用药衔接提供指导。

为推动远程医疗服务持续健康发展，优化医疗资源配置，实现优质医疗资源下沉，提高医疗服务能力和水平，2014年，国家卫生计生委下发《国家卫生计生委关于推进医疗机构远程医疗服务的意见》（国卫医发〔2014〕51号），要求"将发展远程医疗服务作为优化医疗资源配置、实现优质医疗资源下沉、建立分级医疗制度和解决群众看病就医问题的重要手段积极推进"。

规范社区卫生服务管理，提升社区卫生服务质量和能力，是推进分级医疗制度建设的前提。2015年，国家卫生计生委和国家中医药管理局联合下发《关于进一步规范社区卫生服务管理和提升服务质量的指导意见》（国卫基层发〔2015〕93号），进一步加强社区基本医疗和公共卫生服务能力建设，大力推进基层签约服务。

城市公立医院综合改革是深化医药卫生体制改革的一项重要任务。为破解公立医院逐利机制，提升外部治理和内部管理水平，健全符合行业特点的人事薪酬制度，优化结构布局，形成合理的就医秩序，缓解人民群众就医负担等问题，2015年，国务院办公厅下发《国务院办公厅关于城市公立医院综合改革试点的指导意见》（国办发〔2015〕38号），要求"推动建立分级医疗制度"，明确促进分级医疗的医疗保险支付政策。

2015年，为进一步提高社区卫生服务水平和质量，增进居民对社区卫生服务感受度和认同感，提高分级医疗制度建设效果，国家卫生计生委办公厅和国家中医药管理局办公室下发《关于开展社区卫生服务提升工程的通知》（国卫办基层函〔2015〕1021号），指导各社区卫生服务机构通过增强服务能力提高分级医疗制度在居民中的认同度和参与度。

2015 年，中华人民共和国人力资源和社会保障部（简称国家人社部）和国家卫生计生委联合下发《人力资源社会保障部国家卫生计生委关于进一步改革完善基层卫生专业技术人员职称评审工作的指导意见》（人社部发〔2015〕94 号），为切实加强基层卫生专业技术人员队伍建设，提升基层卫生专业技术人员服务水平，鼓励卫生专业技术人员服务基层，为强基层、保基本、建机制和建立分级医疗制度提供人才支持。

2016 年，《国务院关于印发"十三五"卫生与健康规划的通知》（国发〔2016〕77 号），将"以提高基层医疗服务能力为重点，以常见病、多发病、慢性病分级医疗为突破口，形成科学合理的就医秩序，基本实现基层首诊、双向转诊、急慢分治、上下联动"作为重要发展目标。

2016 年，中共中央、国务院根据党的十八届五中全会战略部署制定《"健康中国 2030"规划纲要》，要求"完善家庭医生签约服务，全面建立成熟完善的分级医疗制度，形成基层首诊、双向转诊、上下联动、急慢分治的合理就医秩序"，为构建我国未来 15 年医疗卫生服务供给模式提供指导。

2016 年，国务院医药卫生体制改革办、国家卫生计生委等七部委联合下发《关于印发推进家庭医生签约服务指导意见的通知》（国医改办发〔2016〕1 号），要求"不断完善签约服务内涵，突出中西医结合，增强群众主动签约的意愿；建立健全签约服务的内在激励与外部支撑机制，调动家庭医生开展签约服务的积极性；鼓励引导二级以上医院和非政府办医疗卫生机构参与，提高签约服务水平和覆盖面，促进基层首诊、分级医疗，为群众提供综合、连续、协同的基本医疗卫生服务，增强人民群众获得感"。并提出"到 2020 年，力争将签约服务扩大到全人群，形成长期稳定的契约服务关系，基本实现家庭医生签约服务制度的全覆盖"的政策目标。

为了调整优化医疗资源结构布局，促进医疗卫生工作重心下移和资源下沉，提升基层服务能力，提升医疗服务体系整体效能，更好地实施分级医疗和满足群众健康需求。2017 年，国务院办公厅印发了《国务院办公厅关于推进医疗联合体建设和发展的指导意见》（国办发〔2017〕32 号），要求"不断完善医联体组织管理模式、运行机制和激励机制，逐步建立完善不同级别、不同类别医疗机构间目标明确、权责清晰、公平有效的分工协作机制，推动构建分级医疗制度，实现发展方式由以治病为中心向以健康为中心转变"，为促进分级医疗制度建设探索出了新的路径。

为了更好地保障参保人员权益、规范医疗服务行为、控制医疗费用不合理增长，充分发挥医疗保险在医药卫生体制改革中的基础性作用。2017 年，国务院办公厅下发了《国务院办公厅关于进一步深化基本医疗保险支付方式改革的指导意见》(国办发〔2017〕55号),要求"健全医疗保险支付机制和利益调控机制,实行精细化管理,激发医疗机构规范行为、控制成本、合理收治和转诊患者的内生动力,引导医疗资源合理配置和患者有序就医,支持建立分级医疗模式和基层医疗卫生机构健康发展",为发挥医疗保险在分级医疗建设中的杠杆作用提供了指导。

在习近平新时代中国特色社会主义思想指导下,保障高质量的医疗服务是坚持以人民为中心的发展理念的重要体现。2018年,国家卫健委和国家中医药管理局印发《关于坚持以人民健康为中心推动医疗服务高质量发展的意见》(国卫医发〔2018〕29号),要求以医联体建设和家庭医生签约服务为抓手,落实分级医疗制度,引导患者科学就医,形成双向转诊、有序就医格局,提升城乡医疗服务整体效能。

2018年,国家卫健委和国家中医药管理局联合印发《关于印发全面提升县级医院综合能力工作方案(2018—2020年)的通知》(国卫医发〔2018〕37号),着力构建优质高效的医疗服务体系,落实健康扶贫有关要求,全面提升县级医院综合服务能力,满足县域居民不断增长的医疗服务需求,推动构建分级医疗制度。

2018年,国务院办公厅印发《国务院办公厅关于完善国家基本药物制度的意见》(国办发〔2018〕88号),要求完善国家基本药物制度,推动医药产业转型升级和供给侧结构性改革,为促进上下级医疗机构用药衔接,助力分级医疗制度建设提供保障。

2018年,《国务院办公厅关于改革完善全科医生培养与使用激励机制的意见》(国办发〔2018〕3号),指出"加快培养大批合格的全科医生,对于加强基层医疗卫生服务体系建设、推进家庭医生签约服务、建立分级医疗制度、维护和增进人民群众健康,具有重要意义"。该意见不仅提出了具体的培养和激励机制,还为我国全科医生数量设定了具体的分阶段目标,这为加快建立分级医疗制度提供了人才保障。

为持续提升基层服务能力,改善服务质量,2018年,国家卫健委和国家中医药管理局印发《关于开展"优质服务基层行"活动的通知》(国卫基层函〔2018〕195号),要求参照国家卫健委制定《乡镇卫生院服务能力标准》和《社区卫生服务中心服务能力标准》,明确功能任务、合理配置资源、提升基层医疗服务能力,尤其落实公共卫生服务,并对业务管理加以规范。

2019年,国家卫健委和国家中医药管理局下发《关于进一步加强公立医疗机构基本药物配备使用管理的通知》(国卫药政发〔2019〕1号),为各级公立医疗机构加强基本药物配备使用管理,保障人民群众基本用药需求,促进药品供应保障体系建设,强化基本药物的功能定位提供了重要指导,同时有效地促进了上下级医疗机构用药衔接,推动了分级医疗制度的建设。

在医联体建设的基础上，为了进一步推动健康中国建设，更好地实施分级医疗和满足群众健康需求，2019 年，国家卫健委和国家中医药管理局印发了《关于推进紧密型县域医疗卫生共同体建设的通知》（国卫基层函〔2019〕121 号），以进一步完善县域医疗卫生服务体系，提高县域医疗卫生资源配置和使用效率，加快提升基层医疗卫生服务能力，推动构建分级医疗、合理诊治和有序就医新秩序。

另外，全国卫生与健康大会、新医改以来历年政府工作报告、"十三五"规划、"十四五"规划中亦多次提及分级医疗制度建设相关工作。

## 二、主要措施

### （一）优质医疗资源下沉基层

"强基层"既是分级医疗制度建设的重要举措，也是医疗体制改革的重要目标。通过把医疗卫生服务工作的重心下移，把更多的财力、物力投向基层，把更多的人才、技术引向基层，可切实增强基层的医疗卫生服务能力。2015 年 9 月，《国务院办公厅关于推进分级诊疗制度建设的指导意见》提出了"以强基层为重点完善分级医疗服务体系"的要求。

近年来，国家不断加大对基层基础设施建设投入力度，通过落实配套资金、改扩建业务用房、更新诊疗设备、推进卫生信息化建设等，不断加强基层硬件建设，有效增强了基本医疗和公共卫生服务能力，改善了居民对基层卫生服务机构落后的印象，提高了群众基层首诊意愿，为分级医疗制度的构建奠定了硬件基础。

针对基层医疗卫生机构人才短缺、技术薄弱、诊疗服务能力不强等突出问题，我国制定了以全科医生为重点的基层医疗卫生队伍建设规划，通过院校教育、临床实践、转岗培训、进修学习等多种途径，加快培养全科卫生人才。另外，上级医院机构根据基层医疗卫生机构的个性化需求下沉专家到基层，实现对基层管理理念、技术合作、专科建设、信息交流等方面的精准帮扶，建立特色专科，填补技术空白，提高基层医务人员的医疗卫生服务能力和群众健康获得感[11]。

### （二）构建医联体

基层医疗资源的缺乏，严重制约着分级医疗制度的落实。新医改以来，我国积极推进医联体建设，这是深化医药卫生体改革的重要步骤和制度创新，在优化医疗资源结构布局、促进医疗资源上下贯通、提升基层卫生服务能力等反面发挥着重要作用，有利于进一步落实分级医疗制度建设。在国家整体布局下，各地区不断夯实医联体建设，并形成了各具特色的医联体模式[3]。

1. 在城市组建医疗集团

在设区的市级以上城市，由一家三级公立医院或业务能力较强的医院牵头，联合若干二级医院、社区卫生服务机构、护理院、专业康复机构等，构建 1+X 医联体，形成资源共享、分工协作的管理模式。在医联体内以人才共享、技术支持、检查互认、处方流动、服务衔接等为纽带进行合作。有条件的地区推行医联体内人、财、物统一管理模式，促使医联体成为目标一致的共同体。不具备条件的，可在医联体内以对口帮扶、技术支持为纽带形成松散型合作，引导优质医疗资源下沉，提升基层医疗服务能力。代表案例有深圳罗湖医院集团、江苏镇江康复医疗集团等。

2. 在县域组建医疗共同体

重点探索以县级医院为龙头、以乡镇卫生院为枢纽、以村卫生室为基础的县乡一体化管理，与乡村一体化管理有效衔接。充分发挥县级医院的城乡纽带作用和县域龙头作用，形成县乡村三级医疗卫生机构分工协作机制，构建三级联动的县域医疗服务体系。代表案例有安徽省天长市县域医共体模式、山西省县域医共体模式等。

3. 跨区域组建专科联盟

根据不同区域医疗机构优势专科资源，以若干所医疗机构特色专科技术力量为支撑，充分发挥国家医学中心、国家临床医学研究中心及其协同网络的作用，以专科协作为纽带，组建区域间若干特色专科联盟，形成补位发展模式，实现现有医疗资源的横向盘活，重点提升重大疾病救治能力。代表案例有首都医科大学附属北京儿童医院专科联盟、珠江专科医疗联盟等。

4. 在边远欠发达地区发展远程医疗协作网

由牵头单位与基层、偏远和欠发达地区医疗机构建立远程医疗服务网络。大力发展面向基层、边远和欠发达地区的远程医疗协作网，鼓励公立医院向基层医疗卫生机构提供远程医疗、远程教学、远程培训等服务，利用信息化手段促进资源纵向流动，提高优质医疗资源可及性和医疗服务整体效率。代表案例有舟山群岛网络医院、中日友好医院远程医疗网络等。

（三）家庭医生签约服务

家庭医生是为群众提供签约服务的第一责任人，为居民提供基本医疗、公共卫生和约定的健康管理服务。家庭医生签约服务是分级医疗制度建设的重点工作，是以全科医生为核心，以家庭医生服务团队为支撑，通过签约的方式，促使具备家庭医生条件的全科医生与签约家庭建立起一种长期、稳定的服务关系，以便对签约家庭的健康进行全过程的维护，为签约家庭和个人提供安全、方便、有效、连续、经济的基本医疗服务和基本公共卫生服务，对促进基层首诊、分级医疗，为群众提供综合、连续、协同的基本医疗卫生服务发挥着重要作用[12]。

全科医生是家庭医生队伍的核心，作为居民健康和控制医疗费用支出的"守门人"，对于加强基层医疗卫生服务体系建设、推进家庭医生签约服务、维护和增进人民群众健康，具有重要意义。国家通过医教协同、毕业后全科医学教育、全科继续医学教育等增加全科医生培养力度，为推进分级医疗制度储备大量人力资源。另外，为保障全科人才队伍的稳定性，通过改革完善全科医生薪酬制度、完善全科医生聘用管理办法、拓展全科医生职业发展前景、鼓励社会力量举办全科诊所、增强全科医生职业荣誉感等方式提高了全科医生职业吸引力，为建立分级医疗制度提供了人才保障。

按照自愿原则，居民或家庭自愿选择一个家庭医生团队签订服务协议，明确签约服务内容、方式、期限和双方的责任、权利、义务及其他有关事项。家庭医生团队为居民提供基本医疗、公共卫生和康复护理等健康管理服务。基本医疗服务涵盖常见病和多发病的中西医诊治、合理用药、就医路径指导和转诊预约等。现阶段家庭医生签约服务首先从重点人群和重点疾病入手，确定服务内容，并逐步拓展服务范围。充分发挥中医药在基本医疗和预防保健方面的重要作用，满足居民多元化健康需求。另外，各地区还通过在就医、转诊、用药、医疗保险等方面对签约居民实行差异化政策，引导居民有效利用签约服务；通过健全签约服务收付费机制，激励机制和绩效考核机制等保障家庭医生签约服务的落实；通过构建完善的区域医疗卫生信息平台，实现签约居民健康档案、电子病历、检验报告等信息共享和业务协同，为家庭医生签约服务、分级医疗制度的推进提供保障。

（四）双向转诊

双向转诊是建立在分工协作机制基础上的一种促进分级医疗制度建设的措施，有利于发挥大中型医院在人才、技术及设备等方面的优势，同时充分利用各基层医疗卫生机构的服务功能和网点资源，促使基本医疗逐步下沉社区，社区群众危重病、疑难病的救治到大中型医院。

完善双向转诊制度，重点在于畅通向下转诊通道，明确转诊标准和转诊流程，将急性病恢复期患者、术后恢复期患者及危重症稳定期患者及时转诊至下级医疗机构，探索基层医疗卫生机构与老年医疗照护、家庭病床、居家护理等相结合的服务模式。逐步增加城市医疗集团和县域医共体内上级医院为基层医疗卫生机构预留号源的数量，经预约转诊的患者优先安排就诊，对需要住院治疗的预约转诊患者设立检验、影像等辅助检查，急、危、重症患者转院，医疗保险转诊转院，预约专家号四大绿色通道，逐步建立基层首诊、转诊的就医模式，帮助社区医院提升整体技术水平，逐步实现患者合理分流。

医疗集团内部上下级机构间要签订双向转诊协议书，建立双向转诊绿色通道，根据双向转诊的临床标准，结合专科会诊意见，本着"急慢分治、治疗连续、科学有序、安全便捷"的原则，引导患者自觉自愿配合，实行畅通的双向转诊。

对上级医院诊断明确、治疗方案确定、病情稳定的慢性病以及病情稳定的其他恢复期（康复期）患者，应当转至下级医疗机构进行治疗与康复护理。医疗集团内部各单位要明确双向转诊管理责任部门和责任人，设立通信渠道，确保预约转诊优先诊疗、住院，逐步提供转诊入院时的志愿者引导服务、先诊疗后结算的便捷服务。上级医院与基层医疗卫生机构建立进修培训和技术指导机制，在接收社区医疗机构选送优秀的中青年医护人员进修学习的同时，选派高级职称医务人员定期到社区医疗机构开展专家门诊及会诊查房等医疗活动，以提升基层医疗机构的诊疗水平[13]。

（五）医疗保险支付方式改革

医疗保险支付是深化医药卫生体制改革的重要环节，是调节医疗服务行为、引导医疗资源配置的重要杠杆。新医改以来，各地积极探索医疗保险支付方式改革，在保障参保人员权益、控制医疗保险基金不合理支出等方面取得积极成效。另外，医疗保险支付方式改革还有效引导了医疗资源合理配置和患者有序就医，为建立分级医疗模式和基层医疗卫生机构健康发展提供了支持[14]。

1. 积极将符合条件的社区卫生服务机构纳入医疗保险定点范围

根据 2019 年国家卫生统计年鉴，到 2018 年底，全国定点医疗机构达 19.3 万多家，其中社区及基层医疗卫生机构占比超过 84%，医疗保险部门还明确规定参保人员必须选择 1～2 家社区或基层医疗机构作为就诊医疗机构。

2. 实行医疗保险差别化报销政策

适当提高基层医疗卫生机构医疗保险报销比例，合理引导就医流向。根据国家医保局官方公布数据，目前基层医疗机构与三级医院医疗保险报销比例已拉开 10 多个百分点，对符合规定的转诊住院患者连续计算起付线。全国大部分地区阶梯式设置不同级别医疗机构和跨统筹地区医疗机构就诊的起付标准和报销比例，并向基层医疗机构倾斜。

3. 普遍开展居民医疗保险门诊统筹

该项政策主要针对在基层医疗机构发生的医疗保险目录内药品费用和一般诊疗费中产生的报销项，鼓励对门诊费用实行按人头付费，促进医疗机构和医生主动控制费用，并做好健康管理。

4. 探索对紧密县域医共体等分工协作模式实行医疗保险总额付费

合理引导双向转诊，发挥基层医疗卫生机构和全科医生在医疗服务和医疗保险控费方面的"守门人"作用。重点推进按病种、DRGs 等支付方式，同步强化医疗保险基金总额预算管理，适当提高总额预算向基层医疗卫生机构倾斜比例，逐步建立以按病种付费为主，按床日、按人头、按服务单元付费等协同发展的多元复合型支付方式。

（六）基本药物制度建设

充足且有效的诊疗药物是开展医疗卫生服务、保障和促进居民健康水平的必要条件。通过加强基本药物配备使用管理、保障人民群众基本用药需求、促进药品供应保障体系建设、强化基本药物的功能定位等，有利于为增强医疗卫生系统尤其是基层医疗卫生机构的诊疗能力提供必要的物资保障，进而推动分级医疗制度建设[15]。

2019年，国家卫健委和国家中医药管理局下发《关于进一步加强公立医疗机构基本药物配备使用管理的通知》，鼓励各地以市或县为单位，规范统一辖区内公立医疗机构用药的品种、剂型、规格，指导公立医疗机构全面配备基本药物，实现用药协调联动。同时，鼓励在城市医疗集团和县域医共体内，探索建立统一的药品采购目录和供应保障机制，加强上级医疗机构药师对下级医疗机构用药指导和帮扶，逐步实现药品供应和药学服务同质化。卫生健康行政部门要从对单一医疗机构药学服务和药品使用进行管理转变为对城市医疗集团和县域医共体的整体管理。

1. 明确国家基本药物的优先地位

按照基本药物"突出基本、防治必需、保障供应、优先使用、保证质量、降低负担"的功能定位，公立医疗机构制定药品处方集和用药目录时，应当首选国家基本药物。2018年版《国家基本药物目录》公布后，要求各地原则上不再增补药品。

2. 提升基本药物使用占比

各卫生健康行政部门结合地方实际和公立医疗机构功能和诊疗范围，合理确定国家基本药物在公立医疗机构药品配备品种、金额的要求并加强考核。在临床药物治疗过程中，使用同类药品时，在保证药效前提下应当优先选用国家基本药物。公立医疗机构应当科学设置临床科室基本药物使用指标，基本药物使用金额比例及处方比例应当逐年提高。

3. 充分认识药品临床综合评价

对于基本药物遴选、药品采购、临床合理使用、国家药物政策完善等的重要意义。依托现有设施资源，主动开展工作。基本药物为重点，优先考虑儿童用药、心血管病用药和抗肿瘤用药等重大疾病用药，编制工作方案，建立评价基地，开展临床综合评价，推动形成综合评价结果产出的关联应用机制。鼓励公立医疗机构结合基础积累、技术特长和自身需求，重点对基本药物临床使用的安全性、有效性、经济性等开展综合评价，并将评价结果应用于药品采购目录制定、药品临床合理使用、提供药学服务、控制不合理药品费用支出等方面。

4. 卫生健康行政部门要组织制定综合试点工作方案

协调相关部门完善采购供应、医疗保险支付等相关环节政策，重点围绕基本药物配备使用、上下级医疗机构用药衔接、药品使用监测、短缺药品监测预警与应对、药品临床综合评价、降低慢性病用药负担等内容，整体推进基本药物制度建设，形成可复制可推广的具有普遍性的模式经验。

（七）医师多点执业

医师多点执业是指医师在两个以上医疗机构从事诊疗活动，不包括医师外出会诊。《中共中央国务院关于深化医药卫生体制改革的意见》中提出要"稳步推动医务人员的合理流动，促进不同医疗机构之间人才的纵向和横向交流，研究探索注册医师多点执业"。以整合医疗资源、方便患者就医和提高医疗技术水平为目或通过签订协议等形式，开展横向或纵向医疗合作的相关医院（社区卫生服务中心）经向《医疗机构执业许可证》登记机关备案，医师可以在开展医疗合作的其他医院（如社区卫生服务中心）执业。

为规范医师多点执业，要加大对医师多点执业的管理和考核。卫生行政部门应当做好备案医师执业注册信息管理，便于查询和监督。医师在第一执业地点外的其他医疗机构执业，执业类别应当与第一执业地点一致，执业范围应当与第一执业地点二级诊疗科目相同。经全科医生培训合格的医师到基层医疗机构多点执业的，在执业类别不变的情况下，可不受执业范围限制。医师变更执业类别、执业范围，以及变更第一执业地点的，应当按照《医师执业注册管理办法》的规定办理，变更后原多点执业注册同时失效。卫生行政部门应当及时发布医师需求信息，引导医师合理流动，并鼓励医师主动自愿到基层和农村多点执业，以促进优质医疗资源平稳有序流动，充分发挥医疗资源的社会效益，规范医师多点执业行为，确保医疗质量和医疗安全[16]。

（八）优质服务基层行

"优质服务基层行"活动是持续提升服务能力和改进服务质量的关键环节，是满足广大群众基本医疗卫生服务需求的具体措施，是促进基层发展的关键举措。2018年，国家卫健委和国家中医药管理局联合印发了《关于开展"优质服务基层行"活动的通知》，活动遵循"分级负责、严格标准、全面覆盖、公开公正"的原则。明确各级卫生健康行政部门（含中医药主管部门，下同）的责任，细化工作任务措施；根据乡镇卫生院和社区卫生服务中心功能定位，制定乡镇卫生院和社区卫生服务中心服务能力标准；动员和引导所有乡镇卫生院和社区卫生服务中心参加活动，对照标准提升服务能力和改善服务质量；主动公开活动流程和结果，接受社会和群众监督。

"优质服务基层行"活动首先要明确基层医疗卫生机构的功能定位，即乡镇卫生院和社区卫生服务中心是公益性、综合性的基层医疗卫生机构，承担着常见病和多发病的诊疗、基本公共卫生服务、计划生育技术服务、健康管理、危急重症患者的初步现场急救和转诊等功能任务，是城乡医疗卫生服务体系的基础。

其次，活动把重点放在提升医疗服务能力上，以合理配置医疗卫生资源、提升医疗服务能力、落实公共卫生服务等为主要内容，鼓励各地创新活动形式，深入总结活动的典型经验，持续改进在医疗卫生服务质量、优化诊疗流程、改善群众就医体验、提高服务能力等方面的创新做法和举措。同时，注重与其他强基层的政策措施相衔接，共同推进基层医疗卫生发展，进一步满足群众的基本医疗卫生服务需求[17]。

（九）医养结合与医防融合

医养结合是破解医疗卫生和养老服务资源有限性，以及彼此相对独立运转的服务体系远远不能满足老年人健康需求问题的有效途径[18]。2015年，国家卫生计生委、中华人民共和国民政部（简称民政部）等九部委联合印发《关于推进医疗卫生与养老服务相结合指导意见的通知》，指出把保障老年人基本健康养老需求放在首位，推进医疗卫生与养老服务相结合。对有需求的失能、部分失能老年人，以机构为依托，做好康复护理服务，着力保障特殊困难老年人的健康养老服务需求；对多数老年人，以社区和居家养老为主，通过医养有机融合，确保人人享有基本健康养老服务。推动普遍性服务和个性化服务协同发展，满足多层次、多样化的健康养老需求。

建立健全医疗卫生机构与养老机构合作机制，鼓励二级以上综合医院（含中医医院）与养老机构开展对口支援、合作共建。通过建设医疗养老联合体等多种方式，整合医疗、康复、养老和护理资源，为老年人提供治疗期住院、康复期护理、稳定期生活照料，以及临终关怀一体化的健康和养老服务。医疗卫生机构为养老机构开通预约就诊绿色通道，为入住老年人提供医疗巡诊、健康管理、保健咨询、预约就诊、急诊急救、中医养生保健等服务，确保入住老年人能够得到及时有效的医疗救治。统筹医疗卫生与养老服务资源布局，重点加强老年病医院、康复医院、护理院、临终关怀机构建设，公立医院资源丰富的地区可积极稳妥地将部分公立医院转为康复、老年护理等接续性医疗机构。提高基层医疗卫生机构康复、护理床位占比，鼓励其根据服务需求增设老年养护、临终关怀病床。

支持养老机构开展医疗服务，卫生和计划生育行政部门和中医药管理部门要加大政策规划支持和技术指导力度。养老机构可根据服务需求和自身能力，按相关规定申请开办老年病医院、康复医院、护理院、中医医院、临终关怀机构等，也可内设医务室或护理站，提高养老机构提供基本医疗服务的能力。鼓励执业医师到养老机构设置的医疗机构多点执业，支持有相关专业特长的医师及专业人员在养老机构规范开展疾病预防、营养、中医调理养生等非诊疗行为的健康服务。

推动医疗卫生服务延伸至社区、家庭，充分依托社区各类服务和信息网络平台，实现基层医疗卫生机构与社区养老服务机构的无缝对接。积极开展养老服务和社区服务信息惠民试点，利用老年人基本信息档案、电子健康档案、电子病历等，推动社区养老服务信息平台与区域人口健康信息平台对接，整合信息资源，实现信息共享，为开展医养结合服务提供信息和技术支撑。

鼓励社会力量兴办医养结合机构，在制定医疗卫生和养老相关规划时，要给社会力量举办医养结合机构留出空间。按照"非禁即入"原则，凡符合规划条件和准入资质的，不得以任何理由加以限制；整合审批环节，明确并缩短审批时限，鼓励有条件的地方提供一站式便捷服务；通过特许经营、公建民营、民办公助等模式，支持社会力量举办非营利性医养结合机构。

另外，要充分发挥中医药（含民族医药）的预防保健特色优势，大力开发中医药与养老服务相结合的系列服务产品。在医养结合人员培训方面，建立医疗卫生机构与医养结合机构人员进修轮训机制，促进人才有序流动。将老年医学、康复、护理人才作为急需紧缺人才纳入和计划生育人员培训规划。同时，发挥卫生信息化作用，组织医疗机构开展面向养老机构的远程医疗服务。鼓励各地探索开展基于互联网的医养结合服务新模式，提高服务的便捷性和针对性。

医防融合，既是慢性病防控的新模式，也是社区卫生工作的新要求。2018年，多个国家卫健委政策文件中提及这个概念，同时对基层医疗服务提出新的具体要求。所谓"医"，主要指临床工作，所谓"防"，主要指公共卫生。两者均是基层医疗卫生机构的重要职责，"医防融合"有利于发挥基层医疗卫生机构的"守门人"作用，做好疾病预防工作，减少疾病发生，更大限度地维护和促进居民健康。以高血压、糖尿病等慢性病管理作为"医防融合"的切入点，依托县、乡、村一体化信息系统，通过组建慢性病患者全程健康管理团队，开展"1+1+1"家庭医生签约服务，强化基本公共卫生服务，促使以疾病治疗为中心向以健康管理为中心转变，让医疗渗透到基本公共卫生服务中，形成"未病早预防、小病就近看、大病能会诊、慢性病有管理、转诊帮对接"的防治体系，群众享受到了更优质的医疗和公共卫生服务。在医学教育方面，弥合公共卫生与临床医学教育裂痕。加强预防医学与临床医学课程教学的互通，实现医学教育与公共卫生实践的有机融合，尤其加强专业能力培养，深入基层开展公共卫生实践，用社会改革实践和公众的实际健康需求去指导教学和人才培养[19]。

（十）远程医疗

远程医疗服务是一方医疗机构邀请其他医疗机构，运用通信、计算机及网络技术，为本医疗机构诊疗患者提供技术支持的医疗活动。2014年，国家卫生计生委下发《卫生计生委关于推进医疗机构远程医疗服务的意见》(国卫医发〔2014〕51号)，鼓励各地将远程医疗服务体系建设纳入区域卫生规划和医疗机构设置规划，保证相应的资金支持和经费保障，协调发展改革、物价、人力资源社会保障等相关部门，为远程医疗服务的发展营造适宜的政策环境。

医疗机构运用信息化技术，向医疗机构外的患者直接提供的诊疗服务，属于远程医疗服务。远程医疗服务项目包括远程病理诊断、远程医学影像（含影像、超声、核医学、心电图、肌电图、脑电图等）诊断、远程监护、远程会诊、远程门诊、远程病例讨论及省级以上卫生和计划生育行政部门规定的其他项目。因此，首先，医疗机构要具备与所开展远程医疗服务相适应的诊疗科目及相应的人员、技术、设备、设施条件，并指定专门部门或者人员负责远程医疗服务仪器、设备、设施、信息系统的定期检测、登记、维护、改造、升级，确保远程医疗服务系统处于正常运行状态，符合远程医疗相关卫生信息标准和信息安全的规定，满足医疗机构开展远程医疗服务的需要。其次，医疗机构之间开展远程医疗服务的，要签订远程医疗合作协议，约定合作目的、合作条件、合作内容、远程医疗流程、双方权利义务、医疗损害风险和责任分担等事项。再次，受邀方认真负责地安排具备相应资质和技术能力的医务人员，按照相关法律、法规和诊疗规范的要求，提供远程医疗服务，及时将诊疗意见告知邀请方，并出具由相关医师签名的诊疗意见报告。邀请方具有患者医学处置权，根据患者临床资料，参考受邀方的诊疗意见做出诊断与治疗决定。最后，远程医疗要特别注意维护患者数据安全，邀请方和受邀方要按照病历书写及保管有关规定共同完成病历资料，原件由邀请方和受邀方分别归档保存[20]。

（十一）三医联动

三医联动，即医疗、医药、医疗保险三者之间协调和互动，通过医疗资源交换以及产权配置，达成了三医内部的要素整合、三医之间的结构优化与三医之外的功能协同秩序状态[21]。2017年3月，国务院总理李克强在第十二届全国人民代表大会第五次会议上所做的政府工作报告中指出"要深化医疗、医疗保险、医药联动改革"，为进一步推进分级医疗制度建设提供了新的方案。按照腾空间、调结构、保衔接的要求，统筹推进管理、价格、支付、薪酬等制度建设，提高政策衔接和系统集成能力。落实部门责任，解放思想、主动作为，以自我革命的精神推进改革，由医疗保险部门负责的全民参保计划，卫生健康委员会部门负责的卫生资源合理布局、强基层、公立医院实现管办分开的体制问题，各方密切配合，形成强大合力。

例如，福建"三明模式"的核心就是三医联动，在控费、供给侧资源整合和优化等方面取得了较好的成效。第一，按照"腾笼换鸟"的思路深化三医联动改革，实行药品耗材联合限价采购，按照"总量控制、结构调整、有升有降、逐步到位"的原则，将腾出的空间在确保群众受益的基础上，重点用于及时相应调整医疗服务价格，建立动态调整机制，优化医院收入结构，建立公益性运行新机制。第二，组建紧密型县域医疗共同体，医疗保险基金和基本公共卫生服务经费按人头对医共体总额付费，实行总额包干、结余留用。采取有效措施激励基层做实家庭医生签约服务、强化慢性病管理，引导上级医院主动帮扶家庭医生和乡村医生等提高服务水平。第三，在所有二级及以上公立医院实施按 DRGs 收付费改革，建立医疗保险经办机构与医疗机构的集体谈判协商机制，合理确定医疗保险支付标准。探索中医和西医治疗同病同支付标准。福建省探索建立职工医疗保险基金省级统筹调剂机制，合理均衡地区负担。第四，成立市医疗保障基金管理中心，启动了"三保合一"的有力举措。一方面，明确了全市所有医疗保险定点医疗机构的药品均由该中心负责采购与费用结算，医院只管"点菜"，不管"买单"，彻底切断医院与药品（耗材）供应商之间的资金往来；另一方面，通过该中心实施重点药品监控，规范医疗行为，抑制过度医疗，使医疗保险在三医联动中发挥了关键的杠杆作用。在此基础上，又打出了"改革医务人员人事薪酬制度、建立现代医院管理体系、优化医疗资源合理配置"等组合拳。最终实现了医疗保险基金扭亏为盈，药品招采趋于合理，过度医疗受到遏制。

### （十二）医疗资源共享

随着生活质量的提高，人们健康需求的无限性与医疗卫生资源有限性之间的矛盾日益凸显。在分级医疗体系规制下，以转诊患者为纽带，不仅使医疗卫生服务的供方和需方的联系范围不断扩大，而且使不同级别医疗机构之间关系更加密切。因此，医疗资源共享与利用，医疗市场共享与收益，成为分级医疗的重要内涵，也是分级医疗体系建设的重要基础[22]。目前，我国共享医疗服务尚处于起步阶段，但在分级医疗制度建设中具有很大的发展空间。例如，深圳市罗湖区在紧密型医联体下，整合辖区医疗卫生资源，合并集团内资源"同类项"，设立医学检验、放射影像、消毒供应、社康管理、健康管理和物流配送 6 个资源共享中心，实现检验结果互认、医疗资源互通。设立人力资源、财务、质控、信息、科教管理和综合管理 6 个资源管理中心，统一管理行政后勤事项，提高了资源利用效率，降低了运营成本。

除此之外，卫生信息化建设和"互联网+"技术的发展，也为共享医疗资源提供了便利条件，如构建区域内实时有效的健康信息共享监测平台和管理机制，动态分析医疗机构实施健康信息共享状况，包括个人健康档案完整度、医学影像跨机构调用度等，实现区域内人员健康信息的共享互认[23]。

# 第三节　我国分级医疗体系的基本模式

根据新医改的总体部署与规划，各地方政府不断探索并制订适合本地实际情况的、系统的分级医疗工作方案与实施细则，积极开展试点工作，积累了大量成功的分级医疗制度建设经验，形成了"罗湖模式""山西模式""彭水模式""云县模式"等具有普适性的可供推广的经验模式。

## 一、罗湖模式

### （一）罗湖模式改革背景

罗湖区是深圳的老城区，在经济崛起的过程中，为满足民众日益增长的医疗服务需求，深圳市原社区医院迅速转型为大医院，但在改革前，各区属医院小而全、同质化现象严重，资源重复投入，管理不协同、结果不互认，区属医院整体实力薄弱。同时，大医院的迅速发展也几乎抽空了基层医疗卫生机构的卫生资源，严重制约了基层医疗机构及其医务人员"健康守门人"作用的发挥。

2015 年 8 月，深圳市以罗湖区为试点，启动了以行政区为单元的医疗机构集团化改革。经过探索，罗湖区以罗湖医院集团为载体，做大做强社康中心，做实家庭医生签约服务，通过改革医疗保险支付方式，促进医疗服务供给模式从以"疾病为中心"向以"健康为中心"转变，探索出一套让居民少生病、少住院、少负担的医疗服务"罗湖模式"，分级医疗建设便也水到渠成。

### （二）分级医疗罗湖模式

#### 1. 罗湖区属医疗机构一体化管理

深圳市罗湖区于 2015 年 8 月挂牌成立罗湖医院集团，集团成员主要包括区属公立医院、52 家社康中心、6 个专业资源共享中心（医学影像远程诊断中心、医学检验中心、消毒供应中心、物流配送中心、健康管理中心、卫生信息中心）、3 个管理中心（人力资源管理中心、财务管理中心、社康管理中心）、2 个科研院所。罗湖医院集团以提升区域医疗卫生服务能力为导向，以业务、技术、管理、资产等为纽带，形成一家具有唯一法人代表的紧密型集团，下属单位不再另设法人，这种组织创新使集团内各级各类医疗机构成为利益和责任共同体，有利于人才流、技术流、信息流、医疗物资流、资金流等在集团内有序自由流动，加之有效的政策措施引导，保障优质医疗资源下沉至社康中心，切实增强社康中心的医疗水平和服务能力，提升居民对基层就医的信心，实现"居民首诊在社康"的目标，为有序分级医疗体系的建立奠定了坚实基础[24]。

2. 建立现代医院管理制度

为满足分级医疗建设需要，深圳市建立起现代化医院管理制度。其一，取消医院行政级别和院领导职数，打破公立医院行政职务、专业技术职务终身制；其二，建立法人治理结构，实行集团理事会领导下的集团院长负责制，理事会由区政府相关部门代表、社会知名人士代表和职工代表组成，探索建立管办分开的办医体制；其三，探索全员聘用和岗位管理制度，由医院自主设定岗位，并按岗位确定薪酬，保障医院拥有完全的雇人自主权；其四，建立以评聘分开为核心的职称聘任体系。系列改革措施有利于盘活现有的优质医疗资源、解放医务人员生产力、提高集团员工整体素质和积极性，为分级医疗体系的建设提供有力保障。

3. 做实社康中心，提升基层服务能力

社区首诊制度建设的关键在于社康中心必须具备承担首诊的服务能力，罗湖区从以下几个方面提升基层医疗机构服务能力：其一，改善社康硬件设施条件，保证大医院专家在社康可以正常开诊；其二，加强社康中心全科医生队伍建设，通过培养与引进并举的方式增加全科医生配置，建立有序规范的医师培训体系，注重建设人才培养长效机制，从根本上提升基层医师的医疗技术水平；其三，借鉴国外先进的管理理念（如 QOF），鼓励全科医生关注常见慢性病管理、实行预防性措施、提供额外服务（如儿童保健和孕产期服务）、服务质量和产出等服务；其四，加大政府在硬件改善、人才培养等方面的财政支持力度。

4. 明确功能定位，建立长期稳定的分工协作机制

集团内部坚持错位发展战略，三级医院主要负责疑难、急危重症及复杂疾病的诊治和教学科研，二级医院根据区域卫生发展规划和自身发展基础重点培育特色专科，社康中心以初级医疗保健、公共卫生、医养融合养老服务、常见病和多发病诊治、大病康复、慢性病管理等为主。各级医疗机构围绕自身的功能定位和职责范围努力发展、提升实力，与此同时，注重加强分工协作，建设和完善可操作的转诊标准、程序和规范等，实现集团内资源共享、分级医疗和转诊预约等院际协同服务，构建规范有序的多层次就医新格局。

5. 多部门联动，助推分级医疗体系建设

构建分级医疗体系是一个庞大的系统工程，要求医疗服务资源合理布局，不同等级医疗机构分工协作，医疗保险报销和价格政策的支持，以及群众就医习惯的适应，其建设和发展仅靠卫生系统自身的努力是不够的，需要政府的高度重视和相关部门的联动支持，建立以政府为主导的，卫生和计划生育委员会、人力资源和社会保障部、科学技术部、财政部、发展和改革委员会、物价局等相关部门联动的格局。以医疗保险联动为例，确保经济杠杆充分发挥积极导向作用，以罗湖区为试点探索医疗保险支付方式改革，将罗湖区居住满一年及以上参保居民发生的医疗保险费用纳入总额预付试点，坚持"以收定支，收支平衡，略有结余"

的原则，建立适度的"结余留用、超支不补"激励约束机制，加强医疗保险基金管理，采取委托代理人方式，依托医疗机构管理区域医疗保险资金，规范医疗服务行为，避免医疗资源浪费，有效控制医疗费用和社会医疗保险基金支出。通过医疗保险支付方式改革，倒逼医疗机构自主控费，引导医生的工作目标由多治患者向希望患者少生病转变，优化医疗资源配置，下沉优质医疗资源和患者，提高区域医疗资源整体效率。

### （三）罗湖模式实施效果

罗湖区医药卫生体制改革呈现出积极的成效。整合后罗湖区社康中心的服务能力得到了快速提升。以妇产科为例，通过罗湖医院妇产科的培训，目前每个社康中心至少拥有一名熟悉妇产科的全科医生。同时，通过对区域医疗资源的有效整合，盘活医疗卫生资源，极大地提升了集团运行效率。

另外，深圳罗湖医疗集团以医疗信息为纽带，构建了以双向共享互动信息系统为支撑的分级医疗体系，基层医生与大医院医生之间可以共享患者病历等就诊信息，由此亦转变了过去基层医生无法实时查看大医院医生诊疗信息导致的下转不畅局面。罗湖模式通过全方位的改革举措实现了资源整合和分工协作，正朝着"以健康为中心"的方向转变。

### （四）罗湖模式发展方向

罗湖模式为分级医疗制度的建设积累了大量的成功经验。为了发挥好罗湖模式的标杆性作用，需要进一步完善基层医疗卫生服务机构信息化建设，打破各级各类医疗卫生机构之间的信息壁垒，建立与全市其他公共健康数据共同管理的、统一的公共卫生信息平台，实现各相关公共卫生机构、医疗机构、医疗保险机构和社康中心的数据共享与业务协同；要科学建立上级医院和基层医疗卫生机构之间的关系，积极探索"政府举办、医院托管"的社康中心建设新模式，逐步实现社康中心的独立运行，实现基本公共卫生服务质量的升级；要加大基层医疗卫生人力资源建设，合理配置基层医疗卫生人力资源，促进医疗和公共卫生的协调发展。同时，也要进一步明确基层医疗卫生机构及医务人员的主体责任，减少报表等非业务性工作负担，将一线全科医生、家庭医生和公共卫生医师的工作重心更多地放到维护和促进居民健康上来，提高基层卫生服务效率。

## 二、山西模式

### （一）山西模式改革背景

山西省以县乡医疗卫生机构一体化改革为核心，全面实施县乡医疗卫生机构一体化改革，同步推进五项基本制度建设，实现县域医疗卫生服务体系的重构，形成了独具特色的山西模式。山西省在全省建立县域医疗集团，并且逐渐取得积极成效，实现了优质医疗资源下沉、群众就医负担减轻等改革目标。

（二）分级医疗山西模式

1. 改革办医体制，实施县乡一体化改革

山西省整合县域内医疗卫生存量资源，将县医院和乡镇卫生院、社区卫生服务机构组建为一个独立法人的医疗集团，实行医疗集团内部行政、人员、资金、业务、绩效、药械统一管理。

成立市（区、县）医院管理委员会（简称医管会），将过去分散在各部门的政府办医、管医职责，集中到医管委履行。山西省119家县域医疗集团与三级医院全部建立了医联体协作关系，成立了37个省级专科联盟。按照"定单位、定责任、定目标、定任务、定考核、定待遇"原则，强化共同体建设，实现了优质资源纵向流动和患者合理分流。在基层卫生服务方面，推行1+1+X（即1名村医+1名乡医+多名上级医院医生）家庭医生团队模式。家庭医生团队发挥群众"健康守门人"的优势，首先在预防疾病上"拦坝"，做好一级预防，倡导健康文明生活方式，让群众少得病，不得病。在二级预防上筑起"隔离墙"，做到疾病的"早发现，早诊断，早治疗"。对疑难杂症、急危重症患者及时发现，及时转诊到大医院，及时抢救治疗康复，守护好保障健康的"最后一道岗"。将过去浪费型的过度医疗行为转变为节约型的健康管理，增强了群众医药卫生体制改革的获得感。此外，"健康山西"信息平台覆盖58所三级医院、78所县级医院、3000余所基层机构。大力推行巡回医疗、预约挂号、远程医疗、"基层检查+医院诊断"服务模式、手机APP服务等，使基层群众就医、转诊更加方便快捷[25]。

2. 重塑管理体制，细化管理责任

政府主要承担监督职责，医疗集团掌握经营自主权。通过改革完善医院管理制度、人事编制管理制度、薪酬制度，下放管理自主权，建立考核评价机制，打通优质资源下沉渠道，成立管理中心和资源中心以及整合信息管理系统等措施，调动公立医院积极性，提高医疗服务能力，保障医疗集团持续健康运行。例如，将县域公立医疗卫生机构整合成一个独立法人的医疗集团，在整合过程采用"七不变、六统一"的原则（即集团内各医疗卫生机构法人资格、单位性质、人员编制、政府投入、职责任务、优惠政策、原有名称不变，行政、人员、资金、业务、绩效、药械统一管理），由此形成"县乡一体、以乡带村、分工协作、三级联动"的县域医疗卫生服务新体系，实现"政事分开、管办分离"，改变过去各自为政、相互争利的局面，使各级医疗卫生机构相互连接、有序竞争发展[26]。

按照"控费用、腾空间、调结构、保衔接"的路径，完善公立医院运行新机制。明确年度医疗费用增幅总体控制在 11% 以下，加强医疗保险定点协议管理和对医疗行为、费用的医疗保险智能监控、全程监控。山西省加快推进现代医院管理制度建设，出台《山西省建立现代医院管理制度实施方案》《山西省贯彻落实〈关于加强公立医院党的建设工作的意见〉的实施办法（试行）》等政策文件，启动章程制定、三级公立医院绩效考核、薪酬制度改革扩点等工作。

3. 采用激励政策，推进各项制度同步建设

推行医疗保险总额打包付费、授权价格动态调整、人事薪酬制度改革等更加灵活的激励政策，加大人才队伍建设、信息化建设等保障力度，构建起服务、责任、利益、管理共同体。医疗保险政策方面，实施医疗保险总额打包付费，采取"总额预算、按月预拨、年终结算"方式，将核定的县乡村三级医疗保险基金统一打包拨付给医疗集团。在城市公立医院全面推行按病种付费改革，并逐步扩大病种数量。加快建立健全异地就医即时结算机制。山西省通过城镇医疗保险和新农合制度实现并轨，整体提升医疗保障质量和保障水平。信息化建设方面，建立"健康山西"信息平台，及时向社会公布相关信息。人才队伍建设方面，通过设计配套改革政策，规范县医疗集团自主用人的总量、结构和门槛要求，引导激励省市县医院医生到乡镇服务，加强县乡医疗人才队伍建设，加强对村医的培训和管理，定向为乡镇培养全科医生。实现人才技术由向上"虹吸"向优质资源向基层下沉转变，从而达到服务能力的不断提升[27]。

（三）山西模式实施效果

山西省将县医院和乡镇卫生院、社区卫生服务机构，组建为一个独立法人的医疗集团，实行行政、人员、资金、业务、绩效、药械"六统一"管理，这项改革从 2016 年试点先行，2017 年全省推开，2018 年进入分类指导、示范引领、重点突破、全面深化新阶段。在不到 3 年的时间内实现了点上突破、面上全覆盖，涌现出盐湖、万荣、阳曲、清徐、孝义、高平等一批典型地区，取得了基层服务量、基层服务能力、群众健康素养"三提升"和次均费用、自付费用、看病成本"三下降"的明显成效，走出了县域综合医药卫生体制改革"山西路径"，被评为 2017 年全国十大医药卫生体制改革举措，多次在全国性工作会议上做经验推广[26]。

城镇医疗保险和新农合制度实现并轨提质，稳步提高保障水平，城乡居民基本医疗保险人均政府补助标准达到 490 元，个人缴费 180 元，住院政策范围内报销比例为 75% 左右；大病保险筹资水平为 70 元左右，参保人员住院医疗保险目录内个人自付超过 1 万元部分，大病保险按 75% 支付[28]。

深化支付方式改革，在县域配合一体化改革实施医疗保险总额打包付费，采取"总额预算、按月预拨、年终结算"方式，将核定的县、乡、村三级医疗保险

基金统一打包拨付给医疗集团；在城市公立医院全面推行按病种付费改革，并逐步扩大病种数量；加快建立健全异地就医即时结算机制，让群众就医报销少跑腿，结算更方便。

### （四）山西模式发展方向

自 2016 年开始，山西省逐步实现基层服务量、基层服务能力、群众健康素养"三提升"和次均费用、自付费用、看病成本"三下降"的明显成效，逐步形成了县域综合医药卫生体制改革"山西路径"。未来，山西需要进一步落实医疗集团经营管理自主权、医疗保险总额打包付费、授权价格动态调整、人事薪酬制度改革等更加灵活的激励政策，加大人才队伍建设、信息化建设等保障力度，构建"服务、责任、利益、管理"一体化的共同体。

## 三、彭水模式

### （一）彭水模式改革背景

2009 年以前，彭水县基层医疗卫生机构基本上是处于"瘫痪"状态，特别是乡镇卫生院基本上是"分光、吃光"局面，大量社会保险资金未缴纳，普遍负债严重，乡镇卫生院人事、财务管理上混乱不堪，用人基本上都是"关系户"，虚假开支普遍，职工待遇低、积极性不高，以上种种原因导致了基层医疗卫生机构整体运行困难并形成了恶性循环，基本公共卫生服务群众受益率不高，群众健康需求得不到满足。具体表现在卫生资源严重不足、医疗卫生服务能力差、财务管理不规范、医务人员积极性不高、财政投入不足等，导致基层医疗机构的服务能力与群众健康需求的差距越来越大，仅仅依靠自身发展是不可能的。

2009 年，国家启动新医改，确立了"保基本、强基层、建机制"的改革策略。基于此，重庆市于 2011 年全面推进基层医疗卫生综合改革，为彭水县启动基层医疗卫生体制改革和彭水模式的发展创造了良好的环境条件[29]。

### （二）分级医疗彭水模式

#### 1. 基层医疗卫生机构集团化管理

2011 年彭水县卫生和计划生育委员会正式提出了基层卫生机构集团化管理模式，在县卫生和计划生育委员会的主导下，独立设置农村卫生管理中心，作为集团总部，下辖的 36 个乡镇卫生院和 4 个街道社区卫生服务中心作为集团成员，接受集团统一管理。农村卫生管理中心隶属县卫生和计划生育委员会，并接受其领导和监督。在明晰医院内部经营管理权限的前提下，由医院集团统一规划、统一配置资源，实现对基层医疗机构发展计划、预算安排、审计监督等工作的实际领导，推动基层医疗机构规范发展。集团化管理模式为基层卫生机构发展构建了"主心骨",在一定程度上优化了农村卫生服务供给侧结构和服务能力,促进了基层卫生机构均衡发展。

2. 设立"资金池"

彭水县基层医管会统筹提取各基层医疗卫生机构业务收入的 10%和医疗纯收入(医疗收入减去药品、耗材)的 10%,并整合闲散资金、卫生事业经费及部分成员单位原有积累资金,化零为整,构筑"资金池",进行统一核算管理。利用在资金需求上的时间差,各基层医疗卫生机构通过资金共享进行基础设施建设、医疗设备购置、卫生人才培养、对部分成员单位进行工资待遇托底等,逐步提升医疗卫生服务能力。在"资金池"管理上,由发展统筹资金管理委员会制定基层医疗机构"资金池"资金管理办法,审批基层医疗机构年度筹资方案、年度预算、融资计划,以及使用"资金池"的项目、金额、还款计划;农村卫生管理中心审核"资金池"的年度筹资方案、难度预算、融资计划,以及用款申请,协调资金的安排,监督检查资金预算的执行;会计核算中心的职能是制定基层医疗机构"资金池"资金的年度筹资方案、年度预算、融资计划,下达经批准的资金预算,以及计划,负责"资金池"资金的调拨以及往来,指导和监督各单位"资金池"使用,以及管理情况,组织资金管理会议,撰写资金管理工作报告。

3. 激励性绩效考核与薪酬分配机制

按照国家卫生政策,彭水县建立了县对基层医疗卫生机构、基层医疗卫生机构对科室、科室对个人的三级绩效考核制度,并将考核结果用于绩效总额的核定、院长绩效工资发放和非物质奖惩。对职工薪酬制度进行改革,破除绩效工资存在的"养懒人"效应,建立了"突出岗位、淡化身份,突出业绩、淡化资历,拉开差距、有升有降和效率优先"绩效考核分配新机制。同时,建立特殊人才津贴和边远乡镇特殊工资补贴制度,对边远卫生院职工和卫生人才给予特殊照顾。彭水县实施的薪酬管理制度特点在于:由集团总部主导考核,绩效考核标准统一,保障程序公平;奖励优秀,对不合格机构和职工进行收入扣减,促进机构间、员工间的竞争,消除绩效工资养懒人现象;实行工资兜底,保障各成员单位的职工在考核合格后收入基本达标,确保薪酬制度的公平性。

4. 系统化的人才培养机制

彭水县采取"送出进修、请进专家、院内交流"的方式持续提高医务人员诊疗水平。通过"全科医生激励制"和"专科培养制",对鼓励医务人员到县级医院或三甲医院进修的基层医疗卫生单位予以补助。在全科人才培养方面,县财政每年落实 100 余万元专项资金用于全科医生队伍建设。基层医疗卫生机构内部绩效工资分配向全科医生等承担临床一线任务的人员倾斜;对经过规范化培训的全科医生在基层医疗卫生机构履行全科医生职责的,在职称晋升上给予优惠政策;并通过给予在基层医疗卫生机构工作的全科医生工资补贴、安家补贴等,吸引全科医生到基层工作。

5. 建立开源节流的成本控制机制

成立医药联合体，实行"带量采购、量价挂钩"方式，对药品及医疗设备集中采购。推进"两票制"，力避药价虚高及以药养医。依托"资金池"资金的及时到位，增加谈判的话语权，降低采购成本。将各成员单位成本控制纳入绩效考核，增强了成员单位职工开源节流、成本控制的积极主动性，降低成员单位人力资源成本，提高办事效率，实现社会效益最大化。

6. 建立提高自信与凝聚力的文化建设机制

通过建立规范化制度、组织形式多样的集体活动、帮助职工进行良好的职业规划，形成公平有序的文化氛围和积极进取、昂扬向上的精神风貌。同时，落实医务人员医德考评制度，严肃查处违法违规和违反医德医风的执业行为，对违法违规行为的处罚纳入医疗卫生行业信用机制[30]。

（三）彭水模式改革成效

彭水县基层医疗卫生机构集团化管理模式为我国医疗卫生领域供给侧结构性改革提供了一个案例，并取得了初步成效。这种模式打破了原来基层卫生机构各自为政的发展困境，通过设立"资金池"，自我造血，共同发展，保证基层卫生基本建设和基本医疗设备的正常投入。同时，消除绩效管理养懒人的效应，充分发挥其激励作用；集团总部作为强有力的责任主体，不断强化对各成员机构的管理，督促成员机构开展成本控制，促进基层卫生机构管理向专业化方面发展。在基层卫生投入有限和人才匮乏的情况下，彭水县基层卫生机构面貌和职工精神状态为之转变，服务质量和服务水平也在不断提高，实现了群众、职工和政府三方满意。

（四）彭水模式待解决问题

彭水县基层医疗卫生机构集团化管理模式还处于探索阶段，该模式的亮点和相关问题需要进一步分析和总结。目前调研获得相关指标，如"资金池"来源、收支和使用、运行状况，以及卫生服务数量和质量变化等指标均为彭水县卫生和计划生育委员会提供，缺乏第三方数据收集和评价，其详细程度和可靠性稍显不足。另外，从初次调研结果来看，彭水县基层卫生机构集团化管理模式在服务监管、成本控制和经营管理等方面具有一定的改善空间，需要外部力量的指导和支持。

## 四、云县模式

（一）云县模式改革背景

2014 年以来，云县以医共体建设为载体、以医疗保险资金打包付费改革为杠杆、以"互联网+医疗健康"智慧服务为支撑，着力破解县域内各医疗机构"各自为政"局面，努力让"信息跑路"代替"患者跑腿"，促使医院从"治病挣钱"向"防病省钱"转变，构筑了患者、医生、医院及政府各方利益趋同的县域大健康服务体系[31]。

### （二）分级医疗云县模式

#### 1. 完善一体化发展机制

从 2014 年 6 月开始，云县启动医药卫生体制改革，云县人民医院主动承担社会责任，对全县 12 个乡镇卫生院和辖区内村卫生室实行县乡村医疗服务一体化管理。在一体化管理之前，乡镇的医疗现状达不到国家的一些标准。一体化管理实施后，云县着力展开"县乡互动、乡村联动、协调发展"工作，目标是做到"小病不出乡，大病不出县"，对乡镇卫生院和乡村卫生室进行对口帮扶，从人力资源进行统一管理、资源上进行统一调配、实行科学合理的绩效管理三大方面取得破题式进展。

云县通过建立以"县人民医院为龙头，乡（镇）卫生院为枢纽，村卫生室为基础"的县乡村医疗服务一体化发展机制，形成"促县帮乡、县乡互动、乡村联动、协调发展"的医疗服务新格局，通过协商明确了医共体成员职责及利益分配机制，推动医共体内部实现公共卫生、医疗、信息、大型医疗设备等资源共享，推行检查结果互认，畅通县、乡、村三级医疗机构双向转诊制度，促进县域医疗资源的有效整合，基层医疗卫生机构整体实力、服务水平明显提升，诊疗工作普遍得到规范，医疗服务能力明显提高，基本诊疗水平得到增强，实现"小病不出乡，大病不出县"的目标，有效缓解了群众"看病难、看病贵"的问题[32]。

#### 2. 抓培训提升水平

在对乡镇的技术支持上，注重加强对新进人员的培训，针对乡镇卫生院新引进的卫生专业技术人员、公开招考录用人员、聘用合同制人员等卫生专业技术人员，上岗前必须在云县人民医院进行为期 3 个月的岗前业务培训，确保到岗后即能开展常规诊疗业务。选调乡镇卫生院卫生专业技术人员到县医院进行短期培训，提升业务水平。组织县人民医院医疗专家团队到乡镇卫生院开展业务技术帮扶指导，确保各乡镇有 3 名（临床、医技、护理）以上县医院的专家团队在卫生院开展带教工作。加强医疗业务技能培训，组织开展病历书写规范、处方书写规范、临床合理用药（包括抗菌类药物）、处方点评、医嘱点评等培训，进一步提高医务人员的综合服务能力。结合万名医师对口支援乡镇卫生院工作，下派县人民医院临床医学、护理、影像、检验、药学等专业具有中级职称的卫技人员对乡镇卫生院进行医疗技术帮扶。积极指导乡镇卫生院开展中医药业务，积极推广基层中医药适宜技术，支持乡镇卫生院开展个性化诊疗服务，充分发挥中医药技术在防治常见病多发病中的优势和作用。

3. 促进医疗资源上下联通

云县积极探索建立县级医院与乡镇医疗卫生机构间上下联动、分工协作机制，形成县级医院、乡镇卫生院和村卫生室之间"互通有无"的发展格局，使基层群众最大限度地享受到城市优质卫生资源。医院从技术支持、人员培训、设备投入、经营管理等方面对乡镇卫生院进行全方位帮扶。以开展临床教学、专家带教、下派人员查房、手术示教、疑难病例讨论、继续教育讲座、短期培训、巡回医疗、对口支援、双向转诊等多种方式，提高乡镇和村级医务人员的整体业务素质和执业能力，推动县乡村医疗机构人才、技术、管理纵向流动的制度化、稳定化，逐步实现"预防在基层，小病不出乡，大病不出县"的目标。

为确保有限医疗资源合理使用，医院与乡镇卫生院、村卫生室分别签订双向转诊协议，建立有效、严密、实用、畅通的上下转诊渠道，为患者提供整体性、连续性的医疗服务，对乡镇卫生院转入县医院的患者开通绿色通道，方便转入患者及时获得诊疗服务；同时协助和指导转出的患者选择合适的机构，并提供相关诊疗资料，方便转入医院获得可靠信息，减少重复检查，对转回卫生院的康复期患者，进行适时跟踪，确保患者安全。进一步提升县人民医院与基层医院分工合理性，由此逐步实现"大病不出县"，县域内就诊率提高到90%以上。

4. 建立健全卫生信息系统

加快建立涵盖基本药物供应、居民健康管理、基层医疗卫生机构绩效考核等基本功能，并与医疗保险信息系统有效衔接的基层医疗卫生管理信息系统，促进县、乡镇和村医疗机构之间医疗信息和医疗资源的共享，推行基层医疗卫生机构规范化、精细化管理。切实实现县人民医院、县中医院和各乡镇卫生院、村卫生室的网络互联互通，在云县人民医院、云县中医院、各乡镇卫生院、各村卫生室之间实现有权限许可的电子病历、电子处方、电子医嘱的信息共享和浏览。并实现居民健康卡、公共卫生、医疗服务、医疗保障、药品供应保障、综合管理的信息共享和业务协同。加强远程会诊系统建设，为基层患者同等享受县级医疗服务创造条件。

5. 强化医疗保险费用控制

医共体改革，在让群众得实惠、助推县内各级医疗机构发展壮大的同时，"小病大治"、过度检查、过度医疗等导致的医疗保险超支问题却日益凸显。为提高医疗保险费用的利用效率、解决财政无力兜底的现实困境，2019年1月，云县充分利用医共体的改革成果，启动了"总额打包、结余留用、超支自担"的医疗保险资金打包付费改革，让医疗保险资金从"医院收入"变成了"医院成本"，倒逼医共体内各医疗机构主动控制不合理治疗费用，引导群众树立"能门诊就不住院、能吃药就不打针"的就医理念，杜绝"小病大治、过度医疗"。同时，为了有效降低患者向县域外转诊、转院的比例，县人民医院先后建成了卒中、创伤、慢性病诊疗等专科中心，提升危急重症和疑难病症的救治能力，有效提高县域内诊疗服务率。

（三）云县模式改革成效

在我国医药卫生体制改革推进的征程中，云县"县乡村医疗服务一体化管理"新型模式，在全国取得了不俗成绩。2017 年，国务院医改办、国家卫生计生委、财政部、国家中医药管理局公布公立医院综合改革首批国家级示范城市和第二批国家级示范县，云县作为云南省唯一入选的县份，跻身全国第二批 26 个国家级示范县之列。

优质医疗资源实现下沉，各卫生院资源得到优化整合利用，乡镇卫生院和村卫生室管理得到规范，基本医疗、公共卫生服务、医院管理、分级医疗及双向转诊、感染管理等工作实行县乡同质化管理，医疗、护理质量大幅度提升，患者安全得到保障。老百姓在家门口"看病难"问题得到解决，基本实现"常见病不出乡和小病不出村"，外转率持续下降。而且，县乡村医疗服务一体化管理还达成了县乡医疗机构信息互联互通，检查检验结果互认，资源共享，有效保障了分级医疗、双向转诊等工作有效实施。

经过"一体化"改革，云县初步形成了以促进卫生与健康事业改革发展为中心的基层大卫生观，"基层首诊、双向转诊、急慢分治、上下联动"的分级医疗模式在全县逐步形成，县乡医疗机构信息实现互联互通，初步形成了"小病首诊在基层、大病在县内、康复治疗回基层"的良性就医格局。

（四）云县模式发展方向

在紧密型县乡村医疗卫生服务一体化机制下，医疗资源下沉，乡镇卫生院服务能力提升，但分级医疗、双向转诊、家庭医生签约制度需要进一步落到实处，县乡村医疗机构需实现医疗同质化管理，提高基层卫生院的居民健康"守门人"作用和能力，逐步达成慢性病预防、治疗、管理在医共体内实现无缝对接，方便群众就近就医，减轻群众就医负担，有效防止群众"因病致贫、因病返贫"，增强群众获得感，切实达到群众满意、医务人员满意、政府满意的县级公立医院综合改革的目标。

## 参 考 文 献

[1] 付强. 促进分级诊疗模式建立的策略选择[J]. 中国卫生经济，2015，34（2）：28-31.

[2] 王清波. 分级诊疗制度的运行机制分析——基于厦门市的案例研究[D]. 北京：北京协和医学院，2016.

[3] 罗小艳，刘鸣江，汤永红. 基于分级诊疗背景下区域医联体建设的实践与思考[J]. 现代医院，2020，20（2）：175-178.

[4] 杨坚，卢珊，金晶，等. 基于系统思想的分级诊疗分析[J]. 中国医院管理，2016，36（1）：1-5.

[5] 高和荣. 健康治理与中国分级诊疗制度[J]. 公共管理学报，2017，14（2）：139-144，159.

[6] 郭燕红. 推进分级诊疗，构建连续健康服务[J]. 中国全科医学，2017，20（1）：1-5.

[7] 郑英，李力，代涛. 我国部分地区分级诊疗政策实践的比较分析[J]. 中国卫生政策研究，2016，9（4）：1-8.

[8] 吕键. 论深化医改进程中分级诊疗体系的完善[J]. 中国医院管理，2014，34（6）：1-3.

[9] 姚泽麟. 政府职能与分级诊疗——"制度嵌入性"视角的历史总结[J]. 公共管理学报，2016，13（3）：61-70，155.

[10] 卢祖洵，姜润生. 社会医学[M]. 北京：人民卫生出版社，2013.

[11] 雷光和，王娜. 从强基层角度推进分级诊疗的探讨[J]. 中国全科医学，2017，20（16）：1925-1928.

[12] 刘利群. 推进家庭医生签约服务加强分级诊疗制度建设[J]. 中国全科医学，2018，21（1）：1-4.

[13] 陈吉兵，贾玉秀. 实施双向转诊、推进分级诊疗的分析与思考[J]. 中国社会医学杂志，2017，34（2）：111-113.

[14] 黄薇，朱晓丽，胡锦梁，等. 分级诊疗推进中的医保支付制度改革初探[J]. 中国医院管理，2019，39（8）：59-61.

[15] 侯延武，怀国尹，庞秀明，等. 国家基本药物制度与医药卫生体制改革的协同与评述[J]. 黑龙江医学，2018，42（7）：710-712，714.

[16] 钟三宇，范亲敏. 分级诊疗视域下医师多点执业制度完善的思考[J]. 西南石油大学学报（社会科学版），2016，18（5）：24-29.

[17] 中华人民共和国中央人民政府. 国家卫生健康委员会、国家中医药局关于开展"优质服务基层行"活动的通知[EB/OL]. http://www.gov.cn/zhengce/zhengceku/2018-12/31/content_5435449.htm[2018-08-22].

[18] 魏娜. 武汉市"医养结合"社区居家养老研究[D]. 武汉：湖北省社会科学院，2019.

[19] 曾庆胜，张学武. 信息化支撑下的医防融合[J]. 中国数字医学，2018，13（2）：110-112.

[20] 李勇，蒋冬梅，袁博，等. 远程医疗助力分级诊疗的应用实践[J]. 中国卫生信息管理杂志，2017，14（5）：686-690.

[21] 白雪，方鹏骞. 分级诊疗制度下"三医联动"策略探析[J]. 中国医院管理，2018，38（11）：1-3，13.

[22] 王波，杨林. 共享发展理念下医疗卫生资源有效供给：基于城乡比较[J]. 东岳论丛，2017，38（9）：158-166.

[23] 王富民. 分级诊疗体系下医疗资源优化配置探索：基于大数据医疗信息共享机制[J]. 中国卫生经济，2019，38（8）：45-47.

[24] 刘海兰，何胜红，陈德生，等. 深圳市罗湖区医改的经验及启示[J]. 医学与哲学（A），2018，39（3）：74-77.

[25] 刘文生. 走好县域综合医改山西路子——专访山西省卫生健康委副主任冯立忠[J]. 中国医

院院长，2018，（24）：52-54.

[26] 山西省卫生健康委员会健康宣传促进处. 深化医改之山西经验[J]. 中国卫生人才，2019，（12）：23-24.

[27] 金仲夏. 山西五位联动打造医改"融合版"[J]. 中国卫生，2017，（10）：53-54.

[28] 马艺，李顺平. 重庆市彭水县基层医疗卫生横向医联体改革成效分析[J]. 医学与社会，2019，32（2）：52-55，64.

[29] 薛晓，杨继瑞，李孜. 基层医疗卫生机构服务能力提升的创新路径——基于"合作金融"理论的重庆彭水"资金池"制度的思考[J]. 农村经济，2018，（11）：118-122.

[30] 罗开富. 勇当排头兵敢为先行者县乡村医疗卫生服务一体化改革的"云县探路"[J]. 创造，2017，（11）：50-51.

[31] 贾昊男，罗开富，王亚蒙，等. 利益相关者视角下的紧密型县乡村医疗服务一体化模式——基于云南省临沧市云县经验[J]. 中国农村卫生事业管理，2019，39（5）：309-314.

[32] 姜可欣，房慧莹，马宏坤，等. 分级诊疗背景下云南省完善县级医院医联体模式探索[J]. 中国医院，2018，22（6）：32-34.

第三章

# 英国分级医疗模式及对我国的启示

英国位于欧洲西部，由大不列颠岛、爱尔兰岛东北部及附近岛屿组成，面积为 24.4 万平方千米，分为英格兰、威尔士、苏格兰、北爱尔兰四部分，全称为"大不列颠及北爱尔兰联合王国"。英国是一个高度发达的资本主义国家，总人口超过 6600 万，自实行 NHS 以来，国民健康水平不断提高，2017 年国民平均出生预期寿命已增长至 81.1 岁。英国作为欧洲四大经济体之一，2018 年底 GDP 达到 2.855 万亿美元，其医疗卫生总支出占 GDP 的 7.1%，预计到 2024 年，这一比例将增长至 38%，成为国家支出占比最高的项目[1-2]。

NHS 提倡以需求为导向、以患者为中心，其资金主要来自税收，为绝大部分国民提供近乎免费的医疗保健服务。NHS 规定，由全科医生充当医疗服务的"守门人"，除非急诊，居民生病时必须先到第一级医疗机构接受全科医生诊治，全科医生若遇到处理不了的病情，则需开具转诊单，将患者转诊到上一级医疗机构，因为只有经过全科医生转诊的患者才可以接受住院治疗。这种强制性的社区首诊，为维持分级医疗秩序奠定了重要基础。

## 第一节　英国分级医疗的发展背景

英国 1948 年正式建立了 NHS。作为英国社会保障体系的重要组成部分，NHS 的核心理念是"全民无论贫富贵贱，平等享受医疗保健服务"。NHS 的建立，使英国成为发达国家中公共卫生支出绩效高、国民个人负担成本少的典范。分级医疗作为卫生服务的主要模式，也随着 NHS 的改革进程有所发展。

### 一、英国分级医疗体系的历史沿革

#### （一）NHS 建立之前的英国分级医疗体系

转诊制度在英国已有 100 多年的历史。工业革命导致疾病多发，随着医学和技术的发展，产生了诸多治疗这些疾病的药物和方法，促使英国全科医生与专科医生领域的划分。伴随就诊率的增长，医院门诊部人满为患。由于全科医生仅对处方和手术收取费用，一些全科医生难以赚取收入，甚至面临破产，门诊部门经营管理亦困境重重。因此有医院管理者建议，应当限制门诊收治的患者数，并提出"只有经医学评估后确认需要采取特殊治疗的病例才能通过门诊收治住院"的想法，这便是转诊制度的起源，其初衷是保障全科医生的收入。

19 世纪后期，工人阶级为维护自身权益同资产阶级产生激烈对抗，频繁的工人运动使英国经济陷入一片混乱，迫使英国政府颁布了《国民保险法》，从医疗、伤残、疾病等多个方面，为底层工人的就医权利提供保障。同时，要求各郡在辖区内选择一些信誉较好的私人医生与居民签订劳务合同，一周免费提供 1～2 天的诊疗服务，医生则通过按人头付费的方式为自己赚取基本医疗服务的报酬，这便是家庭医生签约服务制度的雏形。

但这一阶段家庭医生签约的制度、体制还很不成熟。一方面，愿意提供签约服务的家庭医生并不多，家庭医生提供的服务内容和服务质量参差不齐；另一方面，政府的支持力度不够，财政投入不足，管理部门多次更替，导致政策不连续，因此未能形成规范有序的分级医疗及转诊体系。

（二）NHS 建立后的英国分级医疗体系

1946 年，英国国会通过《国民健康服务法案》，促使政府大力发展基础医疗，将家庭医生定位为 NHS 的"守门人"，规定在超过 5000 名居民的社区至少成立一家健康中心，配置 2～3 名全科医生。1948 年，英国国家医疗服务体系 NHS 正式建立，促进了英国医疗卫生事业的国有化。同时，政府加大对基本医疗服务建设的投入力度，大幅提高签约家庭医生的待遇，允许参与签约服务的家庭医生在业余时间从事私人医疗服务以赚取额外收入；"福利国家"口号得以贯彻，国民无论身份高低贵贱，只要通过全科医生转诊或直接接受医院急诊，享受的医疗服务基本免费。

随着福利政策常年运行，其弊端也逐渐显现。候诊时间过长、服务效率低下、服务质量不高等加重了群众的不满情绪，使越来越多的人转而寻求私人诊疗服务。

从 20 世纪 80 年代开始，工党和保守党便施行过一系列改革以扭转分级医疗的不利形势。例如，将"内部市场"引入 NHS，政府从"管理者"转变为"购买者"，建立初级医疗信托会（primary care trust，PCT），作为第三方承担医疗服务的购买工作，逐步建立起购买者和提供者分离的内部市场管理体制和运行机制，同时，由 PCT 代替患者向提供医疗服务的全科医生付费，并制定行业准则，对全科医生的执业规范进行界定。卡梅伦上台后实行新一轮医药卫生体制改革，在上一任政府的基础上进一步增强了市场竞争的作用，并主张解除第三方机构，将 PCT 的权力下放到全科医生手中，重新恢复了全科医生的重要地位。

尽管卫生体制在不断改革，但"通过全科医生上转"这一基本的转诊原则并未动摇，分级医疗的基本秩序得以维持，时至今日，英国仍是各国分级医疗模式的典范。

## 二、英国医疗机构等级划分

英国医疗机构的等级划分是形成分级医疗体系的前提条件。NHS 由政府主导，国民所需的绝大多数专科和住院服务都由政府办公立医院提供。NHS 采取一种相对规范的金字塔形三级诊疗结构，分为基层医疗服务、二级医疗服务和三级医疗服务（表 3-1）[3]。第一层级是以社区为主的初级卫生保健服务，主要由全科诊所提供最基本的医疗保健服务；第二层级为地区综合医院，通常是一个地区的医疗中心，提供急诊、专科、住院等综合医疗服务；第三层级为跨区综合医院，负责紧急救治和疑难病症诊治，同时承担科研任务。另外还隐藏有第四层级，由社区健康中心、康复院、疗养院等提供医疗保健服务。

**表 3-1　英国三级诊疗结构**

| 层级 | 疾病类型 | 主要职责 |
| --- | --- | --- |
| 基层医疗服务 | 一般健康问题（如咽喉痛、糖尿病、关节炎或高血压）和疾病预防（接种疫苗、乳腺筛查） | 提供一般性的门诊和预防性服务，对疾病进行初筛、初诊及治疗；对需住院患者进行转诊与追踪服务 |
| 二级医疗服务 | 较严重的健康问题（如急性肾衰竭），由专科临床专家解决 | 由地区综合医院提供一般专科门诊及住院服务，包括内科、外科、妇科、儿科、眼科、放射科等；负责督导及支援基层医疗机构，并接受其转诊 |
| 三级医疗服务 | 罕见和复杂疾病的处理（如垂体瘤、先天性畸形等） | 由区域医疗中心提供特殊专科医疗服务，如神经内科、神经外科、内分泌科、重症监护、急诊等。具有医疗服务、教学、研究三大功能，并接受区域内医院的转诊和会诊 |

全科诊所大多由全科医生独立经营或合营，不隶属政府，政府从全科医生那里购买服务，与全科医生签订合同，对全科医生的服务内容和服务范围进行管理。NHS 规定居民患病先接受全科医生诊治，若全科医生不能处理，对于达到上转标准的患者，由全科医生开具转诊单，将患者转诊至二级综合医院由专科医生诊治或者收治入院。NHS 对上转的标准做出明确规定，包括首诊疾病类别、转诊疾病类别、疾病严重程度、转诊时间等，如全科医生高度怀疑恶性肿瘤的患者必须紧急转诊，7 天内完成初步诊断，28 天内完成所有必要的检查并确定治疗方案[4]。在整个转诊体系中全科医生作为居民健康服务的"守门人"，提供首诊、转诊和费用审核等一系列服务，解决大多数常见病、多发病的诊治。同时，全科医生常雇佣开业护士承担如慢性病管理、老年人健康评价、健康教育宣讲等工作，使大部分健康问题得以在全科诊所识别与分流。

二级、三级医疗机构主要提供专科服务。二级医疗服务的提供者是地区综合医院，专科医生根据开具的转诊单，了解患者病情后进行诊治，并酌情收治入院，待患者病情好转时向其全科医生交代出院后的注意事项；若病情较重或属疑难杂症，考虑将患者上转至三级综合医院接受诊治。三级医疗服务是指临床专业内解决特殊病情、疑难杂症的专家服务，不提供门诊和初级卫生保健服务。对于在二级、三级医院接受治疗后病情好转的患者，专科医生同样需要开具转诊单，且除了下转至全科医生处，也可转诊至四级医疗机构，即专门的康复院、疗养院进行康复治疗。

英国公立医院属政府所有，专科医院门诊接待的患者主要是通过全科医生转诊而来，并不直接接待普通门诊患者。诊所大多数属于私立机构，与 NHS 签约，为居民提供初级保健、基本医疗服务和基本公共卫生服务。

### 三、NHS 运行的环境基础

法制、资金、人力、信息等因素构成了英国 NHS 运行的基本环境，通过多方位的保障使 NHS 得以正常运转，也为实现分级医疗打下了良好的基础。

（一）制度和法律保障

英国执行严格的社区首诊制度，除急诊和危重症可直接在综合医院就诊之外，居民若要享受免费的医疗保障，均须先到社区医疗机构接受全科医生诊治。英国法律规定，每个居民需要从附近的全科诊所中签约一位全科医生，负责自己的日常卫生保健。居民患病必须先到全科医生处就诊，全科医生根据患者病情和诊疗条件予以诊治或转诊。居民接受专科医生诊治必须经过其签约的全科医生同意转诊，若居民越过全科医生直接去综合医院就诊，不仅医疗保险不予报销，政府也将追究专科医院或医生的法律责任；紧急情况下居民可以直接去综合医院就诊，但病情好转后必须回到全科医生处接受后续治疗。通过法律对居民就诊和医生接诊进行限制，保障了分级医疗的秩序。

（二）医疗保险和薪资保障

NHS 经费纳入国家总预算，其中 84.9%来自政府税收，11.5%来自社会保险基金，患者个人疾病负担仅占 2.9%。英国政府对卫生资源有着强大的配置能力，所提供的医疗保障范围非常广泛，涉及预防、初级保健、住院治疗、长期医疗保健、护理康复、眼科、牙科，以及各种疾病造成的损失补贴等方面。英国属于典型的国家包揽性医疗保障，除 NHS 提供的免费医疗之外，辅以社会救助和商业健康保险作为补充。其中 NHS 提供的医疗保障具有福利性和公益性，由政府主导，通过税收的方式筹集社会医疗保险基金，向公立医疗机构采取预算拨款方式，为居民提供免费或低价的医疗服务。在这种惠及全民的医疗保险模式下，居民只需要严格按照要求参与社区首诊，便可以平等地享受国家免费医疗，为实现分级医疗奠定了重要基础。

英国的基层医疗机构以及二级、三级医疗机构医护人员的薪酬均由 NHS 支付。一般说来，全科医生的薪资由两部分组成，包括提供基本医疗服务的底薪和按服务人头支付的报酬。2004 年，英国在实施全科医疗服务（general medical service，GMS）合约后，NHS 在原有的薪酬体系中引入了"按绩效付费"（pay-for-performance）制度，与英国医学会一同制定了针对预防性服务和慢性病治疗服务的 QOF，对全科医生的服务质量进行考核评估后给予相应激励，对表现好的全科医生最高可奖励 1050 个绩效点（预计每年多增加 7.5 万美元收入）[5]。专科医生薪水固定，由 NHS 直接支付工资给提供二级医疗服务的专科医生，与其提供诊疗服务的工作量并不直接相关。

在英国，全科医生与非手术类的专科医生收入水平相当，区别在于全科医生可以通过绩效赚取额外收入。由于 NHS 赋予居民自由选择全科医生进行签约的权利，全科医生需要不断提高自己的医疗水平，才有居民愿意与其签约，保证其薪资收入水平，也只有不断提供更优质的服务，才能获得与服务质量相匹配的绩效补贴；此外，若全科诊所经营得当，硬件设施齐全，医疗水平高，通过全科医生上转的患者越少，专科医院需要政府买单的成本就相应减少，补给全科诊所的结余就越多。与分级医疗相匹配的薪酬体系使全科医生与专科医生建立了良好的合作关系，全科诊所与综合医院之间建立了有效的转诊机制，保障了分级医疗的顺利实施。

（三）信息化保障

1997 年，布莱尔政府主张开发信息化系统，其初衷是使需要住院治疗的居民可以通过信息系统较为自主地选择就诊时间和就诊医院；2006 年，政府推出网上预约挂号系统，患者可以在这个系统中搜索医院距离及预计等待时间，根据需要自由选择医院就诊；2007 年新开发了进一步为患者提供医院感染率、门诊量、停车位等信息的网站，以帮助患者选择[6]。时至今日，在英国政府组织协调下，开发了覆盖全国的电子健康档案系统、电子病历系统和医疗记录系统，用于记录患者的基本人口学资料、疾病史、用药史、过敏史等与居民健康相关的多方面信息。信息化建设使医院的信息公开透明，也使患者就诊时医生可调阅相关系统并添加新的就诊信息，一方面为居民就诊和医生诊疗提供了极大的便利；另一方面，也有利于各级医疗机构在转诊过程中的信息对接，是保障转诊顺畅的基本要素之一。

# 第二节　英国分级医疗的主要模式

英国分级医疗的主要模式包括社区首诊和双向转诊，其典型的三级医疗结构得以维持主要依赖社区首诊和双向转诊有效运转，以及其中的各项制度和法律保障。

## 一、社区首诊制度

### （一）社区首诊制度概述

英国通过立法建立了严格的基层首诊制度，即"守门人"制度，规定患者必须先接受家庭医生的"首诊"，才能享受免费的医疗服务。基层首诊是分级医疗的关键，是使大医院从普通门诊中解放出来从而转向高水平、精密化的重要前提。

家庭医生的主要职责是为居民提供"持续性""基础性""综合性"的医疗保健服务。1942年发布的《贝弗里奇报告》将家庭医生定位为NHS的"守门人"，规定英国公民或者签证在6个月以上的外籍人员必须选择一家社区卫生服务机构注册，并签约一名家庭医生。在病情相对较轻时，先去基层医疗机构接受全科医生诊治，由全科医生根据病情的轻重缓急决定后续处理方案：选择继续在基层治疗或是转诊至上级综合医院[7]。作为"守门人"的全科医生，既要负责患者的首诊治疗，也要承担患者的转诊工作。

英国社区诊所遍布全国，每个诊所配备3~6名全科医生，为5000~10 000名居民提供"六位一体"的健康服务，除了负责常见病的诊治，社区的妇幼保健、儿童保健、计划生育、免疫接种、健康教育、心理咨询等也在英国全科医生的职责范围之内[8]。英国社区卫生服务的内容可总结为以下几个方面。

其一，诊断、治疗和康复服务。全科医生承担签约居民社区常见病、多发病的诊治，若遇到自己处理不了的病情，则开具转诊单，将患者转诊至上一级医疗机构接受治疗，同时，在患者病情好转后可以选择下转至全科医生处接受康复治疗，全科医生亦需要对居民进行出院后的健康教育。

其二，健康咨询。居民任何有关身心健康的问题都可以咨询自己的家庭医生。咨询服务有两种方式：一次性咨询和常规性咨询。一次性咨询是指较简单的问题经过一次咨询之后得到解决，无须反复询问家庭医生；常规性咨询是指家庭医生根据患者需求，制订一段时期的应对计划，定期随访以评估计划的实施效果并根据需要及时调整计划，直至患者问题得到解决。

其三，家庭计划。根据不同家庭的需求提供针对性服务，包括备孕、孕期保健、避孕、节育等，一些全科诊所还会提供免费避孕套、性安全手册等。

其四，疾病预防。社区卫生服务中心需为居民提供免疫接种服务，每年流感高发期优先安排老年人、儿童、孕妇等特殊人群优先接种流感疫苗；家庭医生可安排护士为签约居民进行日常体检，如测量血压、血糖及一般身体功能指标（身高、体重）等；根据居民疾病史和家族史，为居民制订长期保健计划，如为高血压患者进行健康风险评估、制订预防计划以降低高血压并发症的发病风险。

（二）社区首诊制度实行要素

1. 高质量的全科医生队伍

英国全科医生拥有较高的社会地位，且薪酬丰厚，使得大多数医学生毕业后选择成为一名全科医生。因此，基层卫生人才不断供给，保证了全科医生数量。全科医生不仅在数量上占据优势，其整体的医疗素质也较高，这得益于英国传统的精英式医学教育体系。经历医学本科教育、毕业后教育和培训、继续教育三个阶段，成为一名合格的英国全科医生至少需要 10 年时间，其中继续教育为英国全科医生的终身必修项目，对他们医学技术水平的持续提高提供了保障。全科医生有责任为每一位有需求的公民（不论年龄、性别、健康与否）提供全面而持续的医疗服务，并且始终尊重患者的自主权。他们与患者通过沟通、接触获取患者信息并赢得其信任，综合生理、心理、社会、文化和其他外部因素，为患者制订有效的社区管理方案；通过促进健康、预防疾病、治疗、护理来发挥自己的专业作用，扮演好健康"守门人"的角色。

严格的医学教育、规范的毕业后职业培训和全国统一的高水平准入标准，造就了高素质的全科医生队伍，使初级卫生保健服务获得英国社会的广泛认可和尊重，充分保障了社区首诊的服务能力。

2. 医疗保障制度的有力引导

在英国，所有居民必须在全科诊所注册后才能进入卫生系统，NHS 赋予居民自由选择全科诊所进行注册的权利，并规定只有签约了全科医生，才能享受免费医疗服务。NHS 执行最严格的社区首诊制度，若要享受免费的医疗保障，居民必须遵守转诊制度，严格按照流程规范转诊，否则医疗保险不予报销，上级医疗机构根据全科医生开具的转诊单接诊，否则不予收治，并通过立法予以保证[9]。NHS 通过医疗保险强制规定居民首诊到社区，为实现社区首诊提供了强大的推动力。

3. 明确的上转标准

NHS 制定了明确的上转标准，规定由全科医生为居民提供首诊、双向转诊和费用审核等全程服务。首诊时如果遇到全科医生无法处理的病情，患者将被转诊至上一级医疗机构。哪些疾病可以首诊，哪些疾病需要转诊，何时转诊，在什么情况下转诊都有明确规定，如对全科医生高度怀疑为恶性肿瘤的患者必须紧急转诊，进入多学科肿瘤协作组讨论并确定治疗方案。

4. 规范的上转流程

除了明确的标准，上转还遵循规范的流程。如遇到患有疑难杂重症者，全科医生须开具转诊信，描述患者的基本情况，并通过信息系统、电子邮件或传统信件的方式发送给专科医生。NHS 在全科医生首诊的基础上，实行各社区诊所与二级医院之间双向转诊制度，在上级医院治疗病情稳定后，再将患者通过转诊系统安排至全科医生处接受康复治疗。通过规范的转出与转入流程，简单的病情在社区便可得到解决，复杂的病情也可通过流畅的转诊程序化解，为居民健康提供全方位保障。

## 二、双向转诊制度

### （一）双向转诊制度概述

转诊是指医疗机构根据患者病情需要以及自身的诊疗能力，将本单位患者转移到另外一个医疗机构接受诊疗的过程。双向转诊是根据病情和健康需求，在上下级医院、专科医院间或专科医院与综合医院间对患者进行转院治疗的过程，可分为纵向转诊和横向转诊两种形式。纵向转诊即上下级医院之间的转诊，下级医疗机构对于超出本院诊治能力范围的患者转至上级医院就医称为"上转"；反之，上级医院将病情得到控制或缓解的患者转至下级医疗机构进行康复治疗称为"下转"。横向转诊是指患者在专科医院与同级综合医院之间的转诊[10]。一般所说的双向转诊指的是纵向转诊，即上下级医疗机构之间的转诊。

在英国，居民在社区诊所注册签约后才能享受免费的医疗服务，一般情况下患者需要通过全科医生的转诊单，从全科诊所上转至综合医院就诊。通常全科医生会提供5家上级医院（包括一家私立医院）供转诊患者选择，同级医院对相同的疾病采取统一的收费标准。患者上转后，专科医生应向全科医生汇报治疗方案，必要时与全科医生共同商讨并拟订诊治方案，只有在得到全科医生认可后方可实施；如遇意外事故、急诊、心脏病发作、急性脑出血等特殊或紧急情况，患者可以直接去综合医院就诊，病情好转之后，患者仍应下转至全科医生处接受继续治疗。一般而言，全科医生能解决患者的大部分健康问题，仅需安排符合转诊条件的患者上转至综合医院接受专科医生诊治。

双向转诊的具体流程如下：社区首诊→必要时全科医生填写转诊单并推荐合适的专科医生→转诊至上级医疗机构诊治→上级医院根据转诊单，登录统一的信息系统了解患者病情并加以诊治→全科医生随时了解转诊患者情况→治疗后如有需要，再转诊至全科诊所或专门的康复院、疗养院进行康复治疗，下转时同样需要专科医生开具转诊单。除了急诊，英国综合医院不直接接收普通门诊患者，如果患者未经转诊，越级就医，候诊的时间将格外漫长，这等于向违反转诊规则的人说"不"。

### （二）双向转诊制度的特点

1. 监督机制

英国是典型的政府主导型医疗卫生体制，政府除了承担国家医疗服务和药品供需双方的经营管理责任外，也对分级医疗转诊质量设置了多样化的监督机制。如英国国家卫生及临床优化研究所（national institute for health and care excellence，NICE）负责对 NHS 的医疗和护理水平进行评价和优化，对医疗和转诊质量进行控制，起到一定的监督作用；临床调试集团（clinical commissioning group，CCG）作为 NHS 的一部分，与当地居民、全科医生、专科医生、卫生行政部门及其他相关部门合作，为居民规划和购买健康服务的同时，对服务和转诊质量进行监督。

2. 费用机制

实现双向转诊制度离不开医疗保险费用的杠杆。对需方而言，医疗保障的质量高低可以对寻求卫生服务的方向起到引导，甚至是支配性作用。英国医疗保险的免费政策，为实现社区首诊、分级医疗提供了强大动力；对供方而言，英国推出的新型工资机制，为全科医生提供了通过增强业务能力、提高健康维护水平而获取更高收入的机会，从而保障了全科医生在基层医疗服务中的基础性作用；对于双向转诊而言，医疗保障的付费方式是"向上转"和"向下转"的主要利益驱动，直接影响着双向转诊制度的运行效果[11]。

3. 整合机制

英国医疗服务体系有两种组织形式：医疗集团和服务网络。医疗集团对医疗资源、医疗资金进行集团式管理，服务网络保障转诊的各级医疗机构之间实现信息畅通。由于医疗服务具有极强的专业性，"片段式"的医疗服务将影响就医连续性，因此需通过有效的整合机制加以维持。NHS 整合体系内多方资源，使医疗服务连续性得到保障，为实现双向转诊制度提供了强有力的支撑。

（三）双向转诊制度实行要素

1. 严格的转诊标准

在英国，各类疾病都进行了较为规范的转诊制度设计和机制建设，各类病种的转诊需参照特定的标准，以规范的临床路径作为转诊依据，使标准化的双向转诊得以实现。

未能转诊或者转诊延迟均可能会影响患者的治疗，而不必要的转诊又会造成费用的浪费，并且可能对真正需要治疗的其他患者造成影响。2011 年，NICE 制定了专科服务转诊指南，确保患者接收到规范、安全、合理且经证实具有临床和成本效益的治疗。专科服务转诊指南中对转诊标准进行了严格规定，包括何时、何种情况下可以转诊患者，如引入"风险阈值"的概念，即如果症状引起癌症风险超过一定水平，则需要转诊，必要时进行实验室检查，并用阳性预测值（positive predictiue value，PPV）用于确定风险阈值；又如疑似癌症病例的转诊指南给出了各种癌症包括肺癌、胸膜癌、乳腺癌和血液系统癌症等的转诊标准[12]。根据对伦敦市区贝克斯利地区年度审计可知，自 NICE 临床指南发布以来，每年大约有 400

例青光眼患者适合在初级卫生保健机构复查随诊,这样可以节省 32 500 英镑的住院费用[13]。转诊指南为全科医生提供诊疗准则,规范了临床诊断和转诊过程,使转诊质量得以改善。

2. 合理的薪酬分配制度

英国将 QOF 列入 NHS,进一步规范了全科医生的转诊行为。QOF 注重绩效评审,内容涵盖临床服务、机构服务、辅助服务和患者感受四个领域。

2004 年之前,NHS 的支付方式是"按人头付费",依据签约人口数支付全科医生报酬。从 2004 年 4 月 1 日开始,英国实施新的 GMS 合约,引入"按绩效付费"薪酬体系,打破了原来单一的"按人头付费"格局,将"按人头付费"所得调整至占全部薪酬的 60% 以上;同时,通过 QOF,给予全科医生额外的奖励,这部分约占全部薪酬的 20%;除此之外,全科医生还有一部分薪酬来自开展一些由政府购买的特色服务项目,如外科手术、儿童健康、康复指导等,这部分也占全部薪酬的 20% 左右。健康质量考核体系的实质是一套反映 GMS 质量的循证指标体系,将全科医生的薪酬绩效与质量评价的量化结果相联系,这些质量指标由雇主、政策制定者、健康服务提供者和医疗协会之间通过多方协议后确定[14]。2006年,英国新修订的健康质量考核体系设置了四大领域指标,包括临床领域指标、组织领域指标、患者体验领域指标和附加服务指标,另外还包括整体护理情况方面的指标。每一项具体指标都设置了详细的支付标准,QOF 考核所得的分数越高,获得的报酬就越多,这有效地提高了全科医生的服务积极性。

上海卫生局 2012 年赴英国的一份调查报告显示,英国医生人均年收入 10 万英镑,位居各行业第二(第一为公司高管,人均年薪达到 17 万英镑),是英国平均薪资水平(2.5 万英镑)的 4 倍。全科医生的收入与专科医生不相上下,社会地位也很高,NHS 收入最高的前 10 人中有 7 人是全科医生,其中收入最高的年薪达 47.5 万英镑。优厚的待遇稳定了全科医生队伍,使优质的医疗人才留在社区卫生服务机构,在很大程度上确保其服务能力和服务水平,保障了分级医疗的质量[5]。

# 第三节 英国分级医疗的成效及问题

基于初级卫生保健机构、医院和专科机构的分级医疗系统从国王基金(The King's Fund)近期的中期评估看,NHS 总体绩效较好,但依然存在一些问题[15]。首先是急诊等待时间较长;其次是在未来较长一段时期内 NHS 会面临预算缩减,这会增加医疗管理者的资金压力,因此在当前背景下需要探索新的医疗服务模式。

## 一、成效

### （一）英国分级卫生投入效益明显

英国每年在家庭医生服务方面的卫生投入达 800 多亿英镑，90%的患者可在家庭医生的帮助下接受治疗而无须到专科医院就诊。英国仅用占 GDP8%的卫生费用，即达到美国投入 17.5%的医疗效率[16]。由此可见，社区首诊、双向转诊是英国分级医疗成功的关键。2016 年，英国人均卫生支出约为 3290.9 英镑，年度 NHS 初级卫生保健人均支出费用为 151.37 英镑，可见初级卫生保健人均支出明显低于总体人均卫生支出，且转出比例仅约为 1/20[17]。NHS 通过严格控制转诊流程和方式，有效地提高了就诊效率，减少了不必要手术操作，也相应地控制了费用增长，使医疗资源得到合理有效的利用，使英国成为人均卫生费用最低的国家之一。

### （二）英国分级医疗实现了医疗资源的合理分配和利用

NHS 通过强制医疗保险、加强基层人才培养和卫生服务能力建设等一系列措施，为实现社区首诊打下了良好的基础。在英国，居民只有严格遵守社区首诊制度，才能享受免费医疗保障，加之全科医生行业的准入标准较高，通过系统、规范化的培养程序，并给予丰厚的劳动报酬，使提供初级卫生保健的全科医生人数多、医疗能力强，保障了基层医疗机构具备较高卫生服务水平和综合卫生服务能力，也使得居民倾向于在基层参与首诊。分级医疗和双向转诊使患者在各级医疗机构就诊过程中享受到全方位、个性化的治疗，通过全科医生首诊，绝大多数居民的健康需求在社区卫生服务中心便可得到满足，医疗资源得以合理分配、充分利用。社区首诊的实现进一步促进了医疗资源向一级医疗机构下沉，稳定了分级医疗的基本结构，对于维持分级就医秩序起到正向促进作用。

### （三）英国分级医疗转诊质量不断提高

NHS 内部市场的建立，使体系各机构、各部门明确责任、义务和赔偿措施。低质量的或者昂贵的服务将被淘汰出局，服务提供者更多地依靠提升自身竞争力来吸引患者，提高了医疗服务的质量和效率；通过履行合约，也增强了公共部门及管理者的责任感，按结果付费使管理者享受到了一定程度的"剩余福利"。在英国的地方政府，有 25%的管理者绩效工资增加，这对于他们而言是一种正向激励。内部市场的建立在 NHS 内部形成了良性竞争，从多个方面为分级医疗顺利实施带来了实际意义。

NICE、CCG 等监督机构的引入，进一步促进了诊疗质量的提高。NICE 通过建立转诊指南，提出了转诊专科服务标准，减少了患者等待时间，也在一定程度上限制了上转的患者人数；通过建立 CCG 确定关键绩效指标。CCG 作为 NHS 的一部分，与当地居民、当地全科医生、医院专科医生、当地卫生行政部门及志愿部门等合作，为当地居民规划、购买健康服务并进行监督，使诊疗和转诊质量不断改进，居民的就医体验感大大提升。

## 二、存在的问题

### （一）财政经济负担重

英国重视全民保健和疾病预防，在初级卫生保健上投入的费用占比较大，而且实行医疗保险的全覆盖。英国国家医疗服务体系正式启动时每年的预算为 4.37 亿英镑（约相当于如今的 150 亿英镑）。2017～2018 年，该体系的预算超过了 1400 亿英镑。

巨大的开支使财政不堪重负，医院赤字严重。一方面，英国政府开始想办法减少体制内人员的数量，以减少 NHS 的人员开支，然而节约下来的费用远远不够补足 NHS 的巨大开销，反而导致医院的资金供应跟不上，医院之中的医疗设备无法得到更新，医院建设得不到发展，使英国医疗服务的整体水平出现下滑趋势，甚至有为了减少医疗开销忽略患者病情的状况。另一方面，医院的供给资金跟不上、医疗设备老旧、医院人手不足等情况的出现不仅使卫生服务无法正常有效地开展，而且长时间处于这种状态之中也使得医疗人员呈现出消极怠工的状态，使全国的医疗体系陷入一个恶性循环中，由此引发的医疗服务问题屡见不鲜。

### （二）转诊和预约等待时间长

在英国分级医疗模式下，专科医生的薪酬由 NHS 发放，相对固定，与付出劳动量多少无关，致使二级、三级医疗机构效率低下，候诊时间被延长。为体现 NHS 的公平性，民众想要享受免费的医疗服务必须排队就医，否则只能自费去私人诊所就诊，通过预约排队的患者往往需要等候较长时间才能就诊。

医院就诊供求矛盾大，门诊要排长队等候，住院治疗更慢，一般要等几个月，有的地区甚至要等一年以上。据英国皇家医学会调查，需要住院的慢性病患者中有 65% 的患者至少要等一个月的时间才能入院，30% 的患者需要等半年，5% 的患者需要等一年半以上；一些需要住院的手术，如白内障治疗、扁桃体切除等，近一半的患者要等候 1～3 个月，1/4 的患者要等候一年之久，这大大降低了医疗服务的可及性[18]。

## 第四节　英国分级医疗模式对我国构建分级医疗体系的启示

英国经验表明，构建分级医疗体系需借助严格的社区首诊制度和双向转诊制度，完善并加强转诊各环节的互联互通机制，具体而言，应从以下几个方面着手。

## 一、建立严格的社区首诊制度和双向转诊制度

我国自 2009 年新医改以来，建立分级医疗体系逐步成为重点工作。英国作为最早实现分级医疗的国家之一，其实行的强制性社区首诊制度和严格的双向转诊制度，奠定了金字塔形医疗体系的基础，搭建了各级医疗机构互通的桥梁，有效维护了分级医疗体系的运行秩序。

英国强制规定，只有先在社区参与首诊的居民，才能享受到近乎免费的医疗服务，即使部分患者社区首诊的意愿并不强烈，为了获得医疗保障也会选择先到社区就诊。而当前我国实行非强制性社区首诊，主要通过调整医疗保险补偿比例来引导居民首诊进社区，是否在社区首诊很大程度上仍取决于患者的主观意愿。由于我国社区首诊制度尚不成熟，是否强制社区首诊、何时强制社区首诊，均有待结合实际做进一步探讨，政府部门应加强对这一问题的关注。

双向转诊制度对于建立和完善分级医疗体系具有至关重要的作用，因此，必须建立统一规范的转诊标准：需根据不同级别医院的功能定位，从政府层面制定转诊标准；积极探索各类疾病的临床路径，明确疾病的住院标准；建立合理的转诊流程，制定详细统一的转诊标准；此外，还需组织专门人员，或设置专门的督察机构，对转诊进行监督，定期检查转诊病例，对不合理的转诊或收治进行考核，保证转诊质量。

## 二、加强政府监管，制定配套制度加以保障

英国 NHS 体系是以政府为主导的国民医疗服务体系，政府作为最大的支出方，控制医疗支出预算，制定一系列规章制度保障分级医疗的顺利实施。NHS 通过委托方式对医疗机构实行"管办分离"，政府建立监督委员会，约束医疗机构行为。

对于我国而言，应突出政府在医疗服务过程的服务与监管作用，同时制定相关的配套政策加以优化[19]。当前，我国政府职能的弱化与缺失导致以药养医、过度医疗、医患纠纷、医护人员道德缺失、"看病难、看病贵"等各种问题。因此，完善分级医疗体系，必须制定或完善即时有效的配套政策，如严格的社区首诊制度、规范的双向转诊标准、行之有效的医疗保险补偿方式等；应坚持政府的调控与服务职能，增强政府责任意识，切实发挥其调控作用，加强公共服务与监督管理的职能；发挥政府的宏观调控职能，在医疗服务的供给中适当地引入竞争机制，运用"有形之手"促进同级医疗机构之间的良性竞争，不断提升其诊疗水平。

## 三、明确各级医疗机构分工定位，合理配置医疗资源

英国的三级医疗体系呈明显的金字塔形，各级机构分工明确，居民的大多数

健康问题在社区便可得到解决，唯有达到上转标准的患者才将其转诊至上级医疗机构接受进一步诊治。医疗机构间明确的分工定位有利于医疗资源合理配置，是英国形成分级就医格局的基础。因此，建立和完善分级医疗体系，合理配置医疗资源，必须明确各级医疗机构分工定位。

我国幅员辽阔，各地医疗机构水平差异较大，其功能定位不能全国"一刀切"，但也不能"一院一标准"，可以以省或市为层次，实现各级医疗机构功能定位，明确不同等级医院的功能职责。三甲医院组成三级医疗圈，功能定位为提供高精尖医疗服务、先进医疗技术引进开发和评价、高精尖医疗技术研修培训；二级医院根据地域划分组成二级医疗圈，功能定位为区域分级医疗中心、区域医疗中心、区域应急救治中心、区域教育培训基地；基层医疗机构和一级医院组成一级医疗圈，功能定位为首诊、常见病/多发病整治、健康教育、计划生育等。

## 四、加强基层人才队伍建设，提升基层医疗服务能力

大量高素质的全科医生是提高基层机构医疗质量的关键。我国全科医生制度于 2011 年 6 月建立，规定将全科医生培养逐步规范为"5+3"模式，即先接受 5 年的临床医学本科教育，再接受 3 年的全科医生规范化培养，而我国全科医生大多是专科毕业，本科及以上学历的全科医生数量相对较少。因此，还应建立与专科医学教育相并重的全科医学终身教育培养体系，以提高全科医学整体服务能力。在培养数量上，按照城乡每万名居民需要配备 2～3 名全科医生的标准，中国至少需要 28 万名全科医生，而统计显示，2019 年中国每万人全科医生数仅为 2.61 人，数量远远不够。因此，发展高质量的全科医学、培养大量高水平的全科医生迫在眉睫[20-22]。

吸引和留住优秀的医疗人才是维持基层医疗机构持续诊疗能力的前提条件。在全面推进分级医疗和医生多点执业政策的背景下，应加快完善医生薪酬考核机制，合理配置全科医生薪酬体系，以调动其积极性。借鉴英国全科医生薪资分配经验，我们应提高社区医院医务人员的待遇，使同等资质的医生在社区工作的待遇不低于甚至高于同期在大医院工作医生的待遇，同时人事部门应落实社区卫生服务中心医护工作者的资格晋升制度，使全科医生对基层的职业发展有所期盼。尽量通过职称正常晋升及薪资倾斜的方式，鼓励大量的优质全科医生下沉到基层医疗机构，增加基层医疗机构对高质量全科医生的吸引力[23]。

## 五、统筹构建信息化系统，提高医疗服务运行效率

英国卫生信息化建设统一、全面、公开，构建了强大的信息化系统。全科医生会建立患者的个人终生健康档案，其中包括患者的病历等资料，当患者转到二级医院以后，二级医院的专科医生可以直接查看患者的资料，并及时提出相应的

治疗方案，不会耽误患者的最佳治疗时间。这极大地提高了患者的治疗效率，为分级医疗提供了极大便利。我国卫生信息化建设迟滞，且地区之间不平衡，导致信息沟通不畅，分级医疗受阻。而医疗信息的互联共享是实行整合医疗、促进分工协作的必要条件，卫生信息化可以极大地提高资源利用效率和医疗服务质量，推进双向转诊、检查结果互认、专家社区坐诊、远程会诊等便捷的优质诊疗服务。因此，建立集团内部一体化医疗及管理信息平台十分必要[24]。

首先，应尽快完善电子健康档案系统，把每位居民的日常健康情况系统地管理起来，录入计算机系统。在患者每次就诊时，添加患者发病情况、治疗方案、治疗结果等，并及时更新患者的健康状况，为患者健康和今后的诊断治疗提供第一手材料，使患者无论在哪家医疗机构就诊，只需一张就诊卡和身份证医生就能在统一数据库中查到相应的医疗信息，方便患者就诊，节省医生的问诊时间。其次，应建立高效的计算机信息网络平台，甚至是全国统一的信息化平台，逐步实现医疗机构的计算机网络化管理，保证社区卫生服务机构与大中型医院之间的信息交流与沟通，使转诊双方及时掌握上转或下转患者的信息，保证双向转诊制度的畅通。

### 六、借助医疗保险杠杆，提高基本医疗保障水平

英国借助医疗保险制度对社区首诊进行强制规定，只有先经全科医生诊治的患者才能享受免费的医疗保障。医疗保险不仅通过调整支付比例影响居民的就医选择，同时，通过"总额预付制"为医疗机构提供资金支持，为引导社区首诊、促进分级医疗提供经济基础和制度保障，在深化医药卫生改革事业中发挥着基础性作用。

建立分级医疗制度，必须借助医疗保险杠杆[10, 25]。一方面，可进一步调整不同级别、不同服务能力医疗机构的住院起付线和报销比例，提高社区卫生服务中心医疗保险补偿比例，使重心向基层医疗机构倾斜，加大在社区卫生服务中心就诊和在大医院看病的报销额度差距。加强制度保障，规定常见病必须在基层医疗机构就诊才能享受医疗保险补偿。强化监督管理，对不遵守就医流程的患者，医疗保险机构可拒绝为其支付医疗费用。这些举措有望引导居民自觉基层首诊，推动双向转诊的实施，促进分级医疗体系建设。

另一方面，可实行社会保险全国统筹。把现有城镇职工医疗保险、城市居民医疗保险和新农合三大块医疗保障合并，加速建立全国统一的居民社会医疗保障制度并加以完善；采用统一的筹资标准和报销政策，并统一由社会保障部门管理；提高基本医疗保险统筹层级，使医疗保险统筹层级和医联体建立层级相统一；对现有参加城镇职工医疗保障人员实行"老人老政策，新人新政策"；鼓励富裕人群（包括城镇职工）再参加商业健康保险；还可以通过医疗保险手段、财政资金划拨

等措施，调动大医院的积极性，实现公立医院的公益性，强化其责任意识，为分级医疗体系建设提供助力。

## 七、发挥社区护士作用，充分利用基层卫生资源

在英国全科医生团队中，开业护士扮演着非常重要的角色，甚至承担了部分全科医生的工作。接受过处方权培训的护士具有处方权，可以替患者到全科医生处继续开药、开展慢性病随访及健康教育等。目前，我国的全科医生仍然紧缺，全科医生除了一般的诊疗工作，还承担着大量的日常事务，如维护居民健康档案、更新医生的工作记录、登记健康教育活动等，诸如健康档案管理和慢性病管理之类的任务虽涉及患者健康，但它们主要侧重行政和文书工作，可以借鉴英国的经验，必要时考虑对我国社区医疗机构中的护士进行临床相关技能培训或设置医师助理培训课程，使护士接手医生的一部分日常工作，促进医生与护士之间的配合，既能节省开支，提高工作效率，也能缓解全科医生数量不足的压力[26]。

## 参 考 文 献

[1] 世界银行. 英国 | Data[EB/OL]. https: //data. worldbank. org. cn/country/GB[2020-04-23].

[2] 思想库报告. 免费的医疗，终将是最贵的：71 岁的 NHS[EB/OL]. https: //www. sohu. com/a/319940743_648381[2019-06-11].

[3] 邹晓旭, 姚瑶, 方鹏骞, 等. 分级医疗服务体系构建：国外经验与启示[J]. 中国卫生经济, 2015，34（2）：32-36.

[4] 郑蕾. 英国分级诊疗对我国的启示[J]. 中国卫生质量管理，2017，24（3）：103-106.

[5] Roland M. Linking physicians'pay to the quality of care：A major experiment in the United Kingdom[J]. *The New England Journal of Medicine*, 2004, 351(14): 1448-1454.

[6] 付明卫, 朱恒鹏, 夏雨青. 英国国家卫生保健体系改革及其对中国的启示[J]. 国际经济评论，2016，（1）：6，70-89.

[7] 曹薇薇. 英国家庭医生签约制度及其启示[J]. 医学与法学，2017，9（1）：19-25.

[8] 张兴祥, 庄雅娟. 西方发达国家分级诊疗体系比较及经验启示[J]. 经济资料译丛，2018，（3）：14-23.

[9] 郑蕾. 英国分级医疗制度如何调动"医患参与积极性"？[EB/OL]. http: //www. medsci. cn/article/show_article. do?id=54f210e541c9[2017-08-02].

[10] 刘晓溪, 陈玉文, 毕开顺. 借鉴英国医疗服务体系破解我国实施双向转诊制度难题[J]. 中国全科医学，2013，16（31）：2926-2929.

[11] 张瑞利. 双向转诊制度实现路径：体系完善和机制创新[J]. 价值工程，2013，32（28）：260-261.

[12] Lucassen A, Watson E, Harcourt J, et al. Guidelines for referral to a regional genetics service: GPs respond by referring more appropriate cases[J]. *Family Practice*, 2001, 18(2): 135-140.

[13] Alliance N G. Glaucoma: Diagnosis and Management[M]. London: National Institute for Health and Care Excellence (UK), 2017.

[14] Kolozsvári L R, Orozco-Beltran D, Rurik I. Do family physicians need more payment for working better? Financial incentives in primary care[J]. *Atencion Primaria*, 2014, 46(5): 261-266.

[15] Lancet T. The NHS—no room for failure[J]. *The Lancet*, 2012, 380（9858）: 1968.

[16] 李亚男，雷涵，吴海波. 国外分级诊疗及其对我国的启示[J]. 国外医学卫生经济分册，2017，34（2）: 49-53.

[17] 张蕾，王乐陈. 英国初级卫生保健转诊系统对我国分级诊疗及基层医疗信息化建设的借鉴[J]. 中国全科医学，2019，22（16）: 1904-1907.

[18] 张心洁，周绿林. 案例教学法在医疗保险本科专业教学中的实践与思考——以《医疗保险学》课程的教学为例[J]. 劳动保障世界，2018，（35）: 71, 73.

[19] 周俊婷，李勇，胡安琪，等. 英国医疗服务供给模式对我国的启示[J]. 中国药物经济学，2018，13（6）: 88-92.

[20] 于靖一. 英国 NHS 对我国社区卫生服务建设的启示及意义[J]. 劳动保障世界，2019，（23）: 73-74.

[21] 沈士立，于晓松. 英国基本医疗卫生体制及其改良对中国全科医学发展的启示[J]. 中国全科医学，2019，22（19）: 2286-2292.

[22] 中国社会保障学会. 2019 年我国卫生健康事业发展统计公报[EB/OL]. http: //www. caoss. org. cn/sbnr. asp? id=1919[2020-06-07].

[23] 刘永军，刘娜，褚志平. 分级诊疗及多点执业视角下中英医疗体系比较[J]. 现代商贸工业，2017，29（26）: 126-127.

[24] 黄庆辉，胡敏. 医联体建设的模式分析和国际经验借鉴[J]. 中国医院，2015，19（10）: 56-59.

[25] 胡西厚，王雪蝶. 英国国家卫生服务保障制度偿付特征及其经验借鉴[J]. 东岳论丛，2018，39（10）: 88-94.

[26] 周炜. 英国全科医学体系对我国全科医学工作的启示和思考[J]. 浙江医学教育，2019，18（1）: 16-18，22.

## 第四章

# 美国分级医疗模式及对我国的启示

美国主体部分位于北美洲中部，南靠墨西哥湾，北与加拿大接壤，西临太平洋，东濒大西洋，是由华盛顿哥伦比亚特区、50 个州和关岛等众多海外领土组成的国家，国土面积为 937 万多平方千米，人口超过 3.3 亿，是苏联解体后世界上唯一的超级大国，在经济、文化、工业等领域均处于世界领先地位[1]。美国是典型的资本主义国家，拥有高度发达的现代市场经济。2019 年，美国 GDP 约为 21.02 万亿美元，位居世界首位。在市场经济的主导下，美国医疗卫生事业发达，可提供世界上最先进的医疗技术和最优质的医疗服务，但也存在医疗市场高投入、低产出的问题。2016 年，美国人均医疗费用约为其他西方发达国家的 2 倍，但医疗资源利用率，如人均医生、护士、床位等，反而较低[2]。尽管如此，美国医疗卫生系统仍较好地体现了有效分流患者、合理分配资源等分级医疗理念。

## 第一节　美国分级医疗的发展背景

美国于 20 世纪 80 年代初推行管理式医疗模式，该模式有力地推动了美国家庭医生的发展。管理式医疗最早应用于 HMO，它强调每个人都应该有一名可提供持续医疗服务的医生，并将其作为医疗费用和参保人健康的双重"守门人"。患者初次就诊必须选择家庭医生，若有进一步诊疗要求，则需由家庭医生转诊至专科医生处。尽管随着医疗服务体系的发展，患者就诊自由度有所增加，但家庭医生"守门人"的地位已不可撼动，美国以家庭医生为核心的分级医疗体系取得了良好的效果。

### 一、美国分级医疗的历史沿革

美国的医疗卫生服务从殖民地时期简陋的私人诊所发展到如今庞大而复杂的医疗服务体系[3]，大致经历了以下三个时期。

（一）早期美国医疗由全科医生主导

在早期殖民地时期，主要由家庭妇女或传教士提供简单治疗，之后随着美国医学会的成立，医学逐渐专业化、系统化，医疗服务的提供者转变为全科医生。19 世纪以前，医生没有分科，统称为全科医生，他们所提供的医疗服务被称为通科医疗，即现代全科医学的前身。这些全科医生大多在社区独立开业行医，少数在为数不多的医院工作。此时的医院主要是由非政府团体建立的，为患者提供免费的医疗服务。尽管当时医疗水平不高，但全科医生能解决患者及其家庭的一般健康问题，受到居民的尊敬，在社区享有很高的声望。一直到 19 世纪末，通科医疗在美国医学中始终占据主导地位。

（二）医学专科化，商业保险发展

19 世纪末，化学、物理学、生物学、解剖学等基础学科的迅速发展，使得医疗重心逐渐从社区转向医院，专科医疗开始发展。与此同时，医学专科化教育发展迅速，创建于 1890 年的约翰斯·霍普金斯（Johns Hopkins）医学院在其附属医院里按专科进行临床教学，并将教学、研究和临床实践相结合。1910 年，美国著名教育学家亚伯拉罕·弗莱克斯纳（Abraham Flexner）发表了一篇具有历史意义的考察报告——《加强生物医学教育》，该报告极力主张加强生物医学的研究和教学，同时高度肯定了约翰斯·霍普金斯医学院的做法。自此，美国各医学院校开始根据专科重新组织教学，通科医疗逐渐向专科医疗发展。20 世纪以来，科学技术的进步促使医学迅猛发展，诊疗手段的高科技化引起了人们对医院和专科医生的崇拜，社区中的全科医生受到冷落，通科医疗逐渐萎缩[4]。

医疗技术的高速发展使医疗需求不断增加，再加上医院规模扩大，管理服务等需要，医疗费用飞涨。医疗服务业逐渐走向市场化，商业医疗保险市场开始发展。

（三）专科与全科协调发展，"守门人"制度逐渐形成

医疗服务业和商业医疗保险的高度市场化，一方面，促使各种医疗服务精细化、高端化；另一方面，导致专科化医疗过度发展，全科医生数量越来越少，没有人关注预防保健和综合协调专科医生的治疗。再加上商业保险覆盖面较窄，老年人、低收入人群及少数民族等弱势群体没有医疗保险，无法承担高额的医疗服务费用，民众纷纷对医疗系统感到不满。因此，20 世纪中期，美国政府开始着手医疗改革，一方面实施以税金支付为基础的政府保障计划，来提高公民的医疗保障覆盖率；另一方面开始建立家庭医生制度。

尼克松政府时期，美国经济出现"滞胀"，引发医疗费用快速上涨，每年的医疗支出增长率都达到两位数。为控制医疗费用增长，美国政府于 1973 年通过了《健康维护组织法》，推动了管理式医疗计划的发展[5]。如今，管理式医疗不断完善，在 HMO 的基础上衍生出多种保险模式，放宽了对基层首诊和转诊的约束，

不再有强制的"守门人"政策，但居民仍将家庭医生作为健康的守护者，患病时依然先找家庭医生，这无形中达到了分级医疗的目的。

## 二、美国医疗服务机构的功能划分

美国医疗服务体系主要由医疗服务机构组成，后者包括医院、诊所、护理院、康复中心、独立的诊断中心和独立的药房等[6]。其中，负责诊疗的医疗服务机构主要由社区卫生服务机构、医生诊所和医院组成。与中国的三级医疗卫生服务模式不同，美国的医疗服务机构没有严格的等级划分，但各机构的功能定位较为清晰，能够有效地促进患者合理分流。社区卫生服务机构和医生诊所多为患者提供初级卫生保健，医院专科化程度高，主要负责患者的专科和综合医疗服务。

### （一）医院

医院是美国医疗卫生服务体系的主体[7]，从社会角度划分有公立医院与私立医院两类。其中，私立医院又分为非营利性医院和营利性医院。

1. 公立医院

美国的公立医院包括一些公立大学医学院附属医院和州、市立教学医院，这类医院以提供教学服务为目的，同时承担高精尖技术和特殊医疗服务，接收的患者多患有疑难杂症。此外，还包括针对特定人群开设的医院，如现役及退役军人医院，此类医院是联邦政府为军人及其家属设立的；犯人医院，此类医院为犯人提供免费医疗；印第安人医院，此类医院为印第安人提供服务；某些州还设有为穷人服务的综合医院。

2. 非营利性私立医院

美国的非营利性私立医院属于慈善机构性质，享受一定的税收优惠待遇。它既不属于政府开办，也不属于私人开办，通常由非营利性组织出资建立，如宗教组织、兄弟会等。非营利性私立医院可以是一个非营利性的基金会或其他组织的经营实体，也可以是单独的经营实体，医院经营均按现代企业制度运作。其董事会负责医院的重大决策，非营利性私立医院董事会成员由基金会、社区等提名指定，通常由基金会成员、医院行政官员、医师和社区领导者等代表组成，不享有利润分红。

3. 营利性私立医院

营利性私立医院以营利为目的，多为企业或个人投资性医院，运营经费主要来自私人商业保险和患者自行支付的医疗费用。营利性私立医院可以是集团公司下属的一个公司，也可以是以医院为名义的一个独立公司，其董事会成员由投资者组成，享有税后利润分配。营利性私立医院的首席执行官由投资者选举，医院必须定期就财务状况向投资者做出交代。由此可见，营利性医院的经营管理者面临着较大的压力。

（二）社区卫生服务机构

美国社会卫生服务网络发达，机构形式多样，功能互相补充，主要有社区医院、社区卫生服务中心和长期护理机构。

1. 社区医院

非联邦政府所有的医院，无论是营利性医院还是非营利性医院，统称为社区医院。这类医院由地方政府、慈善机构或社区居民筹资兴办，数量庞大，占美国医院总数的 87% 以上，诊疗人次占所有医院的 95% 以上[7]。社区医院的服务对象是社区居民，主要为居民提供急诊和外伤的短期治疗。

2. 社区卫生服务中心

美国的社区卫生服务中心形式多样，服务内容和人员配备存在较大差异。根据规模和服务内容可分为综合性社区卫生服务中心、专科社区卫生服务中心及以社区护理和照顾为主的社区卫生服务中心三类[8]。其中，综合性社区卫生服务中心服务功能全面，可提供医疗、保健、预防、健康教育等一体化的综合性服务。专科社区卫生服务中心与以社区护理和照顾为主的社区卫生服务中心在服务对象和服务内容上各有侧重。专科社区卫生服务中心实际上属于提供家庭护理和生活照顾的专门机构，职能清晰，人员构成简单，一般没有专职医生，多是由护士上门为患者提供护理和照顾。以社区护理和照顾为主的社区卫生服务中心功能专一，且有特定的服务对象，最常见的专科社区卫生服务中心是社区精神卫生服务中心，以患有精神问题或情感障碍的儿童为服务对象，由社区卫生人员与儿童家长沟通配合，为儿童提供精神卫生方面的指导和治疗。

3. 长期护理机构

长期护理机构是指为患慢性疾病或伤残者提供个人健康照顾和帮助的场所，包括医院和社会两大部分。例如，医院中的某些技术护理单位和疗养院、社会部分包含的护理之家和看护中心等机构。这些机构所需资金的主要来源是政府投入和投保人的缴费。因为入住这些机构的老人中约有一半将在此度过余生，故长期护理机构的环境条件和管理运作应接近居家条件，以利于保持老年人的生活自理能力和社会参与能力。除以上三种机构外，为了满足居民不同程度的需求，还存在为居民提供营养配餐、健身、心理咨询等服务的医疗卫生机构。

（三）医生诊所

美国医生与大型医疗机构的关系松散，多数美国医生拥有自己的诊所，或者与他人联合开办诊所。医生诊所规模小、数量多、分布广，方便患者就医。医生诊所负责患者的首诊和医院专科治疗后的"下转"治疗。

### 三、美国分级医疗与医疗保险制度

（一）医疗保险制度的发展及构成

大多数发达国家都有国家健康保险计划，以保障各国公民均能享有卫生保健服务，但由于美国政治经济、社会文化、人口等因素的影响，因此形成了特色鲜明的医疗保障体系。

在 20 世纪之前，美国的医疗保险仅用于支付职工因公致伤产生的医疗费用。第二次世界大战后劳动力大量缺失，雇主开始利用商业医疗保险吸引员工[9]。此后，商业医疗保险开始在全国范围内推行。在此期间，为支付由高科技带来的高额医疗费用，蓝十字和 HMO 两大非营利性医疗保险组织诞生。尽管如此，医疗保险仍没有覆盖全体公民，许多民众仍会因病致贫。20 世纪中期，在多方力量的推动下，政府着手建立社会保险制度，但没有改变商业性保险的主导地位。同时，因经济滞胀，企业无法负担高额的员工医疗保险费用，纷纷寻找能控制医疗成本、减少医疗保费的方案，管理式的医疗保健模式应运而生[10]。时至今日，管理式医疗仍然是美国医疗保险采用的主要模式。

美国医疗保险体系历经百年探索和改革，取得了较大成就，但仍没有覆盖全体公民，依然是以私营商业性为主，以政府公立计划为辅。截至 2017 年，私人商业保险大约覆盖全美 67.6% 的人口，主要参保人为有工作或中等收入人群。政府公立计划能保障 35.5% 的人口（存在同时覆盖的情况），主要为无家可归、老弱病残等弱势群体。余下约有 8.7% 的人口没有任何保险，极少部分为可承担高额医疗费用的人群，绝大多数为无收入又不满足政府保障计划的美国人及非法移民[10]。

1. 政府公立计划

为保障贫困人群和弱势群体能够享受基本医疗服务，美国于 1965 年开始推行针对特定人群的医疗保障计划，包括医疗照顾（medicare）计划、医疗救助（medicaid）计划、儿童医疗保险计划（state children's health insurance program，SCHIP），以及现役和退役军人医疗保险计划、少数民族医疗保险计划等。

2. 商业保险

美国医疗费用中由商业保险支付的份额最大。按照经营的目的，商业保险公司可分为营利性保险公司和非营利性保险公司。营利性商业保险形式多样，有集体保险、个人保险、单一私人保险等，大多数公民及其家属参保由雇主为其负担的保险，属于劳动补偿的一部分。非营利性健康保险由社会团体主办，包括蓝十字与蓝盾健康保险及 HMO 两种。

1）蓝十字与蓝盾健康保险

蓝十字与蓝盾协会起源于 20 世纪 30 年代美国大萧条时期。医疗机构为了获得稳定的经济来源，于是创办了这种保险计划。目前，蓝十字与蓝盾健康保险已经成为全国性的保险网络。蓝十字与蓝盾健康保险的参保者多为私营企业的职工，提供的主要是住院服务，后来也包括社区卫生服务。

2）HMO

HMO 是和蓝十字与蓝盾健康保险同期产生的健康保险计划，也是医疗服务提供者自发创办的。HMO 提供各种范围的医疗服务，把医疗服务与医疗经费结合到一个实体中，相当于医生、医院和保险成分的结合。参保者以个人或集体的形式缴纳保险金，在计划规定的医疗机构定点就医。虽然没有蓝十字与蓝盾健康保险覆盖面广，但是发展迅速，并且具有较全面的措施控制成本。

（二）医疗保障制度推动分级医疗建设

与其他分级医疗制度较为完善的国家相比，美国政府未出台强硬的政策约束居民就诊，居民就医自由度较高，且美国整体的就医秩序良好，这归功于其发达的医疗保险市场。美国居民就医依靠医疗保险支付，医疗保险机构为提高收益，于 20 世纪引入管理式医疗。管理式医疗的实质是一种将参保人、医疗保险机构及医疗服务纳入同一个网络的医疗保险形式，核心内容是通过补偿机制的调整将压力转嫁到全科医生和医院，以控制服务数量和支出，并积极通过供方与支付方的谈判有效地控制医疗保险费用[11]。除了广泛应用于商业医疗保险计划外，医疗照顾计划、医疗救助计划和儿童医疗保险计划等政府公立保险计划也大量引入管理式医疗。大规模的管理式医疗对美国整个医疗系统的各方面都产生了深远的影响，不仅成功控制了高涨的医疗费用，而且加强了家庭医生"守门人"作用。时至今日，家庭医生已成为美国居民就医的首要选择。同时，推行按病种付费方式，将各类病例分解成若干种疾病诊断类型，根据患者的年龄、性别、手术内容、并发症、住院时间等制定出各种病例医疗费用标准，以规范医生的医疗行为，节约医疗费用。另外，为增加医疗保险组织的收益，医疗保险组织改革医疗保险支付制度，采用经济手段约束医院、医生及患者的行为，减少过度医疗，促进就医有序化，为分级医疗的开展打下了坚实的基础。

长此以往，功能定位基本明确的医疗服务体系与特征鲜明的美国医疗保障体系相辅相成，为参保者提供了明确的诊疗路径，引导患者合理就医，有效地完善了分级医疗制度。目前，管理式医疗主要有以下三种模式。

1. HMO

HMO 是最早出现的一种管理式医疗保险模式。在该模式下，保险组织拥有自己的医院和医生，或与独立医师团体签订协议。就医范围仅限于在网络内的医疗服务机构，若选择网络外的医生需自行承担费用。HMO 能有效控制医疗服务提供者的过度医疗行为，避免产生不必要的费用，在 20 世纪后期非常流行。之后由于就医范围限制，参保人数有了下降的趋势。

### 2. PPO

PPO 是在 HMO 基础上发展起来的，选择 PPO 模式的参保人有权选择在服务网络中的任何医生，但若参保人选择网络外的医生则需要自付费用。目前，该模式最受欢迎。

### 3. POS

该模式综合了 HMO 和 PPO 两种模式的特点。参保人在每次就医时选择 HMO 计划或优先选择服务计划，具有较高的自由度，但保费较高。

无论是购买商业保险还是参与政府公立计划，参保人首先会根据保险公司提供的医生名录，选择符合自身情况的家庭医生，此后一般疾病及慢性病的治疗均由家庭医生提供。如果遇到病情严重的情况，则由家庭医生将患者转诊到专科医生处。事实上，除了选择 HMO 模式的人群外，其他模式（如 PPO）的参保人就医自由度较高，不需家庭医生的转诊许可就可直接前往专科医生处就诊。尽管如此，绝大多数美国人仍会为自己选择家庭医生。这不仅与美国人对个性化保健消费的追求有关，也与他们对家庭医生的信任相关。

# 第二节　美国分级医疗的主要模式

美国医疗服务机构主要由医师诊所、社区卫生服务机构和医院构成。尽管美国医疗服务机构没有严格的等级制度，但是功能定位基本清晰，按照不同的主体服务内容，大致可分为两级[12]。第一级为医师诊所和社区卫生服务中心，主要职责是实施公民的健康管理，还兼有进行基层首诊、患者的初级治疗和向下转诊的后续康复医疗、专科医疗。居民信赖基层诊所医生，患病时除部分急诊外，会首选到医师诊所，由诊所医生决定是否转诊看专科医生。第二级为各类医院，主要承担患者的综合医疗和疑难复杂疾病的专科治疗。

## 一、社区首诊制度

### （一）社区首诊设计

美国社区首诊设计主要通过市场手段实现，带有浓厚的经济色彩[13]。拥有医疗保险的人群在医疗保险作用下合理就医、流动。按照不同的保险形式，大致分为三种就医模式——HMO、PPO 和 POS。在 HMO 模式下，参保人自主选择或被分配一位组织内的家庭医生，患病时必须先到诊所就诊，若有进一步治疗需求，只有获得家庭医生的审核批准后才能到指定机构接受专科治疗；PPO 则放宽了就医选择，患者在首诊时既可选择家庭医生也可直接前往专科医疗机构，同时 PPO 模式下保险组织可为患者支付一部分网络外医疗机构的费用，这与 HMO 模式下保险组织不为患者支付网络外医疗机构的费用有显著差别；而 POS 模式是前两种模式的综合，参保人不是在参保时选择加入 HMO 还是优先选择服务组织计划，而是在每次就医时才需选择。从就医自由度来看，HMO、PPO、POS 依次增加，而保费也是依次增高的[11]。

尽管不同参保形式的自由度不同，一般情况下，参保人就诊仍是以诊所为先，一方面是出于对家庭医生的信任；另一方面是因为商业保险公司为了盈利，尽量控制医药费用，监督供方服务质量、检查需方的就诊是否合理，无形之中达到了社区首诊的目的。而没有购买保险的人群，除了部分可自行承担高额医疗费用，大多数是既不符合政府公立计划纳入标准，又无法承担保费的低收入人群，这部分人群基本多在社区卫生服务中心接受医疗服务。此外，政府公立计划中接受医疗救助计划和 SCHIP，以及少数民族计划资助的人群也同样在社区卫生服务中心就诊。由此可见，美国的家庭医生诊所和社区卫生服务机构是首诊的承担者，扮演着患者健康和医疗费用的双重"守门人"角色。

（二）首诊实现的原因

1. 初级卫生保健体系发达，全科医生技术水平高

美国的社区医疗服务网络较为健全，分布广泛，可及性强，注重医疗服务和社会服务在社区的融合。考虑到不同人群的服务需要，开设营养中心、健身中心、心理咨询中心等机构。在服务理念上，开创以人为中心的卫生保健模式，综合生理与心理服务、医院服务与社区康复、急诊与长期护理，有效提高卫生服务质量[14]。此外，美国对医生的素质、学历、技术等要求严格，这也是患者愿意选择基层首诊的主要原因。美国全科医生培养周期接近 10 年，在其取得资质之后还需完成继续教育[15]。同时，为保证全科医生供给，美国还规定培养机构每年培养的全科医生占比要维持在 30%左右。

2. 医疗资源合理分类，保险支付比例的差距大

美国保险公司会根据卫生服务繁难度将医院和医生分类，主要分为核心医疗资源、推荐医疗资源和非推荐医疗资源三类[16]。不同类别医疗资源的起付线不同，其中核心医疗资源的医院起付费用是 1000 美金，推荐医疗资源的医院起付费用是 2000 美金，非推荐医疗资源的医院起付费用是 3000 美金；同时住院和门诊费用自付比例也是按 10%、20%和 30%区分的[17]。对于 HMO 模式下的参保者而言，未经家庭医生转诊，即使前往的专科医院属于核心医疗资源，患者也必须全额自费。总的来说，保险公司通过经济刺激，引导患者分流，一方面拉大网络内不同机构就诊保费差距，鼓励居民在自付费用较低的基层就诊；另一方面，严格规定网络内外不同机构就诊自付额差距，避免了患者的不合理外流。

## 二、双向转诊制度

### （一）双向转诊设计

患者在家庭医生诊所或社区卫生服务机构接受首诊之后，如果需要更加精细化的专科医疗需求，则由首诊地方的家庭医生上转到专科医院。待患者病情好转后，由专科医生下转回基层医疗机构。在转诊过程中，严格按照上转及下转的规范，从而保证转诊系统实施顺畅。

### （二）转诊实现的原因

#### 1. 规范转诊标准

美国保障规范转诊的最有效措施是实施 DRGs，它为转诊划出了操作性较强的具体界线。DRGs 作为病案管理和医药费用报销的重要依据，规定了各种疾病住院指征和住院时间[18]。患者达到标准规定的转诊要求时，必须由家庭医生处转往社区卫生服务机构，或者回家继续接受社区卫生服务。如果不按规定转诊，患者就必须承担额外时间的住院费用，这有效地约束了患者的就诊行为。

#### 2. 实施第三方付费机制

以医疗保险支付医疗费用的第三方付费机制可以有效地监督和促进保险人和医疗服务方的行为，保证有序、流畅的双向转诊的进行[19]。一方面，医疗保险的报销比例对患者的就诊行为进行规范约束，遵循规定的转诊流程会获得较高的报销比例，否则，患者获得的疾病报销比例就会较低。另一方面，对基层医疗机构、医院分别采取按人头付费、按病种付费的预付制，医院会鼓励患者回到基层接受延续性护理康复服务，基层医疗机构也可因此获得更多患者，需方持续向下分流可以降低诊疗费用，提高医疗资源的整体效益。

#### 3. 卫生信息化的实现

美国医疗卫生行业高度重视医疗风险，在长期的临床和流行病学的循证实践基础上，开发了诊断支持系统（DXplainTM）来保证基层和专科医疗质量。DXplainTM 拥有强大的计算机网络系统，涵盖了几乎所有疾病的相关症状体征及相应的治疗措施。在疾病诊断和治疗方案上给予低年资的全科及专科医生参考和指导，以减少医疗过错的发生[20]。同时，电子化信息系统的实现，将全科医生与专科医生连接起来，实现了基层医疗卫生机构与上级医院的医疗信息共享，为慢性病患者的复诊和转诊提供了便利，使转诊系统运营良好。

# 第三节　美国分级医疗的成效及问题

美国实施分级医疗制度多年，在引导居民合理就医、提高居民健康意识及慢性病防控等方面效果突出，但仍存在基层医疗机构服务效率低、医疗管理成本高等问题。

## 一、成效

### （一）就诊秩序良好，基层医疗和专科医疗均等化发展

医疗保险的引导及对家庭医生的信任，使得美国的就诊秩序良好，卫生资源得到有效利用，同时促进了基层医疗和专科医疗均等化发展。一方面，为避免患者流失，基层卫生机构非常重视患者的就诊感受，不断改善服务质量，突出了"以患者为中心"的医疗服务理念。另外，美国的社区医疗队伍庞大，包括医师、高级执业护士、医师助理、护理员、药剂师、营养师、社会工作者等；功能完善的社区医疗可为患者提供预防保健、急性护理及慢性病管理等综合全面的医疗卫生服务[14]。另一方面，患者的分流使得专科医疗就诊量相对减少，为保障医疗收入，引导专科医院注意重点学科发展，形成优势专科，与同类医院错位竞争，共同发展。

### （二）医疗费用有效控制，医疗服务水平显著提高

美国的医疗服务体系在筹资和生产上主要依赖于市场，具有高度的竞争性。因此，各医疗机构迫于竞争压力，在控制成本、节约资源、组织生产、提供医疗服务等方面都具有很高的效率。另外，美国的医疗保障体系以市场机制为运行基础，各商业保险公司在保险市场保持良性竞争[21]。美国的管理式医疗将医疗服务提供方、患者与医疗保险三方权益紧密结合起来，实现医疗集团内部的三医联动，利用医疗保险支付模式改革对医疗服务提供方和需方均进行费用控制，其实质是一种精巧的医疗服务提供方和支付方利益共享、风险共担机制，较好地处理了预防与医疗、医疗与保险、公益性与社会性的关系，是推动以疾病为中心向以健康为中心转变的有效载体，最终实现了医疗服务水平的提高及医疗费用的有效控制[18]。

### （三）居民健康意识提高，慢性病防控效果良好

在美国分级医疗体系中，为增加居民首诊和保证需方持续下流，家庭医生和社区卫生服务中心着力于增加居民信任度，重视医疗服务质量，高度管控投保人的健康状况。医疗机构定期向患者普及疾病防控知识或者聘用健康顾问、病案管理人员等，对潜在风险较大的参保人员（尤其是慢性病患者）进行跟踪管理。在这种管理模式下，居民健康意识显著提高，慢性病患病率、死亡率下降明显。美国心脏协会 2019 年的心脏病和卒中统计数据表明，与 2006 年相比，2016 年美国人总心血管疾病年龄别死亡率下降了 14.5%[22]；同时，在 2016 年经济合作与发展组织（Organization for Economic Co-operation and Development，OECD）11 个高收入国家 15 年以上吸烟史的人数排名中，美国居倒数第二[23]。

## 二、存在的问题

### （一）社区卫生服务中心效率低下

美国基层医疗卫生机构和大医院的功能是完全分开的，两者不存在竞争关系，而是相互协作和补充的关系。在分级医疗设计中，为保障就医秩序，拥有商业保险的居民在家庭医生处首诊，没有医疗保险或弱势群体则在社区卫生服务中心首诊。所有社区卫生服务机构均属于严格按照联邦政府标准运行的非营利性医疗服务提供者，其收费标准是基于患者家庭收入和支付能力；对于社区卫生服务中心收治的无支付能力的患者，联邦政府会通过现金资助和老年人医疗保险等多种方式对社区卫生服务机构进行补偿，这意味着联邦政府为弱势群体的基本医疗服务买单[24]。所以，社区卫生服务机构与私立诊所相比，医疗条件较差；社区医疗服务机构的服务对象经济条件差，无保险的患者均在社区就诊，造成社区卫生服务中心就医拥挤，效率低下等一系列问题。

### （二）医疗管理成本过高

医疗保险支付模式是美国分级医疗体系成功实施的重要因素之一。通过科学、合理地计算医疗服务成本、确定价格、规定医疗保险支付模式等有效监督保险人和医疗服务方的行为，保证有序、流畅的双向转诊的进行。但过于精细的转诊标准及复杂的付费机制使得医疗管理费用高涨。美国的医院需要大量行政人员进行疾病分类编码、处理医疗账单及与不同保险组织进行价格谈判等行政事务。一项比较 8 个国家的医院管理费用的调查结果显示，美国医疗账单中的行政管理费用占总费用的20%～30%，远高于英国及加拿大11%的平均水准[25]。此外，美国是目前全球医疗保健支出最大的国家，其卫生总费用占 GDP 的 18%，卫生支出高达 3.5 万亿元[2]。

# 第四节　美国分级医疗模式对我国构建分级医疗体系的启示

美国分级医疗模式没有英国、德国等国家清晰明确，且存在卫生费用增长过快、全民平均健康状况难以改善等问题。但其在提高卫生服务质量、控制医疗卫生费用、创新卫生服务理念和卫生服务运行方式等方面的一系列改革经验仍值得中国学习借鉴。

## 一、转变医疗保险报销及支付模式

美国医疗保险能够合理分流患者的重要手段是价格差异，主要包括调整医疗保险报销政策、改革医疗保险支付模式、缩窄医疗保险保障范围、提高医疗保险自付额度及转变支付模式。本部分主要介绍前两种。

调整医疗保险报销政策。美国保险公司为患者提供了多种保险计划，各种保险计划按照不同价格提供医生和医院，从而通过经济刺激，引导患者前往价格较低的基层医疗机构，达到分级医疗的目的。中国现行的社会医疗保险，也配套落实了类似的政策，但是三个等级医疗机构的保险报销比例差别不大，各地每个等级医疗机构间报销差大致在 5%～15%不等，对中等、高等收入的人群吸引力不足，医疗保险的引导作用小。事实上，美国商业保险不同支付比例针对的是不同的医疗服务，而不是根据医疗机构等级来制定差别化报销政策[12]。笔者针对中国现有的医疗保险政策，参考美国商业保险的经验，提出以下建议：首先，根据服务内容拉大不同级别医疗机构的报销比例，如常见病、多发病等可在基层接受诊疗的疾病，对越级就诊的患者减少报销比例或者不予报销；其次，缩小定点范围外就诊报销比例，提高范围内报销比例，有效养成患者就近择医的观念。

改革医疗保险支付模式。20 世纪中后期，美国医疗保险组织着手于改革医疗保险支付模式以调控日益高涨的医疗费用。保险机构对基层医疗机构、医院分别采取按人头付费、按病种付费、总额预付制、按 DRGs 付费等，推动患者持续向基层流动，构建科学的就诊秩序。尽管中国的基本医疗保险覆盖面广，但保障水平不高，居民"看病难、看病贵"的问题依然突出，特别是缺乏对医疗机构有效的约束机制，致使医疗费用的不合理增长。目前，中国医疗费用的支付仍是按项目付费为主。对于服务提供者来说，按服务项目收费时，提供者倾向于提供更多的服务，以获得更高的收入。但当服务者收到的是固定费用时，就会倾向于减少服务，提高工作效率，因此要引入第三方支付机制，将经办权转让给私营机构运营，从按项目付费方式转变为按病种付费、按人头付费以及总额控制等付费方式。

## 二、建立统一的转诊标准

美国各大医疗保险组织在医疗费用上采用按病种付费，DRGs 为各种保险提供管理和报销的重要依据，其限定了规范的疾病住院指征与时间周期，即某个病种或手术，患者恢复到了某种程度，必须转到基层医疗机构或回家接受全科医生治疗，否则，延期出院的治疗费用由患者自己承担。该种方式为转诊划出了操作性较强的具体界线，使得全科医生和专科医生首诊转诊有章可循，形成了"上下分明"的医疗体系和就医秩序[26]。由于中国分级医疗的实施没有全国性的统一方案，多是各省份根据各自的情况施行，因此亟须建立一套标准的转诊方案。可借鉴美国的 DRGs 分类标准，建立中国统一的转诊标准，使各地各级医疗机构对转诊有章可循，避免随意性，同时缩小不同地区之间的差异性，使基本医疗服务逐步达到同质化和分级医疗标准化[27]。

## 三、提升基层卫生服务水平

美国的基层医疗卫生机构和专科医院功能定位明确，职能清晰，二者是相互补充、相互协作的关系。尽管中国政策中对基层医疗机构和上级医院的功能也做了服务上的区分，但中国的大医院依然提供诸如感冒、发烧等基本医疗服务。基层医疗卫生机构和大医院在提供基本医疗服务方面依然存在竞争关系。这在很大程度上与中国基层医疗卫生服务能力薄弱有关[28]。因此，必须重视基层医疗机构建设。首先，加强基层卫生人员配置力度，提高基层医疗机构医护人员的绩效工资水平，鼓励优质医疗资源下沉；其次，加强基础设施建设，实施社区卫生服务提升工程，建设村级医疗卫生机构和乡村医生队伍，提升诊疗水平；最后，大力推广家庭医生签约服务，持续推行将健康指导融入诊疗服务全过程的签约服务模式，重新规划家庭医生签约服务诊疗流程，细化签约方案，完善家庭医生签约服务机制。通过以上措施，切实推动医疗卫生工作重心下移，真正促进医疗卫生资源的科学和合理配置，为实现分级医疗奠定基础。

## 四、推动医院信息化进程

美国于 1996 年开始建设电子化信息系统，经过二十余年的发展，整合开发出一整套医疗信息系统，包括全系统互联互通的电子病历、临床决策支持系统、电子化医嘱、临床数据等，并针对临床诊疗和医院管理设置了一套详细的指标体系，使数据化、标准化的管理和决策成为可能。同时，借助信息系统，构造出大量衡量健康结果的指标，如预防指数、慢性病保健指数等，对医疗质量进行了持续追踪测量，真正实现了全生命周期健康管理，使医疗安全、质量、效率得到了提高[29]。

中国的社区卫生服务信息化建设滞后，基层卫生机构信息化进程缓慢，区域卫生机构之间信息网络无专用服务器，各级医疗机构之间缺乏有效的沟通，影响了各级医疗机构之间的上传下达。另外，由于医疗资源信息共享平台的缺乏，患者的各种检验结果和疾病信息在各医疗机构之间也不能相互得到认可，不仅增加了患者负担，也影响了医生的诊治效率[30]。因此，必须加快医疗机构信息化进程，推进医疗机构以电子病历为主导的信息化建设。可先通过一定的经济激励措施，鼓励各级各类医疗卫生机构和专业人员积极使用电子病历，然后建设区域内与区域间不同层级、不同类别医疗机构之间的患者诊治信息传递路径与共享平台。最后，发挥电子健康档案功能，推进医院与公共卫生、医疗保险、药品购销等应用系统的联通，实现区域内医疗卫生信息的高度共享与交换，提高就诊效率和就诊质量，为患者营造出科学、合理、有序就医的环境。

# 参 考 文 献

[1] 中华人民共和国外交部. 美国国家概况 [EB/OL]. https://www.fmprc.gov.cn/web/gjhdq_ 676201/gj_676203/bmz_679954/1206_680528/1206x0_680530/[2015-09-11].

[2] Hoffer E P. America's health care system is broken: What went wrong and how we can fix it. Part 3: hospitals and doctors[J]. *The American Journal of Medicine*, 2019, 132(8): 907-911.

[3] 王元昆. 美国医疗卫生服务体制的变迁[J]. 中华医院管理杂志, 2003, （6）: 376-379.

[4] 姜春燕, 刘力戈, 李敏. 结合西方国家全科医学发展史反思我国的全科医学现状[J]. 临床和实验医学杂志, 2012, 11（15）: 1253-1255.

[5] 甘戈. 美国医疗体系演进[J]. 中国卫生人才, 2011, （9）: 16-17.

[6] 匡莉. 美国医疗卫生系统介绍[J]. 中国医院管理, 2000, 20（2）: 59-60.

[7] 卢祖洵. 中、美两国社区卫生服务比较[J]. 中国全科医学, 2002, 5（4）: 292-294.

[8] 文太林. 美国医疗保险改革演进及对中国的启示[J]. 中国卫生政策研究, 2014, 7（12）: 1-8.

[9] 陈璐, 费清. 美国医疗保障制度的演进与启示：基于"选购难题"的视角[J]. 理论学刊, 2019, （1）: 96-104.

[10] 王敏. 争议中前行的美国医疗卫生体系[J]. 预算管理与会计, 2014, （3）: 51-57.

[11] MacReady N. Reforming the US health-care system[J]. *The Lancet Neurology*, 2008, 7(11): 986-987.

[12] 张雪, 杨柠溪. 英美分级诊疗实践及对我国的启示[J]. 医学与哲学（A）, 2015, 36（7）: 78-81.

[13] 郝晓宁, 李士雪, 李湘江, 等. 美国、英国社区卫生服务概述及启示[J]. 中国卫生资源, 2007, 10（2）: 83-84.

[14] 孟笑梅, 潘新艳, 董琪. 国内外全科医生培养的比较研究[J]. 河北医药, 2013, 35（15）: 2359-2360.

[15] 朱有为, 柏涌海, 刘宇, 等. 国外双向转诊制度的启示[J]. 中国卫生资源, 2014, 17（3）: 244-246.

[16] 孙士东. 浅析目前分级诊疗体系的现状[J]. 中国保健营养（中旬刊）, 2014, （5）: 2750-2751.

[17] Palmer G, Reid B. Evaluation of the performance of diagnosis-related groups and similar casemix systems: Methodological issues [J]. *Health Services Management Research*, 2001, 14(2): 71-81.

[18] 谭相东, 张俊华. 美国医疗卫生发展改革新趋势及其启示[J]. 中国卫生经济, 2015, 34（11）: 93-96.

[19] Wright A, Sittig D F, Ash J S, et al. Development and evaluation of a comprehensive clinical decision support taxonomy: Comparison of front-end tools in commercial and internally developed electronic health record systems[J]. *Journal of the American Medical Informatics Association*, 2011, 18(3): 232-242.

[20] 魏小雷. 美国管理式医疗保险模式介绍及对我国基本医疗保险的启示[J]. 中国卫生产业, 2012, 9（24）: 169-170.

[21] 马志爽, 李勇, 胡安琪, 等. 美国医疗服务供给模式对我国的启示[J]. 中国药物经济学,

2018，13（5）：117-120.

[22] Benjamin E J, Muntner P, Alonso A, et al. Heart disease and stroke statistics-2019 update: A report from the American heart association[J]. *Circulation*, 2019, 139(10): e56-e528.

[23] Papanicolas I, Woskie L R, Jha A K. Health care spending in the United States and other high-income countries[J]. *JAMA*, 2018, 319(10): 1024-1039.

[24] 赵大海，陆露露. 政府与市场：英美两国基层医疗卫生系统改革进程对我国的启示[J]. 浙江大学学报（人文社会科学版），2017，47（4）：176-184.

[25] Himmelstein D U, Jun M, Busse R, et al. A comparison of hospital administrative costs in eight nations: US costs exceed all others by far[J]. *Health Affairs*, 2014, 33(9): 1586-1594.

[26] 赵慧童，刘莉，陈至柔，等. 部分国家和地区分级诊疗特点及启示[J]. 中国医院管理，2017，37（7）：79-80.

[27] 杜若琪，葛炜，史勇红. 基于国外分级诊疗模式探索我国分级诊疗实施措施[J]. 中国医疗管理科学，2017，7（6）：5-10.

[28] 杜瑶，贾慧萍，陈在余. 我国分级诊疗制度的现状与对策分析[J]. 中国药物经济学，2018，13（6）：22-25，36.

[29] 徐进，刘晓云，孟庆跃. 美国退伍军人医疗服务系统改革综述与经验分析[J]. 中国卫生政策研究，2012，5（10）：52-57.

[30] 魏登军，黎夏. 国外分级诊疗体系及其对我国的启示[J]. 中国初级卫生保健，2016，30（2）：8-10.

# 第五章

# 德国分级医疗模式及对我国的启示

　　德国是位于欧洲中部的联邦议会共和制国家，由 16 个联邦州组成，领土面积 35 万多平方千米，截至 2018 年底，人口约 8300 万。德国医疗卫生服务的责任分担以联邦制和合作制为特征，即由联邦政府、州政府和各个协会（如专业人员、服务提供者和保险人）共同承担，且主要通过收缴社会医疗保险税的方式进行筹资。德国的门诊和住院系统严格分离，门诊服务通常由私人诊所的医生（全科或专科）提供，医院几乎不提供任何门诊服务，住院服务由公立医院和私立医院共同提供。联邦最新健康统计报告显示，截至 2017 年底，德国共有 1942 家医院，其中公立医院、私立非营利性医院各 600 家左右，私立营利性医院 700 家左右。总体上，大多数德国医院都拥有精密技术仪器，而且住院设施齐全、环境舒适，但医生分布不均衡的问题仍然严重，尤其在东部各州（原民主德国）等欠发达地区，居民生活水平落后，普遍存在人才流失问题，限制了医疗水平发展[1]。

## 第一节　德国分级医疗的发展背景

　　德国在百余年的发展历程中建立了公私互补、科学完备的医疗保障制度，形成了层次分明、运转高效的医疗服务体系。1883 年，德国政府颁布了世界上第一部社会保险法——《疾病社会保险法》。1989 年德国实施的《德国社会法典》第五卷《法定医疗保险》规定：德国的医疗服务主要由开业医生提供的门诊服务和由医院提供的住院诊疗服务构成，除紧急情况外，居民患病必须先到开业医生处就诊，需要住院服务须以开业医生的转诊证明为条件，否则法定医疗保险不予报销。随着德国医疗保险体系的改革，形成了结构清晰、层次分明的分级医疗体系，使德国在卫生领域取得了良好的成绩。

　　德国一直以来不存在"守门人"制度，患者可以自主选择在法定医疗保险系统内认证的医师。《德国社会法典》规定：法定医疗保险参保人选择一位家庭医生，且 3 个月内（偿付期内）不能更换。由于没有相关规定约束患者必须在家庭医生处注册，患者往往会直接选择到医院医师处就诊。因此，医疗保险基金采取了各项措施鼓励患者在家庭医生处进行首诊。

1993 年，德国疾病基金试图通过额外奖励门诊报销金额的手段促成"守门人"制度的形成，但由于法律障碍和来自地方法定医疗保险医师协会的阻力，以及提高报销比例带来的资金负担等原因，该制度未能得到成功推广。

2000 年，德国开始实行转诊制度，对通过家庭医生转诊的患者给予补偿，通过非立法的手段引导居民的就医行为，促进了分级医疗局面的形成。虽然这一补偿政策已于 2012 年终止，但患者的就医行为习惯已经养成，一般患者仍会遵循转诊制度。

2004 年，德国法定医疗保险现代化法案决定推行新的"家庭医生服务模式"（family physician care model，FPCM），即地方疾病保险基金与家庭医生之间所签署的服务购买协议，当一名家庭医生隶属 FPCM 合约方，那么该医生的患者将可以享受的优惠措施包括在支付门诊费用时自费部分减免 50%；在家庭医生处优先就诊；预约专科医生时提供支持；部分药品的自费部分全部减免。由于患者可以自由选择 SHI 系统内的任意医生就诊，FPCM 所提供的这些措施将有助于吸引患者自愿到该家庭医生处注册，从而达到激励患者和服务提供方主动依从"守门人"制度的效果[1]。

虽然德国的医疗卫生系统未执行严格的基层首诊制度，家庭医生也不承担"守门人"角色，但德国以家庭医生签约模式为手段促进了分级医疗的形成，社区首诊的就医秩序依然得到了保障。

## 第二节　德国分级医疗体系的构成

整体上，德国的分级医疗体系分为四级。按照区域卫生规划，德国各州每座城市又按四个医院服务等级和服务人口建立起区域分级医疗体系。

### 一、各级医疗卫生机构的构成

德国的医疗卫生服务机构大致可分为四类：一是开业诊所，主要包括一般门诊检查、咨询等门诊服务；二是医院，负责提供各种形式的住院治疗服务；三是康复机构，负责经医院治疗后的康复；四是护理机构，负责老年人及残疾人的护理[2]。其中，医院主要由三部分构成，包括政府出资建立并管理（或由大学代管）的公立医院、由教会和慈善机构管理的私立非营利医院，以及由政府投资兴建并委托给私人机构经营的私立营利医院[3]。

## 二、各级医疗卫生机构的服务内容

### （一）初级保健和二级保健

德国的门诊服务包括初级保健和二级保健，几乎全部由诊所的医生提供。大多数医生独自开业，约 30% 的医生与他人合伙开业，其房屋、设备和人员等费用都由医师协会支付。门诊医生可提供所有专科服务，门诊机构拥有包括核磁共振在内的所有技术设备。除全科医生外，专科医生数量依次为内科医生、妇科医生、儿科医生、眼科医生，整形外科医生、神经科医生、耳鼻喉科医生、外科医生、皮肤科医生、泌尿科医生和放射科医生。所有医生都可向参加法定医疗保险和私人保险的患者提供服务，另有少数医生只向参加私人保险的患者提供服务。

### （二）二级服务

在德国，二级服务指住院服务，由医院提供。除在紧急情况（救护车服务）下，患者需由门诊医生（全科医生或专科医生）转诊才能享受住院服务。法律规定，所有医院即使在病床使用率超过 100% 的情况下，也要随时接收急诊患者（包括那些在其他国家可能认为是非急诊的病例）。住院机构可由患者自由选择，但大多数情况下由转诊医生决定，除某些大学医院的科室外，患者通常可在转诊当天入院。

## 三、德国分级医疗的特点

### （一）门急诊医疗服务与住院医疗服务分离

门急诊医疗服务与住院医疗服务相分离是德国卫生保健系统的特征之一。其中，门诊医疗服务主要由社区提供，大型医院只提供住院服务。只有少部分医生被允许在门诊和住院这两大系统提供交叉服务，极少数教学医院也提供门诊服务，但主要是为肿瘤患者提供放疗、化疗服务。近年来，为了缩减医院运行成本、减少病床、提高分级医疗体系的灵活性，部分私立医院、教会医院也开始提供门诊服务。

### （二）医疗服务与药品服务分离

德国是最早实行医疗服务与药品服务分离的国家之一。在德国，医师的专职是为患者提供诊断、治疗和开处方等医疗服务；药师的专职则是根据医师的处方调配药品，审核医师处方、参与临床药物治疗、提供用药指导等药事服务。德国医疗服务与药品服务分离的具体表现形式是医院不设门诊药房，只设住院部药房，门诊患者凭医师处方自主选择社会药店购药。因此，在德国，不论在哪里看病，国民都要持医疗保险卡就诊，除医疗保险合同规定的部分由患者自付费用外，医院或诊所不向患者收取处方费、诊疗费等，更不能出售药品。

（三）医疗卫生服务供给均衡

德国医疗服务的均衡性主要表现在两个方面：一是卫生服务体系布局均衡。德国政府严格执行区域医院规划，在规划区域内建成了上百个"区域性医院服务体系"，每个体系都有四级医疗机构（即社区服务医院、跨社区服务医院、中心医院、最高级医院），且政府统一规定了医疗机构的规模大小、设备配置、服务功能等[4]。二是居民享受医疗服务待遇均衡。德国民众可以根据自己的情况，在法定医疗保险和私人医疗保险之间自由选择，如法定医疗保险，参保人缴纳法定医疗保险费用的多少仅取决于居民工资收入水平的高低，只要参保人员缴纳了医疗保险所规定的医疗保险费用，那么就具有了同等享受医疗待遇的权利。此外，一个家庭中只要有一人参加了法定医疗保险，即使其他家庭成员没有参加医疗保险，也可以作为家庭成员享受同样的医疗保险服务。

（四）分级医疗体系各利益方相互制约

德国政府通过对开业诊所实行总额预付、对医院实行病种付费的方式，较好地约束了医方提供过度医疗服务的问题。同时，通过给予患者一定的选择权、加强政府及社会各组织对医疗服务机构的服务质量、财务收支等多方面的严格监督，也控制了医疗服务供给不足的问题。法定医疗保险机构作为经办医疗保障的主体，其本身性质为非营利机构，所获利润与医疗保险机构和从业人员收入没有联系，为确保其不具营利动机，投保人可以对法定医疗保险进行自由选择，这对法定医疗保险机构也形成了激励机制。对于参保人，则必须按照规定缴费，且须按照相应就医程序享受医疗卫生服务。

## 四、德国的分级医疗配套制度

分级医疗的规范和高效运行离不开配套的制度、机制和政策，在这一方面，德国形成了独具特色的配套制度和机制。

（一）医疗保险支付制度

德国医疗卫生服务体系最基本的特征是第三方付费。对于每一个参加了保险的人，只要发生疾病，就可以到全科/专科诊所、医院、康复机构等进行诊治，所发生的医疗费用由所投保的法定保险机构或私人机构支付。法定保险机构对开业医生、医院和康复、护理机构的费用结算方式各不相同。①对开业医生实行总额预付制，德国各地区的医生总报酬预算由各类法定疾病保险机构的全国性最高协会和医师协会组成的联邦委员会谈判而得，总预算根据服务收费情况确定。在此之后，以人头付费的方式将基金分配给医师协会，医师协会再按照医生的服务点数发放报酬。对每个医生来说，其服务量、点数和报酬呈正相关，这可以激励医生多提供服务。不过，对开业医生每人每年的最高点数也有限制，总点数的增加会导致点数单价下降，收入相应减少[5]。②对医院执行病种付费，德国医疗保险共定义了 900 多种病例，每一种病例又分成若干等级，每个等级都有明确的费用给付标准。医院从保险机构获得的收入基本就是根据所治疗的病例计算出来的。③对康复及护理机构的费用给付按患者的住院天数及所确定的日服务价格计算。为了避免患者出现过度需求问题，德国引入了个人少量付费的机制，如患者在医院住院，每人每天要自付 10 欧元。此外，无论是诊所、医院还是康复、护理机构，收入只来自诊疗服务收入，与药品无关，所有药品费用都由保险机构与药品方直接结算。

### （二）政府监管制度

德国卫生管理体制实行联邦、州、区三级管理，建立了合理分工、适度分权、公私合作的管理体制。联邦和州均设有卫生部，根据各自分管的工作享有立法权，区一级设立卫生处。联邦政府制定有关法规和法案，监管各类联邦层面的行业协会，如联邦医院协会、联邦疾病基金协会、联邦医师协会等的运行，对医院的直接管理职能相对较弱。州政府主要负责制定医院规划、医院基础设施的投资补偿，并监管州层面的行业协会，如州医院协会、州医师协会、州疾病基金协会等。区级政府负责区医院规划和公共健康项目。疾病规范管理项目（disease management programs，DMPs）还要求医生按照基于循证医学的临床路径进行治疗，建立以质量和绩效为核心的考核机制，对成本和效率进行评估等。

### （三）人才保障制度

德国的医学本科教育为 6 年制，毕业后还须接受 5 年的专科化培训，通过考核获得全科医生资格证书后，才允许在社区开业。同时，德国十分注重全科医生继续教育，平均每月有 17.6 个小时用于继续医学教育培训，着重培养全科医生在初级卫生保健管理、以人为中心的保健、解决常见健康问题、综合诊疗方法、社区定向服务及整体医学的诊疗模式等方面的技能。

### （四）药品供应机制

德国具有多种药品销售渠道，居民可通过各类药房（医院药房、社区分发药房和网络药房）、药店和超市等获得所需药品。每家医院均组建由各科室资深医生、医院管理层和医院药房组成的委员会，根据医疗科学依据、个人经验、商业数据等多种因素确定该院使用药品名录，医院药房必须对名录内药品备足4周用量，以保证患者用药，并仅在周末时间才向非住院患者提供药品。

（五）信息化制度

德国于2003年颁布了《法定医疗保险现代化法》，将建设互联互通的卫生信息体系作为国家战略的一部分。德国的医院信息系统（hospital information system，HIS）无论是在规模、设备档次，还是在标准化程度方面都处于国际领先水平，为患者在转诊过程中的信息共享提供了重要保障。远程医疗是德国分级医疗的重要组成部分，医生通过网络视频、电话等方式为患者提供了及时的医疗方案，改善了多种疾病愈后情况，降低了住院率[5]。

# 第三节　德国分级医疗的主要模式

## 一、以"家庭医生为中心的医疗供给"模式

德国在拥有健全社会医疗体系的基础上实行家庭医生初诊制度，服务的主要特色在于其充当了健康防护的"守门人"、提供了优质高效的医疗服务、促进了和谐医患关系的构建、合理分流了就医人群、提高了看病效率、切实解决了"小病大看、看病难、看病贵"等问题[6]。

在德国的医疗体系中，家庭医生处于最基础的环节，扮演着重要的角色。德国的家庭医生制度在法律上有着明确的规定，《德国社会法典》第五编"法定健康保险"规定：居民患病时需先到家庭医生处就诊，需要住院服务者，由家庭医生出具证明转诊到医院，接受住院治疗[7]。家庭医生负责初诊，处理常见疾病或针对部分疾病提供预防保健的指导，根据病情开出处方或化验检查单，只有在急诊或诊断为重大疾病、疑难杂症时会依据患者的情况开具转诊手续，让其到专科诊所或者医院做进一步的治疗。与此同时，患者在专科诊所或医院的看病记录也会反馈到家庭医生处。家庭医生在给患者看病外还将帮助患者办理相关转院手续、整理病历资料。家庭医生会定期到其负责的家庭进行健康访问，照顾时限很长，平均可达二十余年，因此，家庭医生对患者的身体状况十分了解。

## 二、社区首诊制度

社区首诊是分级医疗的一大特征，是使大医院从普通门诊中解放出来从而转向高水平、精密化的重要前提。经过长时期的发展和完善，德国维持了有序的基层首诊秩序，分级医疗体系的运行取得了关键性成功[8]。德国没有实施严格的全

科医生"守门人"制度，患者可以自由地选择当地的全科医生或私人诊所就诊，但这并没有影响社区首诊的实现。这主要是由于德国的门诊服务与住院服务是分离的，门诊医疗服务由社区独立开业的全科医生或专科医生提供，这些医生与当地医疗保险签约医师协会签订合同，成为协会的成员。医师协会负责组织和管理各地门诊医疗服务，医院仅提供住院治疗，一般不开展门诊业务。由此，德国形成了一套严格的医疗分级体系，综合医院并不承担门诊医疗任务，大量的门诊患者必须首先到全科诊所或专科诊所就诊。如有必要，由全科医生开具转诊手续才能到专科医院或综合医院接受治疗。这样不仅实现了患者的有效分流，节约了医院的医疗成本，也成功化解了"看病难"的问题。

**三、双向转诊制度**

双向转诊制度是分级医疗的第二大关键要素。只有打通双向转诊渠道，保证大医院和基层之间的联系畅通，才能使不同级机构各司其职、通力合作，形成一个高效运行的整体。德国通过医疗保险制度对患者双向转诊做出了一定限制。一般情况下，患者需要医疗服务时，首先要到所选择的开业诊所获得服务。需要进入医院治疗时，患者可以自由选择医院，但需由开业医生负责向医院进行转诊，不能越级转诊。同时，医疗保险机构可以对接诊"小病"患者的医院和随意转诊的诊所在费用支付上进行一定程度的扣款惩罚，这在一定程度上有效地规范了接诊和转诊行为。另外，法定疾病基金通过对医疗费用的控制和适当的激励，使患者遵循基层首诊及在病情好转时及时下转，从而形成了分级治疗和合理分流的格局[9-10]。

# 第四节　德国分级医疗的成效及问题

德国的分级医疗体系十分强调医疗资源的广泛覆盖能力和公平性，鼓励多元竞争，强调自我管理，具有明显的强制性和高福利性。从总体上看，德国分级医疗体系较为完善，但也存在与持续发展的经济社会不相适应之处，仍需不断地修正与完善。

**一、成效**

**（一）卫生服务公平性和可及性较高**

在分级医疗体系下，德国实行严格的医药分离制度，居民通过法定医疗保险在药房购买处方药时可以享受政府补贴，药费的补贴主要由政府支付，居民仅需支付较少费用。德国公立、私立医疗机构并存互补，私人诊所、医院（公立医院、私立非营利性医院、私立营利性医院）、康复机构、护理类机构和各类药房等都是医疗服务的提供者，它们的责任相对独立又相互渗透。此外，按照区域卫生规划建立起的分级医疗体系，为各地区居民提供了合理、连续的医疗服务。从整体上看，德国的分级医疗体系，既注重公平性和可及性，又较好地满足了居民多层次的医疗需求。

（二）医疗卫生服务优质高效

全科医生培养是德国分级医疗体系中非常重要的环节，这使得德国的家庭医生能够提供高质量、高效率的医疗服务。在德国，医学生想获得硕士学位并顺利毕业需要进行为期 6 年共计 13 个学期的医学教育学习，历经 3 次国家级医学考试。医学生毕业后若想当全科医生，还需要经历继续教育学习的过程，只有完全掌握普通疾病诊疗、定向基层服务、居民健康普及和初级卫生健康预防管理等多种技能并获得资格认证后才可以在社区开业。此外，相对于公立医院的医生，德国的家庭医生更多的是以个体形式或小的联合体形式提供医疗服务。医生每天需要接诊大量患者，接待时间精确到秒，他们为社区居民的医疗服务需求和身心健康提供了保障。

（三）医患关系和谐稳定

在德国，医患之间有着极高的信任度，几乎没有医患纠纷。德国医生非常重视对患者的隐私保护。例如，医生和患者为一对一诊疗，在医护办公室的记录本上只能看到患者的床号，而涉及姓名、年龄和诊断结果的信息都是看不到的。无论是查房还是给患者治疗疾病都要做到随手关门，如果有医学实习生要观摩一定要征得患者的同意，即使在面对"植物人"时，治疗师在实施治疗的过程中也要像对待其他病患一样在其耳旁问候，征求患者意见的相关程序缺一不可[11]。医生与患者之间的关系是平等的，通常医生会在病房外汇报患者基本情况、分析病史，遇到患者总是迎上问好、主动询问、交代诊疗注意事项，耐心地倾听患者述说自己的健康情况，在病房查视患者前或结束后与患者亲切握手[12]。医护人员与患者互相尊重，关系融洽，尤其是在基层医疗机构，家庭医生非常重视与患者的交流，形成了良好的医患对话氛围。

## 二、存在的问题

（一）医疗卫生服务的连贯性较差

门诊服务与住院服务、医疗服务与药品服务严格分离制度是德国分级医疗体系的重点内容。非住院的门诊服务同住院的医院服务实行制度性的分离，可以使危重病患享有高级专科医生的治疗服务，也可以使高级医生有更多的时间投入科研和教学，一定程度上推进了医疗技术的发展；医药分家可以规范医师和药师的职业活动，避免医生滥用处方权与药商串通牟利。然而，门诊服务同医院服务的制度性分离及医药分家制度，也使得医疗服务的连贯性较差，给患者带来了一些麻烦。尽管近年来，门诊服务同医院服务开始出现融合的趋势，促进非住院的门诊服务同住院的医院服务之间相互合作的条款越来越多，但这一问题的解决将是长期的系统工程。

### （二）卫生服务过度利用

德国的医院数量和床位数在全球位于前列，服务过度利用和固定成本开支庞大的问题久已存在。近年来，德国一直致力于缩减医院数量和床位数，根据联邦统计署 2018 年的数据，2000～2016 年，德国医院数量从 2242 家下降至 1951 家，床位数从 55.97 万张下降至 49.87 万张。近年来，随着德国公立医院和非营利医院的数量和床位持续下降，私立医院的数量和床位数则持续上升。为控制医疗保险费用，德国医院平均住院天数也在逐渐下降。数字的变化并未真正解决德国卫生体系资源过度利用的问题，下一步德国将采取何种措施或者改革手段有待历史见证。

# 第五节　德国分级医疗模式对我国构建分级医疗体系的启示

德国的分级医疗体系较为完善，法律和医疗保险机制对医患双方约束性强，基层医疗卫生服务能力足以承担大部分医疗服务。通过全面考察德国分级医疗及其改革，吸收其经验和教训，有助于推进中国的医疗改革，建立一种适合中国国情的分级医疗体系。

## 一、明确医疗机构功能定位

明确医疗机构的功能定位和诊疗范围，有助于各级医疗机构最大限度地发挥其作用。从德国实践经验来看，实行门诊与住院服务相分离的制度，即诊所只负责患者的基本医疗卫生服务，大型医院只提供患者疑难杂症的诊疗服务，不直接向患者提供门诊服务，这是分级医疗实行过程中较为有效的方法。由于现在居民生活水平和自身健康意识的提高，当人们觉得身体不适时都会到医疗服务条件较好的三级医院就诊，造成三级医院门庭若市，一号难求，而基层医疗机构却门可罗雀。因此，中国可借鉴德国经验，如同样采取三级医院取消门诊这一对策，对于分级医疗的推进必定具有十分重要的意义。

## 二、建立健全卫生人才培养体系

全科医生作为各国医疗服务体系中非常重要的一部分，其培养、现状及发展趋势与全民健康有着密切的联系。而德国医生制度及全科医生制度在世界上建立较早，并且是世界上最完善的制度之一。在德国，教学强调理论与实践相结合，跨学科交叉渗透，临床课程的早晚期结合，在理解和分析的基础上，将被动学习转变为主动学习，特别是在全科教学中，注重对话教学方法、沟通技巧和良好医患关系的建设。而国内全科医学教学重理论知识的传播、轻实践技能的训练，导致医学生学习了很多全科医学理论知识，却不能灵活应用到实践当中。因此，可借鉴德国的经验，改革现行卫生人才培养体系，在各教育阶段明确全科医学培养目标，结合理论与实践训练，提高全科医生的服务技能，为社会培养高层次的全科医生。

## 参 考 文 献

[1] 贾梦，王芳，袁莎莎，等. 德国家庭医生执业路径及服务模式[J]. 中国社会医学杂志，2020，37（1）：82-84.

[2] 徐芬，李国鸿. 国外医疗服务体系研究（一）[J]. 国外医学（卫生经济分册），2005，22（3）：97-101.

[3] 孙佳丽，尹梅. 德国家庭医生的特色服务对破解我国分级诊疗困境的启示[J]. 中国医学伦理学，2018，31（9）：1175-1179.

[4] 杨蒙莺. 国家医疗卫生体系模型研究[D]. 上海：同济大学，2005.

[5] 丁纯. 德国医疗保障制度：现状、问题与改革[J]. 欧洲研究，2007，25（6）：106-119.

[6] 李亚男，雷涵，吴海波. 国外分级诊疗及其对我国的启示[J]. 国外医学卫生经济分册，2017，34（2）：49-53.

[7] 张天晔. 上海家庭医生首诊制研究[D]. 上海：复旦大学，2012.

[8] 余红星. 我国医疗机构分工协作动力机制研究[D]. 武汉：华中科技大学，2015.

[9] 李蕾，李靖宇，刘兵，等. 医疗卫生服务模式与资源配置的国际比较[J]. 管理评论，2017，29（3）：186-196.

[10] 叶江峰，姜雪，井淇，等. 整合型医疗服务模式的国际比较及其启示[J]. 管理评论，2019，31（6）：199-212.

[11] 陈瑶. 德国康复医疗见闻及感悟[J]. 中国卫生人才，2017，（3）：45-47.

[12] 梁勇，张柠. 国外医疗服务体系对完善我国分级诊疗体系的启示与借鉴[J]. 中国医院，2015，19（8）：50-52.

# 第六章

## 日本分级医疗模式及对我国的启示

日本是一个位于亚洲东部、太平洋西北部和日本海之间的岛屿国家，由北海道、本州、四国、九州等 4 个大岛及若干个小岛组成，总面积为 37.8 万平方千米。自 19 世纪末至 20 世纪初，日本不断学习西方国家的先进经验，科学技术和经济均得到了快速发展。目前，日本是世界第三经济大国，2019 年 GDP 约为 5.21 万亿美元。截至 2019 年底，外汇储备达 12 849.74 亿美元。2020 年的数据表明，日本男性的平均寿命为 80.5 岁，女性为 86.8 岁，是世界上人均寿命最长的国家。日本厚生劳动省预测，到 2030 年日本人口老龄化的比率将攀升至 30%，届时，日本将成为世界上人口老龄化最严重的国家[1]。

《2000 年世界卫生报告》以人群健康水平、健康水平分布、不同人群健康水平的公平性、满足不同人群健康需求的反应性差异、卫生筹资的公平性五项指标，对世界各国卫生系统的绩效水平进行了评价，日本卫生系统的各项指标评价均名列前茅[2]。目前日本卫生系统绩效水平高，国民享受高水平的健康保健服务[3]。日本的卫生系统之所以有如此大的成就，是因为日本采用的卫生体制较好。

当今日本的医疗水平处世界前列，WHO 对日本健康保健制度的质量、公平性等方面给予了高度评价，其健康保健制度在各国健康保健制度中综合得分排名第一。而日本人均医疗费用只有美国的一半，卫生总费用占 GDP 的比重在发达国家中处于较低的位置。2019 年 WHO 在最新的报告 *World Health Report* 中，从"医疗水平""接受医疗服务的程度""医药费负担公平性"等方面对世界各国的医疗卫生体系进行了综合比较。日本因其"高品质的医疗服务""医疗负担的平等程度""国民平均寿命高"等原因，再次蝉联第一位，而中国仅位居第六十四位。

## 第一节 日本分级医疗的发展背景

作为世界上发达国家之一，日本在维护公众健康方面取得了巨大的成就[3-4]。根据 2020 年 5 月 WHO 发表的《2020 年世界卫生统计报告》（*World Health Statistics 2020*），日本人平均寿命 83.7 岁，全球排名第一；日本男性平均寿命 80.5 岁，排名第六；日本女性平均寿命 86.8 岁，排名第一；日本新生儿死亡率 0.09%，远低于 1.92%的世界平均水平；产妇死亡率 0.005%，同样远低于世界平均水平。这些成就的取得得益于许多因素，如经济发展、环境保护、营养状况改善及全民医疗保险等。而功能健全、结构合理的医疗系统在其中也发挥了重要作用[4]。

## 一、日本的三级医疗体系

日本根据人口、地理、交通等各种因素，科学地打破了行政区划，设定了层级错位、功能协同的三级医疗圈，促进医疗资源的适宜配置。三级医疗圈即一次（初期）医疗圈、二次医疗圈、三次医疗圈。一次医疗圈是居民首诊机构，即社区卫生服务机构，由家庭医生首先查看居民生病情况，再转诊到二次医疗圈和三次医疗圈。一次医疗圈原则上以市町村为单位，承担常见病和多发病的诊治、为居民提供基本的门诊服务；二次医疗圈根据交通、人口密度、社会经济、患者流进和流出比例等要素设立，主要承担一部分常见多发病的确诊和治疗及一般性疑难复杂疾病的诊断和治疗，提供一般的住院服务；三次医疗圈原则上是以都道府县（除北海道、长野县有 2 个以上三级医疗圈外）为单位的区域中心医院，重点承担少见疾病和罕见疾病的诊断和治疗，主要提供高精尖住院服务，除转诊外基本没有门诊服务[5-7]。

（一）日本一级医疗卫生服务机构的构成

（1）保健所。保健所是为了提高和促进社区公共卫生而设置的，是集预防、医疗、保健、康复、社区护理于一体的卫生服务机构。保健所的工作人员属于国家公务员，工资由政府全额支付。主要工作包括传染病防治、寄生虫病防治、妇幼保健（孕妇、产妇、新生儿和幼儿的检查，对母亲的教育）、计划生育、营养卫生（食品质量监督）、环境保护、患者家访、卫生宣传教育、卫生统计、疾病普查和慢性病控制等[8]。

（2）保健中心。保健中心是提供健康保健服务的机构，也是社区居民主动参与保健活动的场所。在对老年人的护理方面，以生活帮助服务、短期入宅护理、日间护理服务为支柱，服务对象从卧床老人、痴呆老人、有身心障碍的老人为主扩展到慢性病、癌症、疑难病患者，以及在家疗养需要提供服务的患者，并提供临终前关怀服务[7]。

（3）家庭护理站。根据《老人保健法》和《健康保险法》的规定，家庭护理站的服务对象是 65 岁以上的老年人和所有在家疗养的慢性病患者。家庭护理站的护士根据医生制定的治疗方案，到患者家中提供服务，主要服务项目包括观察病情、褥疮处理、更换体位、康复训练、家属护理指导、临终前护理等[7]。

（4）老年人保健中间机构。该类机构是为了适应不断增加的临床老人及其对医疗照顾和生活服务的需求而设立的。接收对象大多数是处于疾病恢复期的出院患者，他们的病情比较稳定，但需要医疗护理和生活照料，并经过康复训练才能回到家庭。与医院和诊所相比，老年人保健中间机构减少了医生的比例，但增加了照顾人员数量，并配有各种康复师和生活指导员，其服务内容包括护理、必要的医疗照顾、机能训练等。该设施所需费用同医疗费一样，国家负担 20%、地方负担 10%、保险机构负担 70%，患者只需负担饭费、洗澡费、尿布、理发等日常生活费用[8]。

（5）老人院。老人院分特别养护老人院、养护老人院、低收费老人院和收费老人院。特别养护老人院的服务对象是 65 岁以上的老年人，他们在身体上、精神上有明显缺陷，需要全天候护理，其护理费用由国家负担 70%，由市、町、村负担 30%。低收费老人院及收费老人院接收对象是没有疾患的老年人，居住者需要交一定的费用或费用全部自理[8]。

**（二）日本二级、三级医疗卫生服务机构的构成**

*1. 大学附属医院与公立医院*

2004 年大学附属医院与公立医院分别占医院总数的 1.9%与 19.8%。这两类医院与私立医疗机构相比，基本都有一定数额的财政补助和税收优惠。根据日本教育部的有关规定，大学附属医院床位数一般在 600 张以上，而公立医院床位有 50～500 张。2015 年根据日本厚生劳动省统计资料得出大学附属医院与公立医院分别占医院总数的 2.2%与 23.4%[7]。

*2. 私立医院*

私立医院一般由医师个人开设或医疗法人持有，而后者往往由理事会掌握经营权，税收政策与营利企业没有大的差别。2003 年，日本全国私立医院共有 7534 所，占医院总数的 81.3%[7]。

*3. 诊所*

2015 年日本官方统计资料显示，日本全国共有约 10 万家一般诊所，且在大城市内的分布相对广泛和密集。大多数诊所由一个医生独自提供医疗服务，也有少数诊所雇用 2～3 名医生提供诊疗服务，约 1/3 的诊所拥有少量床位，主要用于提供产科服务[7]。

**二、日本的医疗保险制度**

日本从 1961 年开始实行全民保险制度，目前已经是世界上医疗卫生体系比较完善的国家之一。日本的医疗保险制度是分级医疗体系中不可忽视的一部分，从厚生劳动省的统计数据可知，2016 年日本的医疗保险覆盖率就已经达到了100%[9]。日本的医疗保险系统由通过就业或居住地，强制性地加入某个特定的保险组合形成。日本全国有超过 5000 家独立的保险组合，分为两大类。第一类是雇主型医疗保险，由雇员和被抚养人组成，雇主和雇员共同支付保险费。这类组合又细分为四小类：①政府管理的健康保险，参加者是雇员少于 300 人的小企业职工；②社会管理健康保险，参加者是雇员大于 300 人的大企业职工；③独立的船员组合；④公共部门雇员的共济组合。第二类是国民健康保险，居民按居住地加入，参加者主要是农林渔、个体工商户、退休人员等[10]。

随着日本老龄化的加剧，卧床不起和痴呆的老人越来越多。历年来，在医疗费用按年龄分类比较中，无论是住院还是门诊，老人医疗费用都是所有年龄段中最高的，同时老人医疗费用几乎占总医疗费用的一半[10]。日本的医疗保险只负责治病，并不承担生活无法自理老人的护理费用。随着人口老龄化趋势的发展，核心家庭比例不断增加，家庭作为老人护理者的传统功能减弱，老后无人照顾日益成为日本的社会问题，老人护理的社会化趋势不可避免。因此，日本建立了独立的老人健康医疗护理保险（介护保险制度），并于 2000 年开始实施。年满 40 岁的人都要加入护理保险，交纳保险费，一旦因卧床不起、痴呆等原因需要被护理时，可得到免费的护理服务。提供的服务主要包括居家服务（被保险人大部分时间住在自己家里接受护理、洗浴、居家疗养指导、日托管理、康复等业务）及设施服务（保险人入住到各种福利机构的服务）[11]。

日本分级医疗的发展离不开日本医疗保险的支持。日本全民医疗保险制度要求所有公民都必须参加医疗保险，政府在居民患病看病后给予相应的补贴。日本医疗保险的政府补贴是根据日本诊断群分类综合评价（diagnosis procedare combination，DPC）/按日收费系统（pei-diem payment system，PDPS）给予实施的。政府根据诊断群级别及医院住院治疗层级的不同，给予的医疗保险补贴也不同。如果日本居民需要就诊，就要接受医疗保险的约束。如果患者没有到一级医疗卫生服务机构进行首诊，那就不能接受政府的医疗保险补贴，而是需要自己负担全部的医疗费用。另外，日本医疗保险对一级医疗卫生服务机构有相应的补贴和政策扶持，引导居民到一级医疗卫生服务机构首诊，同时促进了一级医疗卫生服务机构的发展。日本医疗保险制度同时对二级、三级医疗卫生服务机构的服务项目和定价标准有一定的影响，且通过报销制度约束二级、三级医疗机构向下转诊，从而促进日本分级医疗中转诊的发展。因此，日本医疗保险推动着日本分级医疗的发展。

### 三、日本医疗机构职能的划分

在引导患者分流方面，日本根据功能定位等对不同医疗圈中的医疗机构进行划分。日本医疗机构主要分为医院（20 张床位数以上）、一般诊所和牙科诊所。

对医院的分类，按所有制分，有公立与医疗法人等。日本政府积极兴办各类公立医院，这些公立医院除了和私立医院一样提供医疗服务外，更多地将精力集中在一些被称为"政策性医疗服务"的领域，从而与私立机构的服务形成互补。例如，高新医疗技术主要应用于艾滋病、麻风病、结核病等特殊疾病的治疗、急救，以及医疗教学和科研等。这些领域具有投入成本高、风险大、收益不明显等特点，私立医院往往不愿意开展此类业务，而政府主办的各类医院能很好地承担这类医疗活动。而对于私立医疗机构，日本政府实行"按服务收费"的医疗保险支付系统[11-12]。

除了按照所有制进行分类外，日本还按照医院等级和功能进行分类，主要包括特定机能医院、地域医疗支援医院、中小型医院、疗养型医院、精神病医院、结核病医院等[10]。1948 年，日本出台《医疗法》，指导建立了以急性期疾病为主的医疗卫生服务体系[5]。1992 年，在《医疗法》第二次修订时，日本对医疗圈内各医疗机构的功能进行了详细分工。

特定机能医院就是在当时设立的，截至 2013 年 4 月，日本共有特定机能医院 86 家。其功能定位包括提供高精尖医疗服务；先进医疗技术引进开发和评价；高精尖医疗技术研修培训。地域医疗支援医院是 1997 年日本《医疗法》第三次修订时设立的，截至 2012 年 11 月，日本共有地域医疗支援医院 439 家。其功能定位包括为转诊患者提供医疗服务；医疗资源和设备共享；急救医疗；区域医疗临床进修学习。此外，为了推进区域专病和临床重点专科建设，日本还建立了专病定点医院。以日本静冈县立综合医院为例，其共挂靠 9 个专病定点医院，分别为地域肿瘤诊疗指导、急救、灾害救治、康复指导、偏远地区医疗支援、结核病诊治、疑难罕见病诊治、艾滋病诊治、脏器移植等。由于很多医疗服务具有公益性、服务延伸性等特征，日本通过医疗价格加算等形式激励医院提供这些服务，费用由医疗保险、患者自负和财政补助承担[5]。

随着人口高龄化和疾病谱的变化，康复治疗的需求不断上升，所以日本在1992 年设立以医科大学附属医院为主的"特定机能病院"的同时，还增加了以老年医疗服务为主的"疗养型病院"[5,10]。

**四、特定健康检查与特定保健指导制度的实施**

在日本，一些与生活习惯相关的疾病（如糖尿病等）大约占全部死亡原因的1/3。为此日本于 2008 年 4 月开始实行特定健康检查与特定保健指导制度。该制度详细规定了保险机构、医疗机构、中介机构、患者和医生的义务与权利。该制度第一个五年目标是到 2013 年生活习惯病患者及高危人群比 2008 年减少 25%。规定日本 40～74 岁的投保者每年必须做与生活习惯病相关的体检，包括身体质量指数（Body Mass Index，BMI）、肝功能、血常规、尿常规、心电图等项目[12-13]。检查之后根据结果筛选出高危人群，作为特定保健对象。对高危人群的生活习惯、饮食结构做重点指导。另外，引导已经患病的患者及时就医，但不将其列为特定保健指导的对象。保健指导过程中,保健师和营养师等根据患者病情制订改善计划,并对其生活习惯如运动、饮食、烟酒习惯等做详细的改善指导、跟踪随访,一般每6个月复查一次。由于保险机构有施行特定健康检查与特定保健指导制度的义务,各保险机构会委托有资质的医疗机构或中介机构来实施,并通知被保险者到所指定的医疗机构做特定健康检查。对于检查结果合乎特定保健指导的患者,保险机构一般会提供保健指导利用券,并通知患者到指定医疗机构接受保健指导。被保险者一般免费或只需交很少的费用即可接受健康检查与保健指导,具体支付方式和支付标准由各医疗保险机构自行决定[12]。

特定健康检查与特定保健指导制度的实施,表明日本的医疗改革从传统的治疗领域转向了预防领域,是一项根本性的制度改革。该制度对人群进行了筛选,把防控重点放在了控制高危人群上;从法律上规定了保险机构、医疗机构、投保人的义务和权利;给保险机构制定了目标,把完成效果的好坏与各医疗保险机构的奖惩挂钩。该制度的设计实现了以最小的医疗投入实现最大的健康效益的目的[12]。

施行特定健康检查与特定保健指导制度是日本分级医疗中的重要举措。由于日本的糖尿病、高血压等慢性病医疗费用占国民医疗费用的1/3左右,因此慢性病患者被列为分级医疗的重点服务对象。在日本,40~74岁年龄范围内的居民,每年都要参加慢性病相关的义务体检,筛查出高危对象后进行上转治疗,其他对象如只需基础医疗则转到基层医疗卫生服务机构进行诊疗。这样特定的健康检查和保健指导让慢性病在早期就得到了遏制和缓解,有效地解决了慢性病在分级医疗中占用二级、三级医疗服务机构病床和医生等资源的问题。

# 第二节 日本分级医疗的主要模式

日本尚未建立家庭医生制度及强制性基层首诊制度和转诊制度,其分级医疗主要依靠完善区域卫生规划、强化医疗机构职能与分工、提高基层服务能力、宣传教育、人性化服务引导等举措[5],具体的模式可归纳为基层首诊制度和双向转诊制度。

## 一、基层首诊制度

基层首诊是分级医疗的一大特征,是使大医院从普通门诊中解放出来从而转向高水平、精密化的重要前提。日本没有所谓的医疗"守门人"制度,无须经由初级诊疗机构转诊,而是可以自由地到任何医疗机构就诊。虽然没有基层首诊的硬性要求,但是医疗收费制度和医疗保险制度让绝大多数居民还是愿意先到一级卫生医疗服务机构进行首诊。日本对医疗机构和患者同时施以激励和约束,双管齐下地推进基层首诊[10]。

对于医疗机构来说，日本政府通过颁布《医疗法》明确规定了各级医疗机构的职能范围，大型医疗机构承担的主要是高精尖住院服务及科研等功能，因此越是级别高的大医院，对患者的选择性越大，一般只接收疑难杂症的患者，如果某个病例普通的医院就可解决，那么大医院往往是不接收的。此外，日本还规定了二级、三级医疗机构中来院初诊的患者中凭借一级医疗机构介绍信转诊过来的患者比例要达到80%以上，以此作为给予专项补助和医疗价格加算的条件[5]。

对于患者方，患者首选私人诊所或地域内的中小医院（即一次医疗圈）作为初级医疗保健机构，再由一次医疗圈内医疗机构开出转诊文书，并与上级地域医疗支援医院或者特定机能医院联系，选择合适的医疗机构转诊[11]。除急诊外，日本患者需凭借诊所医院的介绍信才能到上一级医疗机构诊治。如果患者越过一次医疗圈而直接选择二次医疗圈和三次医疗圈治疗，不仅将自行承担全部的医疗费用，还需缴纳额外的医疗服务费，且多数上级医院不接收此类门诊患者。由于日本医疗保险报销比例较高，且医疗费用昂贵，因此通过这一机制促使患者前往一级医疗圈进行初诊[13]。

**二、双向转诊制度**

双向转诊制度是日本分级医疗的第二大关键要素。只有打通双向转诊渠道，保证大医院和基层医疗卫生机构之间的双向联系，才能使不同级机构各司其职、通力合作，形成一个高效运行的整体。日本的双向转诊制度较多元化，划分较细致，不仅给出了双向转诊比例要求，还对符合规定的医院给予财政补助。其双向转诊制度主要包括：①诊所与诊所的转诊，即"诊诊连携"，日本很多诊所的专科能力很强，诊所间会在地域内进行转诊；②医院与诊所间的双向转诊，即"院诊连携"，一般地域医疗支援医院和特定机能医院都成立"病诊连携室"或"地域医疗连携室"，通过传真、电话、网络等进行预约、转诊；③医疗机构与养老康复机构之间的转诊，即"医养连携"，日本养老服务机构种类繁多、层次分明，患者可在两类机构间进行转诊[5, 10]。除此之外，日本居民对所有医务工作者的信任程度较高。

## 第三节　日本分级医疗的成效及问题

日本通过完善的法律规范和政府放权行业监管，结合顶层政策的宏观调控，目前已形成了分工明确、协同性佳的医疗服务体系，并拥有较为成熟的、以三级医疗圈为基础的上下转诊机制和医养协同机制。但是，日本的医疗制度在保健医疗体系、诊疗报酬体系、医疗保险制度等方面仍然面临着许多问题，最本质的问题即过度重视国家管理及在各种规制下的"量"的供给，却没有注意提高医疗服务的质量[13]。

## 一、成效

### （一）分级医疗双向转诊率高

日本通过采取对提供相应医疗服务并符合条件的医疗机构给予财政专项补助和进行医疗价格加算等措施，加强了分级医疗双向转诊建设，从而在全国范围内保持了一个较高的双向转诊率。例如，日本规定了地域医疗支援医院要符合 14 项条件，其中一项就是双向转诊率，即向上转诊比例达到 60%且向下转诊比例达到 30%，或上转比例达到 40%且下转比例达到 60%。确定为地域医疗支援医院后，将获得相应的财政专项补助和医疗价格加算（入院第一天诊疗费加算 1 万日元）。此外，2002 年诊疗报酬制度调整规定，以治疗急性期为主的医院需同时满足 3 项条件，即门诊患者中转诊比例 30%以上、平均住院日小于 20 天、门诊患者和住院患者的比例小于 1.5（全国约为 1.9），符合条件的医院每床日最大可以加收 2500 日元（门诊转诊加算 1000 日元、急性期特定入院加算 1000 日元、门诊转诊特别加算 50 日元），加上地域医疗支援型医院住院诊疗加算，每年住院患者达 1 万人次的情况下，医院就会增加收入 3 亿~4 亿日元[5]。

此外，日本各级医疗机构间有着良好的信息沟通途径。一方面，各私人诊所及地域内的中小病院通过设立广告车在医疗机构间宣传各自业务活动，同时分发业务小册子对其业务进行介绍；另一方面，各医疗机构有各自的网站对自己业务范围、医疗水平、人力资源等情况进行介绍。各医疗机构通过这两种渠道加强彼此间的了解，为相互间的转诊建立了良好的信息交流平台，从而有效地推进了双向转诊的实施，有力地提升了双向转诊率。

### （二）老年人护理保险制度有效改善了老年人的生活质量

日本在老年人护理保险制度的改革过程中，充分考虑到日本人口老龄化带来的一系列问题，尤其护理保险制度的确立，将老人医疗保险制度细化到具体的护理、洗浴、疗养指导等服务上。老年人护理保险制度不仅在改善老年人口生命质量、提升晚年幸福指数等方面发挥了日益重要的作用，而且在形成老年护理产业化的同时带动了相关健康产业的发展，并促进了就业和再就业。日本护理保险制度的建立、改革和发展得到了全体日本国民的支持和拥护，其成功经验是值得我们借鉴学习的。另外，在近期的改革中，将后期高龄者的医疗费用从一般医疗中独立出来，能够将高龄者和非高龄者的医疗负担分开核算，有利于实现高龄者和非高龄者医疗费用的公平分担，并且可以根据情况单独调整高龄者医疗费用结构，有利于控制持续增长的高龄者医疗费用[12]。

（三）以预防为主的医疗卫生体系有效节约了医疗资源

除了医疗保险报销政策向一级医疗圈倾斜外，日本的保健所负责几乎所有公共卫生相关的领域，集成了许多其他国家多个部门所负责的内容，但同时保障了精干、高效的医疗服务质量。与日本保健系统相匹配的是日本保险公司"预防为主"的方针，将服务的重点和精力主要放在提醒投保人保持健康生活和定期体检上，甚至还会组织健康讲座。保险公司这种"健康监督者"的角色定位对日本国民身体素质的提升起了非常重要的作用。另外，日本政府制定的"病因预防"机制，亦从全国层面推进民众健康生活，从根本上抑制疾病的产生，日本的公立医院等医疗机构也引进先进的健康检查设备，配合政府的疾病预防计划，在日本国内亦形成了全民预防疾病的健康理念[5]。

## 二、存在的问题

（一）医疗质量不高，国民综合满意度较低

根据美国哈佛大学对日本、加拿大、德国、英国、美国的一项调查，日本对医疗的综合满意程度最低，仅为 67%，其他 4 个国家当中最低的是英国，满意度为 87%，但也比日本高出 20 个百分点[14]。日本的医疗供给体制不完善、对患者的解释和理解不够、医院与患者之间所掌握信息的不对称性、医疗事故等问题，引发了人们对医疗质量的不满。

日本医院的服务不好。日本的医务人员数量少，而病床数量多，由此造成每位患者平均住院天数多达 30 天，是美国的 5 倍。然而几十年来，日本并没有从减少住院天数、增加医护人员方面提高医疗质量，而是花费巨额费用购买各种仪器。目前按人口比例，日本所有的 CT 机等价格昂贵的检查仪器数量是英美等国的 3～7 倍，约占 OECD 的一半。例如，日本每 100 万人拥有 35 套以上磁共振成像设备（magnetic resonance imaging，MRI），这是美国的 4 倍。此外，从 2006 年开始，以急救医疗和妇产科、小儿科为主显露出的医疗危机和荒废已经演变成为社会问题。媒体也在大规模地对此类事件进行报道[14]。

日本缺少改进医疗质量的措施。日本没有对医生进行审核的国家标准，而且医生一旦获得执业资格，终生有效，不需要再重新审核。继续医学教育也不是强制性的。缺少监督和审核措施都对医疗服务质量的持续改进产生了不利影响。

除此以外，医疗质量不高还体现在日本的全科医学教育相对落后上。日本现有医学院校包括独立建制的医科大学和大学内的医学院系共计 80 所，医学院校的毕业生从每年的 4000 人增加到 8000 人。1986 年，日本医师总数已达 19.8 万人，每千人中有 1.65 名医生。牙医 7 万人，每千人中有 0.60 名医生。但是，医学院校无论是基础教育还是毕业后教育，都缺乏系统的全科医学培训，直到 2006

年才开始实施全科医学教育课程，更没有全科医学专业[15]。

（二）缺少对患者上转机构的限制，导致大型医院的利用不合理

日本首诊居民选择转诊的二级、三级医疗卫生服务机构没有硬性的法律限制。日本实行全民社会医疗保险，在患者选择就诊机构上也没有任何限制。患者患病时可以进入任何一家医疗机构，医疗费用大部分由医疗保险支付，患者只需自付小部分。这导致了患者对医疗服务的过度利用。此外，由于不同规模医院的收费标准相同，人们普遍认为大医院名医多技术先进，导致患者对大医院过多地不合理利用，造成病源分配的极大不公与资源浪费。在日本一些超大型及知名的医院，大多不实行预约门诊制度，由于患者数量过多，患者候诊时间过长，有时长达3个小时，而看医生的时间只有3分钟[4]。

（三）医疗费用居高不下，医疗保险不堪重负

日本在医疗服务提供过程中实行按项目付费的方法，但也因此导致诱导需求的发生[16]。由于医疗费用受单位服务价格和服务量的影响，这种仅关注价格的管理方法使医院在经济上有强烈的动机提供不必要的医疗服务，来增加医院的经济收入，如延长住院天数、增加不必要检查和药品等[4]。"全民皆保险"的实现，在提高国民就医率的同时，也带来了医疗费的上涨。老年人医疗费占国民医疗费的1/3以上，平均每个老年人所花费的医疗费约是年轻人的5倍。医疗费的上升实际上增加了在职年轻一代的负担，给各保险制度的运营带来了很大困难，现在90%的健康保险组合在亏损运营[14]。

（四）公立医院医生压力大

在日本，患者住院的天数是美国的4倍，日本的人均医院占有率是美国的3倍。日本政府试图限制医院床位，但由于制度惯性和人们对住院治疗的偏好而宣告失败。政府在很大程度上无法缩短时间，致使医生往往工作过度。由于许多医院的薪酬太低、工作时间太长、压力太大，因此缺少产科、麻醉科和急诊科医生。许多医院的急诊室床位有限，有时还缺乏临床诊断的专业技术，所以急诊服务的质量往往参差不齐。那些医术高超的医生往往会离开公立医院，到薪酬较高、工作时间比较有规律的私人诊所就职[17]。

# 第四节　日本分级医疗模式对我国构建分级医疗体系的启示

目前，日本是世界上公认的以较少医疗卫生费用支出达成了国民较高健康水平

的发达国家,其医疗制度、医疗保险制度均有其独特之处,值得我们研究与借鉴[18]。

## 一、合理制定区域卫生规划,优化医疗卫生资源配置和功能定位

日本分级医疗主要依靠完善的区域卫生规划、强化医疗机能和分工、提高基层服务能力、宣传教育、人性化服务引导等举措,优化医疗卫生资源配置和功能定位。中国可针对优质医疗资源过度集中、分布失衡、结构不合理的问题,以群众实际需求为导向,研究编制区域卫生规划和医疗机构设置规划,按人口分布和流动趋势调整医疗机构资源布局与结构,合理确定公立医院功能、数量、规模、结构和布局,遏制公立医院盲目无序扩张,同时切实保障边远地区等区域的医疗服务需求,新增医疗卫生资源重点投向农村和城市社区等薄弱环节[5]。

## 二、完善转诊标准,推动双向转诊制度的实施

“社区首诊、双向转诊”是分级医疗制度的重要内容。社区首诊制度和双向转诊制度的实施有力推进了整合型医疗服务的发展,不仅优化了医疗资源配置,也改善了医疗服务的公平性与可及性。日本虽然没有硬性的社区首诊制度和双向转诊制度,但日本在分流患者,维护合理的医疗秩序方面成效显著。中国可从完善基层首诊制度、规范双向转诊标准、支付方式改革等方面助推双向转诊制度的有效实施。具体做法如下:其一,政府要进一步强化各级医疗机构的功能定位,按照分级医疗的制度要求明确医联体内三级医院、二级医院和社区医院的职责定位[19]。其二,国家和区域医联体内部应制定具体的转诊管理办法,确定转诊原则、转诊标准和转诊流程等[20]。其三,应加强市民社区首诊的政策引导。例如,可以通过调整医疗保险政策吸引市民首诊在基层;从社区医院向上转诊可适当降低医疗保险起付额;在社区医院就医患者可适当提高报销比例[20];积极探索区域医联体的总额预付,以及按病种、按人头、按服务单元等多元支付方式的改革;等等。此外,还可通过多种媒介渠道宣传国家关于医疗服务整合的相关政策,加强分级医疗理念的引导和舆论宣传,逐步改变居民就医观念[21]。

## 三、健全医疗机构间的分工协作机制,实现医疗机构的有效整合

推进公立医院和基层医疗机构分工协作是中国新医改中的重点内容之一。近年来,中国很多地区先后进行了医疗卫生服务体系纵向整合的探索和实践,通过构建医联体、医疗共同体等模式在医疗卫生服务体系内部建立合理的、有序的梯度,实现患者“小病到社区、大病在医院、康复回社区”的目标[22-23]。由于这种区域性纵向医疗卫生整合模式多由政府主导推动且多为松散的联盟式整合,因此其组织结构、经营理念和管理方式等各不相同。由于没有建立完善的医疗分工协作及利益分配机制,以及上下级医疗机构之间因经济利益的争夺导致双向转诊困

难，因此出现了"转上容易转下难"的局面[24]。

　　构建以医疗服务功能为主的分工合作模式是实现医疗机构间有效整合的基础；制定各方利益共赢机制是实现整合目标的关键。因此，中国应该学习日本的整合经验，建立以医疗机构功能分类为主的区域卫生服务体系。在区域内不仅要加强医疗机构之间的分工与合作，基于中国人口老龄化速度加快的趋势，我们更要重视与养老机构、康复机构和公共卫生机构等之间的横向联合，提供多元化的医疗卫生服务；同时建立以转诊率和平均住院日为指标的考核标准，制定详细的各方利益分配机制，利用经济的杠杆促进双向转诊制度的有效实施，促进分工合作有序进行，实现公立医院改革中医疗资源整合的最终目的[25]。

## 四、构建有中国特色的初级卫生保健服务和社区服务组织模式

　　卫生资源高度集中于大城市，过分重视高层次医疗服务而忽视初级卫生保健和社区服务是世界各国，包括日本等一些国家卫生体制的一个通病。对于中国，要实现"低水平、广覆盖"的医疗保险制度，构建初级卫生保健服务和社区服务组织模式，应当成为今后的一个优先发展重点。研究表明，64.8%的门诊病例可以在社区基层解决，住院的慢性病患者中，有76.8%可以在社区基层解决或接受家庭卫生服务照顾。如能实现患者的合理分流，可以节省大量的医疗费用。因此，鼓励参保人有病首先到基层医疗就诊，由全科医生深入社区、深入家庭，提供慢性病、老年病等常见病、多发病的防治、保健、康复、健康教育等综合性服务，是未来基本医疗保险发展的大趋势[12]。

　　综上所述，中国只有从基础社区卫生建设着手，加强政府行政职能，健全医疗保健制度，关注双向转诊基础条件的建设和完善，才能从根本上解决中国转诊面临的问题，更好地达到医疗资源合理、高效利用的目的。

## 参 考 文 献

[1] 金婧，芳野原. 从日本社会人口老龄化看日本社会医疗保险体系和老年保险制度的完善[J]. 昆明医学院学报，2006，27（6）：97-99.

[2] 萨日娜. 基于健康人力资本投入视角的财政医疗卫生支出改革研究[D]. 北京：中国财政科学研究院，2015.

[3] 王俊. 中国政府卫生支出规模研究——三个误区及经验证据[J]. 管理世界，2007，（2）：27-36.

[4] 顾涛，侯建林，程建鹏，等. 日本医院管理及对我国卫生改革的启示[J]. 中国医院管理，2007，27（1）：57-59.

[5] 顾亚明. 日本分级诊疗制度及其对我国的启示[J]. 卫生经济研究，2015，（3）：8-12.

[6] 匡莉，Li Li. 全科医疗特征功能视角下分级诊疗的定义及制度层次[J]. 中国卫生政策研究，2016，9（1）：19-26.

[7] 金春林, 桂一川, 龚齐南, 等. 日本的医疗制度与价格管理[J]. 中国卫生资源, 2004, 7 (5): 234-236.

[8] 车莲鸿, 刘利群. 日本的社区卫生服务[J]. 国际医药卫生导报, 2002, 8 (15): 21-24.

[9] 田文华, 段光锋. 公共选择理论视角下社会资本办医的职能、定位与市场分割[J]. 卫生经济研究, 2013, (1): 4-6.

[10] 张兴祥, 庄雅娟. 西方发达国家分级诊疗体系比较及经验启示[J]. 经济资料译丛, 2018, (3): 14-23.

[11] 熊菲. 日本医疗保险制度对我国的启示[D]. 武汉: 武汉科技大学, 2009.

[12] 吴文捷, 吴小南, 叶玲. 浅析日本转诊有效运作的背景条件[J]. 福建医科大学学报 (社会科学版), 2011, 12 (3): 24-27.

[13] 王伟. 日本医疗制度的课题与改革[J]. 日本学刊, 2002, (3): 99-109.

[14] 龚娜. 试论日本医疗体制改革的具体举措及绩效分析[J]. 社会工作, 2012, (11): 80-82.

[15] 刘传君, 任光圆. 日本社区医疗及医学教育考察[J]. 中国全科医学, 2006, 9 (23): 1955-1956.

[16] 段云峰, 王小万. 日本卫生保健制度改革与发展趋势[J]. 国际医药卫生导报, 2003, 9 (15): 18-20.

[17] 布莱恩·哈登. 日本医疗: 服务周到 费用不高[J]. 农村财政与财务, 2009, (11): 46.

[18] 李三秀. 日本医疗保障制度体系及其经验借鉴[J]. 财政科学, 2017, (6): 92-108.

[19] 高和荣. 健康治理与中国分级诊疗制度[J]. 公共管理学报, 2017, 14 (2): 139-144, 159.

[20] 杨立成, 鲍琳辉, 田义娟, 等. 医联体模式下构建双向转诊机制的探讨[J]. 中国医院, 2015, 19 (7): 33-35.

[21] 叶江峰, 姜雪, 井淇, 等. 整合型医疗服务模式的国际比较及其启示[J]. 管理评论, 2019, 31 (6): 199-212.

[22] 王杉. 整合型医疗卫生服务体系研究与实践——医疗卫生服务共同体(X+X)试运营两年[J]. 医学与哲学 (人文社会医学版), 2009, 30 (12): 3-5, 25.

[23] 任苒, 许晓光, 刘明浩, 等. 辽宁省医疗资源纵向整合模式特征及效果分析[J]. 中国医院管理, 2012, 32 (2): 1-3.

[24] 明平勇, 苏维. 浅析医院服务与社区卫生服务的整合[J]. 现代预防医学, 2011, 38 (12): 2284-2286.

[25] 张莹. 日本医疗机构双向转诊补偿制度的经验与启示[J]. 中国卫生经济, 2013, 32 (4): 93-94.

# 第七章

## 新加坡分级医疗模式及对我国的启示

新加坡作为东南亚国家联盟成员国之一，地处马来半岛南端，马六甲海峡出入口，是高度国际化国家。1824 年，新加坡沦为英国殖民地，1942 年被日本占领，1945 年日本投降后，英国恢复殖民统治，将其划为直属殖民地。1959 年实现自治，成为自治邦。1963 年 9 月 16 日与马来亚、沙巴、沙捞越共同组成马来西亚联邦。1965 年 8 月 9 日脱离马来西亚，成立新加坡共和国；同年 9 月成为联合国成员国，10 月加入英联邦[1]。新加坡国土面积为 719.9 平方千米，人口约 561 万，2017 年人均 GDP 为 5.5 万美元。新加坡经济地位居亚洲四小龙之首，它对东南亚，乃至整个亚洲经济发展起着不可估量的促进作用。新加坡是资源较为短缺、城市密度高、地处热带的发达国家，其人口压力大，也是快速老龄化国家。新加坡在医疗保健领域取得非凡成就。新加坡基础医疗设施世界排名第四，预期寿命世界排名第七，医疗保健体系居于亚洲第一、全球第六。新加坡已有 13 家医疗机构获得国际联合委员会（Joint Commission International，JCI）品质认证，占获认证亚洲医疗机构的 1/3。新加坡历年医疗费用总额占 GDP 比例低于 4%，约为美国的 1/5、英国的 1/2[2]。

## 第一节　新加坡分级医疗的发展背景

新加坡医疗卫生制度体系是全球范围内较为完善的医疗卫生制度体系之一。在 2000~2014 年 WHO 等多个国际组织排名中，新加坡的医疗卫生均名列前茅。新加坡医疗保健服务由三方负责提供，简称 3P（public、private、people）模式，其中，public 指由政府出资创办政府医疗机构；private 指私人或民间资金创办竞争性、营利性私立医疗机构；people 指社会人士、福利团体资助的医疗机构。新加坡实行医疗保健服务双轨制度，即公共体系（由政府提供）和私立体系（由私人提供）[3]。新加坡政府制定严格的患者逐级转院制度，除急诊外，居民应先到社区诊所就诊，当诊所认为需要转诊时方可出具证明，患者凭证明到大医院就诊，在大医院治疗后，进入康复期再转回社区，否则其大医院诊疗费用无法享受政府补贴。层次分明的医疗机构体系是新加坡实现分级医疗的前提，多样化政府资助是新加坡实现分级医疗的政策保障。

### 一、新加坡医疗机构的等级划分[3]

新加坡医疗机构等级划分是实现分级医疗体系的前提和基础。新加坡医疗机构等级划分具体包括提供基本医疗服务的诊所、提供二级以上医疗服务的综合医院以及提供专科服务的专科诊所和专科诊疗中心。

诊所：新加坡私人诊所提供约 80%的基本医疗服务，公立综合诊所提供约 20%的基本医疗服务，基本医疗的主要内容包括 X 射线检查、采血化验、疫苗注射、药房服务、健康检查、健康教育和疾病诊断。政府通过调节价格鼓励公民去诊所而非医院看门诊，在诊所就诊的新加坡公民能得到政府津贴补贴诊疗费用。

综合医院：新加坡有 8 家非营利性公立医院，提供 80%的二级医疗服务（住院、急诊和非住院专科门诊服务），75%的病床得到政府补贴，有 10 家私人医院，提供 20%的二级医疗服务。综合性医院提供住院治疗、专科门诊和 24 小时急救服务。除急诊外，患者到综合医院就诊前均需经由家庭医生或社区诊所诊断，若未通过转诊直接挂号，会产生高昂的附加费用或需长时间等待，甚至可能被拒诊。

专科诊疗中心：新加坡有 6 家专科诊疗中心（癌症、心脏、眼、皮肤、神经和牙齿），提供三、四级医疗服务。

### 二、新加坡多样化的资助方式[3]

新加坡多样化资助方式是落实分级医疗体系的保障。新加坡医疗保健资助由政府、企业与个人三部分组成。政府资助主要通过政府医药津贴实现，政府医药津贴是政府用于公民医疗保健的补贴，由政府直接拨付给 5 个健保集团。政府通过设定多层级津贴比例对公立医院住院患者和公立综合诊疗所患者进行差异化资助。住院病房分 A1、A2、B1、B2、C 五个档次。除 A 级为私人性质床位，政府不给予津贴外，其余等级均能享受不同比例的政府津贴，病房级别越低，政府补助越多。B1 级病房的政府津贴为 20%，B2 级病房的政府津贴最高为 50%～65%，C 级病房的患者可享受最高达 80%的政府津贴。不同等级病房的条件不同，如 A1 级病房为空调房及 1 张床，A2 级病房为空调房及 2 张床，C 级病房床位至多 6 张床。同时，政府对公立医院综合诊所或专科门诊给予津贴，门诊患者在上述地方就诊可享受最高达 75%的政府津贴，在私立诊所就诊无法享受津贴。

### 三、新加坡多元参与的社区医疗模式

新加坡多元参与的社区医疗模式是推进分级医疗制度的重要抓手。

#### （一）新加坡多元参与社区医疗模式的背景

新加坡医疗模式可概括为政府引导和多元参与的社区医疗模式。新加坡是世界上社区建设治理最成功的国家之一，其推行政府主导的社区发展模式。此模式

下，新加坡政府部门与社会组织通力合作，借助公立医疗机构、私立医疗机构、社会慈善团体等组织为社区居民提供丰富的医疗卫生服务。

在政府部门和社会组织的共同努力下，新加坡建立起较为完善的社区医疗卫生服务体系。新加坡社区医疗卫生服务由社区发展理事会统一管理，主要由公立医疗机构、私立医疗机构和社会慈善团体等医疗保健机构提供。其中，公立医疗机构包括区域性综合医院、专科医院（中心）和综合诊所；私立医疗机构包括私立医院、私立诊所和私人医疗机构；社会慈善团体包括老人院、康复中心和慈善医疗义务中心。这些医疗卫生机构能为社区居民提供多类别、多层级的医疗卫生服务，基本满足社区居民需求。

新加坡政府不断推进公立医疗机构市场化和集团化改革，为私人医疗机构和社会慈善团体发展提供宽松的政策环境，并通过大量财政投入和补贴建立社区公立医疗卫生服务中心，确保医疗卫生服务覆盖全体居民，更好地满足居民需求。针对不同性质的医疗卫生服务主体，新加坡政府既鼓励竞争又保护竞争，不给予营利性医院任何不公平限制，让患者拥有充分的自主择"医"权。新加坡政府充分发挥市场机制和价格调节作用，让居民依据自身经济实力和需求在不同医疗卫生服务主体间选择。例如，常见病多发病多数在私人诊所或社区医疗服务中心诊治；高收入群体多到高档次、高收费的私人医院诊治；专科患者可到专科中心诊治；贫困人群中的老弱病残者可在慈善机构筹办的医院诊治；若是慢性疾病，可到康复中心或社区中心理疗或锻炼；已无法医治的患者，也可选择到"临终关怀"类医院走完人生最后旅程[4]。

（二）新加坡多元参与社区医疗模式的特点[5]

新加坡现行社区医疗模式形成于20世纪80年代的医疗保障体制改革，既不同于英国国家卫生服务制度，也不同于美国高度市场化的医疗服务体系，而是一种政府引导、多元参与、政府管理与市场竞争相结合的中间模式。

1. 强调政府、个人与社会共同负担医疗费用

新加坡医疗融资既不完全依赖政府，也不完全依赖个人，而是实行医疗保健支出由政府、社会和个人分担的原则。该原则主要通过多层次医疗保障体系和差异化政府医疗补贴来实现。除了支持多层次医疗保障体系外，政府还直接对在公立医疗机构接受医疗服务的患者进行医疗补贴，补贴标准取决于住院患者选择的病房等级及门诊患者的年龄等情况。政府补贴主要采用总体（或切块）预算资助方式。

2. 鼓励多元医疗机构并存与竞争

在新加坡，政府对于医疗领域不设准入门槛，鼓励私人和社会团体自愿开办医疗机构，因而各类性质医疗机构并存，既有社会团体出资兴办的营利性、综合

性医疗机构，也有政府及慈善机构兴办的非营利性公立医院、社区医院和慈善医院，还有专业性较强的私人诊所，它们彼此优势互补，形成良性竞争。住院医疗服务主要由公立机构供给，初级医疗保健以私立机构为主体，长期持续护理服务则主要由民间机构（如社区诊所、养老院、疗养院、日间护理中心等）提供。当然，此种划分并不绝对，如私立机构也提供部分住院医疗、全面保健和长期持续护理等服务，公立机构也参与全面保健和大约20%的初级医疗保健，并提供非补贴医疗服务[6]。这种既有一定分工又有部分业务重合的做法，有利于促进不同医疗机构间适度竞争，提高医疗资源利用效率。

### 四、新加坡医疗保障制度

新加坡医疗保障制度为实现分级医疗提供条件。

"分担费用"是新加坡20世纪80年代中期卫生改革前的主要卫生原则。1959年，新加坡政府首先采取的措施是在门诊患者中引入"分担费用"的全新付费体制，其做法借鉴了英国国家医疗保障模式，由国家税收承担社会成员医疗费用，所有社会成员可享受免费医疗。随着医疗费用的不断增长，基于对福利制度的疑虑和对未来人口老龄化的忧虑，新加坡政府意识到照搬英国全民卫生服务模式的弊端，基于当时的医疗供给体系，不但无法满足战后婴儿潮引发的医疗需求增长，以及民众对服务质量期望的不断提升，而且大量财政补贴和偿付逐渐演变成沉重负担，财政上难以为继。而在政治上，此种不论收入和财富水平，只按病症付费的做法仍备受质疑。因此，新加坡政府对原有福利性医疗保障体系进行反思和改革，强调医疗保障的个体责任，建立了世界上第一个储蓄性医疗保障制度。1982年，政府开始卫生体制的全面改革。此次卫生改革重中之重是引入以强制性储蓄为基础的新融资方法。1984年，新加坡建立保健储蓄计划，经不断完善后逐步建立健保双全计划、保健基金及乐龄健保计划，形成了个人负责、政府补贴和部分商业运营的医疗保障制度。目前，新加坡健康保障制度基本框架包括政府补贴（subsidy）、保健储蓄计划（medisave）、终身健保计划（medishield life）和保健基金计划（medifund），简称"S+3M"。

#### （一）政府补贴

政府补贴，即新加坡政府向公立医院提供医疗补贴。各医疗机构根据自身成本自行制定医疗服务价格，政府直接对其价格按一定比例进行补贴，公民按补贴后的价格支付医疗费用。政府补贴由财政通过补助供方的方式直接支付给医疗机构，患者只需支付补贴后的费用，既不动用个人公积金账户，又不动用终身健保基金[7]。

（二）保健储蓄计划

保健储蓄是强制性中央公积金制度的组成部分，成立于 1984 年，是一项带强制性的全国医药储蓄计划，覆盖所有在职人员，雇主及雇员双方按工资的一定比例缴纳。建立保健储蓄基金用于支付投保人及其家庭成员住院、日间手术及特殊门诊的自付部分费用，是公积金制度中主要的医疗保障计划。保健储蓄可用来支付自己及家人的住院医疗费用和部分昂贵的门诊治疗费用，一般疾病的治疗费用可得到解决。自保健储蓄理念确立之初，新加坡着力避开全民国家福利可能带来的道德风险。在制度设计上，除保证每个公民均能获得可负担的优质基本医疗服务外，还推动个人为自我和家庭健康承担最大责任[8]。

（三）终身健保计划

终身健保计划，最初称为健保双全计划。实施于 1990 年的健保双全计划也被称为大病保险计划，是新加坡政府于 1990 年 7 月设立的用于支付参保人员住院或特殊门诊（如透析和肿瘤化疗）的医药费用，其覆盖新加坡公民和永久居民，目的是帮助参保者支付大病或慢性病医疗费用，弥补保健储蓄不足以应付重病患者医疗费用缺口，确保投保人在患上重病或长期疾病时能够应付庞大的医药开销，是保健储蓄计划的补充。不同于强制性保健储蓄，非强制性健保双全计划具有社会统筹性质，采用风险共担的社会保险机制。2015 年 11 月 1 日后改为终身健保计划，又称基本医疗保险计划，是新加坡医疗保障制度的主体。终身健保计划属于社会保险性质，制度实施之初采取自愿参加原则，按照起付线和共付比例制，对投保者住院及部分门诊费用给予偿付[9-10]。

（四）保健基金计划

保健基金是保健储蓄计划的补充，设立于 1993 年，是由政府设立的带有救济性质的捐赠基金。根据财政收入和国家经济状况，政府每年拨 1 亿～2 亿新加坡元，用于资助未参加保健储蓄和健保双全计划或已不符合条件参加上述两种计划的贫困国民。政府把捐赠基金的利息分配给公立医疗机构，以补偿贫困人口的医疗费用，进而确保每个居民不论经济状况如何，均能获得良好的基本医药服务。

新加坡医疗保障体系除上述保健储蓄计划、健保双全计划、保健基金计划外，还包括其他类型的保健计划，如乐龄健保计划、乐龄护理基金和公共援助金等[11]。

# 第二节　新加坡分级医疗的主要模式

新加坡把医疗机构分为两个层面，即两级医疗网。第一层是社区医院和一般诊所，第二层为综合性或专科性大医院。社区医院和一般诊所负责基础性保健服务，综合性或专科性大医院负责综合性医疗服务。新加坡医疗保障制度对于维护其合理诊疗秩序起着举足轻重的作用。此外，医疗体系运行特点亦可明确其社区首诊制度和双向转诊制度是新加坡分级医疗体系的主要模式。

## 一、社区首诊制度

### （一）社区首诊制度的概述

尽管新加坡尚无刚性社区首诊制度，患者可自由选择医疗机构就诊，但当社区居民生病时首先会寻求家庭医生或全科医生帮助，若病情需要再向公立医院转诊。居民就诊先到诊所，当诊所认为需要转诊时诊所医生会出具证明，患者凭证明到公立医院就诊，否则其公立医院费用将无法享受政府补贴。大多数常见病、多发病和慢性病患者会首先选择在社区诊治，进而避免了大医院资源浪费[12]。

### （二）社区首诊制度的特点

新加坡尚无明确的社区首诊制度要求，但因新加坡独特的医疗保障制度规定和要求，新加坡居民能够自觉地遵守由下而上的分级医疗制度，其特点表现为重视以人为本和细节管理。在新加坡社区医疗中心，医疗服务以人为本并非口号，感动服务随处可见，特别是经重组改革后建立的综合性医院和公立社区医疗中心（私人诊所）构成的城市两级医疗服务体系，使公立社区医疗中心（私人诊所）和公立医院间双向转诊顺利实施，医院和医生唯一需考虑的是患者的病情需要。而各级医疗机构各司其职，既实现了患者的合理分流，又减轻了患者就医经济负担。

### （三）居民自愿遵守社区首诊的条件

新加坡无刚性社区首诊制度要求，但能较好地维护其社区首诊顺利进行的具体原因可概括为以下三方面。

首先，转诊证明是享受政府补贴的有力依据[13]。

新加坡的医疗服务分工较为明确，门诊服务主要由私立医院、开业医师、公立医院及社区医疗服务中心（综合诊所）提供，而住院服务则主要由公立医院提供。在公立医疗机构就诊一般需要预约，无法选择医生，就诊等待时间长；而在私立医疗机构就诊一般无须预约，可选择医生，就诊等待时间短。新加坡公立医院和私立医院医疗服务量差别较大，公共体系和私营体系在医疗市场中所占份额分别为：门诊患者分别是 20%、80%；住院患者分别是 80%、20%。公立医院也提供少部分自费患者的医疗服务，其服务和收费主要由市场调节。新加坡政府相信，私营机构由于市场竞争，其基本医疗服务一定程度上能有效将服务价格维持在较低水平。同时，政府也认识到医疗市场具有局限性，尤其在提供高度专业化医疗服务时，政府必须进行调控，其手段仍以公立医院作为住院服务的主要提供者，使政府能有效控制医院床位数、利用率及费用增长。综合性医院和公立社区医疗中心（私人诊所）构成城市两级医疗服务体系。公立社区医疗中心（私人诊所）和公立医院间建立了良好的双向转诊制度。居民就诊先到诊所，当诊所认为患者需转诊时再为其出具证明，患者凭证明到公立医院就诊，否则其医院费用将无法享受政府补贴。

其次，高水平基层医疗服务能力是社区首诊顺利实施的基础。

新加坡社区居民健康管理主要由全科医生承担。新加坡拥有 2000 余名全科医生，他们分布在社区医院、综合诊疗所、私人医院或私人全科诊所，全面覆盖各个住宅区，为社区居民提供上门服务，为居民基础疾病、慢性病诊治提供极大便利[12]，其不仅能提供常见病诊断、治疗和慢性病康复治疗，还能开展基层医疗技术培训和研究，居民对基层医疗机构信任度较高，其也是社区首诊顺利实施的主要原因。

最后，医疗保险政策的有力引导是社区首诊实施的有效保障[14]。

新加坡通过医疗保险政策鼓励患者有效利用基层医疗卫生服务。个人储蓄保险对门诊费用支付有病种限制，即非所有门诊费用均可报销[15]，但政府为鼓励居民首先利用基层医疗服务，将门诊服务通过减半等方式为供方提供补贴，根据门诊就诊患者年龄和身份，政府给予综合诊所相应比例补贴，如规定：65 岁及以上和 18 岁以下者，以及所有在校学生均可减免 75% 的诊疗费用，其他公民只需缴纳 50% 诊疗费。同时，对通过社区首诊转入医院接受住院治疗的患者进行补贴，私人诊所医生也有转诊权利，而对于直接到大医院就诊的患者不仅没有补贴，还需额外付费，从经济利益上诱导居民首先进入社区医院，采用"经济调节"做法，缓解上级医疗机构诊疗压力。因此，新加坡医疗保险政策可有力地引导患者社区首诊。

## 二、双向转诊制度[16]

### （一）双向转诊制度的概述

双向转诊制度是新加坡分级医疗体系的主要模式，亦称患者逐级转院制度，是指患者先到社区医疗中心就诊，如果社区医疗中心无法诊治，再由社区医疗中心推荐转入大型综合医院，当患者病情好转时，可重新转回社区医疗中心。新加坡强调国家卫生服务体系建设应以社区卫生服务为基础，社区卫生服务机构主要承担基础保健服务，也承担部分公共卫生职责，如妇幼保健、计划免疫、儿童保健等。为切实发挥社区机构基础性作用，规定除急诊外，患者原则上先进社区医院或私人诊所（一般路程在 10 分钟以内）；进入基层后，患者一般就地治疗，难于治疗的才转入大医院。患者在大医院治疗后，根据病情适时转入社区医院，即"手术在大院，康复在社区"。为此，政府制定转诊标准，从经济利益上鼓励患者康复在社区。新加坡政府制定严格的患者逐级转院制度，有利于合理配置医疗卫生服务资源，以提高医疗卫生服务机构运作效率，其既坚持了"公平优先、兼顾效率"原则，又避免了上级医院、专业医生看"小病"造成的资源浪费[4]。通过以上措施，新加坡政府在不同性质和不同层级医疗卫生机构间建立了顺畅的双向转诊制度。

（二）双向转诊制度的特点

在新加坡，患者看病从家庭医生开始，医疗体系设计从低到高逐级上升，不同级别医生或医院承担不同的责任。新加坡最初级医疗保健单位是家庭医生。家庭医生在很多国家已非常成熟。比如在美国，患者看病一般先找自己的家庭医生。若有需要，家庭医生安排患者到大医院就诊或联系专科医生为患者诊治。家庭医生在新加坡的定义与美国略有不同，既有针对某个家庭或个人的私人医生，也有自立门户的小型诊所。家庭医生通常在社区租赁门房，个人开诊。寻求家庭医生帮助极为便捷，几乎新加坡每条大街上都有家庭医生诊所。家庭医生相当于医疗保障体系中最普及、最基础的层级。根据病情需要，患者到大医院就诊须由家庭医生开具上级转诊证明，患者在大医院治疗后，根据病情稳定情况适时转入社区医院。通过上述双层双向转诊制度，使医疗资源配置得到全面整合和优化，从而有助于提高医疗卫生资源整体效益。

（三）双向转诊制度的实施条件

新加坡采用多种方法促使双向转诊顺利实施。首先，新加坡组建东、西两大医疗集团，其目的是实现医疗资源充分利用和有效整合，遏制各级医院间不平等竞争，构建更为有效的转诊制度。通过改革，集团内部医疗机构合作更为协调。其次，大力推进医院信息化建设。两大医疗集团信息系统包含每位患者的电子病历、身份、经济状况、医疗保险账户等信息，其为转诊实施和长期照料提供保障[15]。最后，改革支付方式，落实双向转诊。最初支付方式采用按病房类型补贴的控费支付方式，但容易导致医院过分追求经济利益；2005 年新加坡开始推行"总体（或切块）预算"方式[13]；最终改革为按病种付费和总额预付，将近 70 种疾病以病例组合方式支付，而其余疾病以整笔拨款方式拨付至医院[17-18]。通过支付方式约束医院行为，医疗集团内医院为节省费用，主动下转患者，医院间利益平衡得到有力保障，其为双向转诊的顺利实施提供了条件。

# 第三节　新加坡分级医疗的成效及问题

新加坡医疗体系覆盖面广，且以严谨求实著称。虽然新加坡只有 600 多万人口，但医疗资源密集度高，大小医院遍布全国，随处可见私人诊所或专科医院。有关数据表明：在 WHO 的成员国中，新加坡医疗卫生公平性位列第六，而其全社会医疗费用总额占 GDP 比例低于 4%。新加坡用相对合理的社会支出，较好地兼顾了医疗公平与效率，其医疗卫生服务水平处于国际前列，并得到了 WHO 的高度评价[6]。此外，新加坡医疗体系还为周边欠发达国家高收入人群提供医疗服务，如越南、菲律宾、柬埔寨、印尼的高收入患者都会首选新加坡。

## 一、成效

新加坡拥有世界一流的医疗卫生体系，在 WHO 评级中排名第六，领先多数高收入国家。新加坡只花费不到其 GDP 4% 的成本，其数字约为美国的 1/5，英国的 1/2，不仅实现了医疗体系全民覆盖，也实现了医疗卫生三大目标（全民健康、医学卓越、高素质及承担得起的医疗服务）[2]。新加坡在医疗卫生各领域取得了显著成效，无论在卫生费用控制、医疗秩序维护还是在全民健康水平提高等方面成效都很显著，其与新加坡医疗保障制度和分级医疗协同发展密不可分。

### （一）新加坡分级医疗体系有效控制卫生费用增长

首先，新加坡分级医疗与其完善的医疗保障机制密不可分。20 世纪 80 年代中期，新加坡开始实施独具特色的医疗保健储蓄的卫生体制改革，此改革成功控制了卫生费用。新加坡实施个人医疗储蓄计划，是亚洲典型的医疗账户积累制国家，强化了医疗服务过程中个人及家庭费用支付责任。新加坡率先推行医疗储蓄账户制度，参保人缴纳的医疗保险基金以个人账户形式纳入中央公积金局，实行规模化增值运作。在此制度下，为节约医疗成本，新加坡坚持公立医院分类负责制，从而有效控制患者过度医疗。新加坡医疗储蓄计划能有效增强参保者自我健康意识，实现由"重治疗"向"重预防"的健康理念转变，促使个人及家庭节约医疗账户资金，减少医疗费用支出。其次，新加坡公立、私立医疗集团双向转诊有利于合理控制卫生费用。公立医院集团主要负责住院服务，私立医疗机构主要负责基本门诊医疗，两大集团的政府补助不同，只有在必要时方可由低到高逐级转诊。同时，新加坡医疗集团的建立，可有效加快公立医院内部改组，从而降低医院管理运营成本。

（二）新加坡分级医疗体系全面提高全民健康水平

新加坡完善的医疗体系和医疗保障制度，使居民医疗需求得以满足，居民健康水平显著提高。首先，居民预期寿命明显延长。根据联合国统计，1950～1955年新加坡人口平均预期寿命为 60.2 岁，2005～2010 年，人均预期寿命上升至 80.6岁，短短 60 年人均预期寿命提升 20.4 岁。2017 年新加坡人均预期寿命为 84.79岁，其中女性平均寿命达 85.2 岁，男性则为 82.6 岁，在 WHO 中排名第四。其次，新加坡婴儿存活率较高，并成为世界上 5 岁以下儿童死亡率最低的国家之一。根据 2015 年数据，新加坡每 1000 个新生儿中，死亡率平均只有 1.7。产妇因生产或婴儿胎死腹中而丧命的概率，则是每 10 万人中有 7 人。最后，新加坡癌症患者存活率与欧洲水平接近，且其心血管疾病死亡率是亚太地区多数国家心血管疾病死亡率的一半[19]。

（三）新加坡三级医疗服务较好地满足居民多样化医疗需求

新加坡提供基层医疗、综合医疗和中长期护理三级医疗服务，其服务由私立、公立和民间医疗机构提供，并将以上三种护理方式相结合形成连续护理体系，通过各方合作为患者提供综合性护理服务，以协助患者快速转诊。新加坡基层医疗服务包含预防保健及健康教育两大部分。综合医疗主要依托于新加坡现有 8 家公立医院。综合性医院提供住院治疗、专科门诊和 24 小时急救服务。其他 6 家全国性专科中心基本代表了新加坡最高医疗和研究水平。中长期护理是指病患在病情稳定后所需的一系列医疗服务。对于需要中期与长期医疗的新加坡居民，目前已有多种居住型和社区型医疗服务方式可供选择，包括社区医院、护理中心、临终关怀机构、家庭医疗等多类场所[2]，尤其通过区域服务机构网络建立以公立医院为核心，以周边综合诊所、社区医院、养老院为支撑的医疗集群，医疗集群通过内部整合，共享设备、床位、电子病历，发挥了综合效应，提高了医疗服务效率，保证了医疗资源合理分配，且较好地满足了居民多样化医疗需求。

## 二、存在的问题

（一）公立医疗机构业务繁忙，患者候诊时间长

新加坡医疗制度并非十全十美，由于政府规定只有在公立机构看病方能享受津贴，公立机构诊疗业务繁忙，患者等待时间较长。尽管长期以来，新加坡政府重视社区医疗中心建设，通过财政高投入、高补贴建立起较完善的公立社区医疗卫生服务中心，覆盖全体居民，并制定严格的患者逐级转院制度[13]，但由于公立社区医疗中心数量有限，在社区看病，因患者较多，往往候诊时间较长。新加坡政府也意识到由于人口老龄化速度加快，现有社区医疗资源和医疗保健体系也面

临严峻挑战。为此，目前新加坡也在探索设立区域性整合型医疗系统，以适应当地居民日益增长的医疗服务需求[20]。

### （二）老龄化进程快，病床供求压力大

新加坡人口密度大，老龄化进程快，快速增长的老龄人口对病床供求施以巨大压力。据报道，2014 年初，陈笃生医院、樟宜综合医院和邱德拔医院等半数公共医院病床使用率连续 7 天超过 90%，患者等候病床时间中位数为 1.7～9.1 小时，尤其陈笃生医院病床使用率几乎每天均为 85%～90%，需住院患者的数量快速增加，病床等候时间也越来越长，最长可达 10 小时。病床使用率一旦超过 85%，便会对医院服务造成一定压力。因此，为了有效缓解病床供求压力，院方将病情较复杂的出院患者转为医疗延续服务，由一组专业医疗团队上门为他们提供医疗服务。同时，为患者提供医疗支持是非常重要的工作，特别是出院后的老年患者，医疗人员为其提供上门服务，减少了患者入院次数，缓解了病床的供求压力。

## 第四节　新加坡分级医疗模式对我国构建分级
## 医疗体系的启示

当前，正值中国深化医药卫生体制改革整体推进的关键时期，为完善中国医疗体系建设，推动分级医疗制度的进一步发展，新加坡在医疗体系建设与管理中的诸多经验与做法值得中国学习和借鉴。

### 一、健全医疗保障体系，引导分层级就诊的医疗秩序形成[8]

新加坡向来以完善的医疗保健制度闻名，曾被多数国际机构和学者誉为"公私兼顾和公平有效"的医疗保障制度，是世界上最为完善的医疗保障制度之一。这既得益于 20 世纪 80 年代中期开始推行医疗保险改革，也离不开不断被完善和提升的配套医疗供给体系。医疗保障制度目标是为所有人民提供最基本的医疗卫生服务。新加坡政府建立和完善了适合本国国情的医疗保障制度，体现了"公平优先、兼顾效率"原则。在此基础上，循序渐进地提高保障范围和质量，形成多元化和较合理的筹资机制，注重政府与市场在医疗保障资源配置中的差异化作用。新加坡医疗保障制度强调纵向的个人自我积累，强调个人责任和竞争机制引入是提高医疗保障制度效率的重要措施，是实现低投入、高健康水平的有效方法，但政府在整个医疗保障制度中也发挥重要作用。新加坡在建设医疗保障制度过程中，坚持供需结合，医疗保险制度与分级医疗制度协同发展。针对需方，在各国社会保障标准均有所提高的风潮下，新加坡政府坚持谁获益谁付费原则，独树一

帜地坚持推行公积金医疗账户付费模式，控制个人医疗费用滥用，避免社会保险模式国家的个人滥用现象产生[21]。针对供方，坚持"补贴+收费"的原则，居民自愿就医，医疗机构收费，通过竞争提高医疗机构效率，避免完全由国家大包大揽导致的医疗机构效率低、排队长、服务差现象。政府通过对医疗机构进行部分补助、对基本医疗服务补助及国民和非国民的差别化价格，利用有限投入引导居民在基层、低级别医疗机构就医，降低总体费用。医疗保险基金针对不同等级机构和不同服务支付比例差距较大，有效地引导患者合理利用医疗服务，促进分级医疗制度建设，利用医疗保险杠杆作用调节患者合理流动。

因此，新加坡储蓄型医疗保险模式有效解决了劳动者医疗保障问题，减轻了政府压力，促进了经济的良性循环。同时实行了政府与市场相结合的机制，发挥了政府在医疗保障服务提供中的主导地位，适当引入了部分私营医疗机构以促进竞争，提高了效率[22]。新加坡医疗保障制度为维护医疗体系分层、分级医疗奠定基础，满足居民多样化医疗需求。中国目前实施的医药卫生体制改革，应强调供需协同，三医联动，借鉴新加坡经验，加强医疗保险制度建设与医疗卫生服务体系建设协同，通过支付方式改革，引导居民合理就医，促进分级医疗制度建设。

## 二、合理运用补贴政策，明确经济在分层级医疗中的作用

国家医疗服务体系形成与发展必须符合基本国情。新加坡医疗制度一直平稳发展且取得良好成效，与其经济和社会背景密不可分。新加坡政府虽然进行了新公共管理改革，但政府公共责任不仅表现在医疗保险领域，还表现在财政补贴方面。新加坡政府不仅加大公共财政投入并善于合理运用补贴政策工具，维护其医疗体系有效运行。新加坡政府既补贴供方——医疗机构，又补贴需方——患者，二者相结合，使得新加坡政府对医疗服务财政补贴维持在较高水平，使得补贴政策成为新加坡卫生部最具影响力的政策工具[23]。中国长期以来，公共财政投入不足，由此导致公立医院运营压力大，逐利倾向明显。中国现阶段医疗服务体系建设的基本方向是要符合社会主义初级阶段的经济发展水平、政府财政收入和居民承受能力。因此，可借鉴新加坡经验，从"健康中国战略"角度出发，履行公立医院所有者职责。在当前经济体制下政府需根据财政状况，保留对部分公立医院的控制权，包括代表医疗技术发展水平的大型医院、承担主要基本医疗服务提供功能的骨干医院和外部性较强的传染病医院、精神病医院、急救中心等医院，同时要提高对这些医院的财政补偿比例，使其能够充分体现公益性[22]。对于能够提供基本医疗服务的私立医院，政府应通过购买服务的形式将其纳入基本医疗服务体系。对积极履行社会责任的营利医院也应采取优惠政策，建立私立医疗机构同公立医疗机构平等的竞争关系。

### 三、重视社区医疗服务，鼓励多方主体参与社区医疗服务建设[5]

中国社区医疗起步较晚，于 1996 年开始试点，2000 年全面推动社区卫生服务体系建设。经多年努力，社区卫生服务体系虽已初具雏形，但发展并不顺畅，社区卫生服务机构数量少、服务质量低、服务档次低、服务面窄等问题并存。到目前为止仍未形成稳定的社区医疗卫生服务供给模式，有效合理的社区医疗卫生服务筹资和补偿机制尚未形成，政府投入不足，公共或准公共卫生服务经费缺乏，社区医疗卫生服务公益性未得到充分体现。社区医疗机构高水平医疗人才匮乏，服务水平低，从而使社区卫生服务体系利用率低，其六位一体功能未得到充分发挥。针对目前中国社区医疗卫生服务中的问题，根据新加坡社区医疗建设经验，中国在社区卫生服务发展方面应注意以下几点。第一，加大政府投入。基于社区医疗卫生服务公益性及其在保证各类人群初级医疗卫生服务可及性方面的作用，政府对社区卫生的投入必不可少。但随着医疗体制市场化改革的逐步展开，中国各级政府投入医疗卫生服务的资源十分有限，这一有限资源又主要用于补助已占据大部分市场份额的高级别医院，社区医疗卫生机构从政府那里获得拨款和补助份额较少。为此，各级政府应加大社区医疗卫生投入。为保障社区医疗投入效果，政府应同时加大对社区医疗机构及服务人员的监督及绩效评估。第二，实现社区医疗机构与更高层次医疗机构间的制度化分工。各国实践表明：社区医疗机构及家庭医生在医疗服务体系中的"守门人"角色定位，既可较大程度地提高各类人群初级医疗服务可及性，同时亦可合理利用医疗资源，有效控制医疗费用上涨。为此，政府及相关部门应通过收费机制、政府补贴标准、医疗保险报销比例等多种措施，让社区医疗机构能充分发挥"守门人"作用。第三，充分发挥各个主体在社区医疗服务供给中的积极作用。虽然在不同社区医疗卫生模式下，各国主体性社区医疗机构性质存在差异，但几乎所有国家都存在多种性质社区医疗机构。不同性质社区医疗卫生机构间适当竞争，可在一定程度上提升社区医疗卫生服务水平。在当前政府尚不具备足够财力为全体国民提供基本免费的初级医疗卫生服务之际，政府应鼓励多元主体参与社区医疗卫生服务，并为多元主体提供公平的竞争环境。

### 四、规范医联体内部管理，推进紧密型医联体建设

新加坡两大医疗集团属于紧密型医联体，其管理体制属于公立医院托管模式，其以托管集团为利益和责任共同体，形成资源纵向整合，最终形成成熟化的公立医院管理体系。新加坡通过对医疗资源的重组和融合提高资源配置效率，增强医院经营管理能力，提升综合竞争力，同时重新明确了政府在医疗服务中的定位，建立了适应国家自身发展的医疗机构管理体制，对中国构建职责明晰、结构

合理、管理有序、运行高效的公立医院管理体系具有重要借鉴意义。

医联体建设是中国分级医疗制度中的重要内容，尽管全国各地根据自身实际情况已进行实践探索，并取得现有成效，但仍存在诸多问题。为推动中国医联体建设顺利实施，新加坡公立医院托管模式的经验与做法值得借鉴。紧密型医联体和松散型医联体是中国医联体的主要形式，两者的根本区别由权责归属和运行机制决定。紧密型医联体是指对所有医疗机构人力、财力、物力实行统筹管理，形成一个利益共同体和责任共同体。松散型医联体则是一种松散式或契约式的纵向医联体模式，其模式以管理和技术为连接纽带，以一家三级医院为核心，联合二级和基层医疗机构。现在中国大多医联体为松散型医联体，主要以章程为统领，以管理、技术为连接纽带。在资源整合方面，医务人员在医联体内柔性流动，以信息化为基础，开展检查检验结果共享互认、预约诊疗、双向转诊等服务[24]。现大多松散型医联体内部无良好管理模式支撑及经济的统一管理权限，在这种情况下，需要政府下放部分行政权力至医联体核心医院，使其对医联体内部起着较强的制约管理作用、引领作用及内部行政管理和分配作用。新加坡医联体集团属于紧密型医联体，其以托管集团为利益和责任共同体，形成资源纵向整合，最终形成成熟化的公立医院管理体系。因此，中国在松散型医联体较多的现况下，各省、市、区可考虑根据现状进一步纵向整合，构建紧密型医联体，有效整合各医联体内的医疗资源，实现医联体内信息共享，让全地区三级医院、二级医院和一级医院的联系更紧密、更有组织性，充分发挥三级医疗互补作用[25]。

### 五、建立金字塔形医疗服务架构，提供连续性医疗服务

以新加坡三级医疗服务体系为参考，中国应逐步建成互补性较强的三级医疗网络，进一步明确各级医院定位，以省为单位，重点扶持三级甲等医院科研能力，提高疑难杂症攻克能力，推进市县级医疗中心、乡镇或社区医疗机构建设速度。市县级医疗中心则主要承担临床诊疗工作，解决常见病、多发病问题，乡镇或社区医疗机构提供基础医疗服务，从而形成金字塔形医疗服务架构。同时，充分利用网络技术，建立省级统一的居民健康信息档案，开发电子病历，实现医院间病案资源共享，民众转诊于不同医院，均能调阅既往病历，既有利于临床诊疗，又能避免医疗资源浪费。配套调整医疗保险报销制度，越到基层医疗机构，报销比例越高，从而吸引民众到基层就医，实现基本医疗服务下沉，减缓大医院压力，逐步形成逐层双向转诊制。通过提供连续性的医疗服务，避免目前"插件式"医疗服务造成的资源浪费。但目前中国乡镇卫生院、城市社区服务中心仍是薄弱环节，由于激励制度未理顺，高素质全科医生不愿留在基层服务，基层医疗机构本科以上从业人员比例较低，且大多数并非全科医生[26]，因此无法发挥其"六位一体"的功能要求。中国基层医疗未能有效建立金字塔形医疗服务架构及提供连续

性医疗服务。因此，国家应加大力度培养全科医生，提高全科医生工作吸引力，这是提升基层医疗水平的关键。

### 六、探索政府与市场相结合的调控机制，提升医疗体系的效率与公平

从新加坡医疗卫生体系来看，其注重政府与市场相结合的资源配置方式，将政府宏观调控作用和市场机制进行有效结合以降低卫生费用开支、满足民众多层次需求、促使其医疗卫生服务模式不断完善和可持续发展。新加坡医疗服务大多由民营机构提供，初级医疗服务机构数量多，且分布广泛，二级、三级医疗服务提供者的组织形式则呈现出多样化态势，即公立机构、非营利机构和营利机构并存发展。在中国，初级医疗服务机构大多由政府建设，经常出现低效率或无效率现象，因此，中国应充分发挥市场作用，鼓励更多个体医生开办初级医疗机构。对于高层次医疗机构而言，私立医院可吸引社会资本投资医疗卫生领域，在总体上既可保证社会有更多医疗服务满足居民较高层次的卫生服务需求，亦可减轻政府经济负担，在公平优先基础上可提高效率[27]。因此，中国可借鉴新加坡医疗资源配置方式，注重政府投入与市场调节的有效结合，防止相对单一的资源配置结构造成医疗卫生服务架构不合理而导致"欠公平与低效率"问题。

### 参 考 文 献

[1] 中华人民共和国外交部. 新加坡国家概况[EB/OL]. https://www.fmprc.gov.cn/web/gjhdq_676201/gj_676203/yz_676205/1206_677076/1206x0_677078/[2018-04-03].

[2] 崔磊，段建军，王玉嘉. 对新加坡医疗保健体系的分析与思考[J]. 建筑技艺，2014，（12）：47-53.

[3] 胡丙杰. 新加坡的医疗卫生制度及其特点[J]. 学习与研究，2015，（4）：74-76.

[4] 佚名. 国外社区卫生服务集锦——新加坡、瑞典、泰国、意大利[EB/OL]. http://www.csrpsp.com/peixun_b.aspx?id=215&names[2013-10-16].

[5] 刘德吉. 国外社区医疗服务模式比较及对我国的启示[J]. 中国卫生事业管理，2009，26（9）：596-599.

[6] 陆昌敏，冯泽永，冯光谓，等. 新加坡医疗保障体系的特点及对我国的启示[J]. 医学与哲学（人文社会医学版），2007，28（12）：32-34.

[7] Ministry of Health. MediSave[EB/OL]. https://www.moh.gov.sg/content/moh_web/home/costs_and_financing/schemes_subsidies/medisave.html[2020-03-06].

[8] 丁一磊. 新加坡健康保障制度演变的特点及启示[J]. 中国卫生政策研究，2018，11（10）：34-42.

[9] Ministry of Health. What is MediShield Life[EB/OL]. https://www.moh.gov.sg/home/our-healthcare-system/medishield-life/what-is-medishield-life/medishield-life[2018-09-21].

[10] 孔祥金，李贞玉，李枞，等. 中国与新加坡医疗保险个人账户制度比较及启示[J]. 医学与哲学（A），2012，33（4）：46-48.

[11] 屈玮, 王晓先, 慈延宁. 浅析新加坡医疗保障体系及对我国的启示[J]. 科协论坛（下半月），2007,（8）: 92-93.

[12] 蒲柳伊, 代安. 新加坡家庭医生服务实施经验对我国的启示[J]. 医学与哲学（A），2017, 38（10）: 66-68, 73.

[13] 周策. 新加坡医疗保健服务的经验与启示[J]. 发展研究，2010,（3）: 86-87.

[14] 余红星. 我国医疗机构分工协作动力机制研究[D]. 武汉：华中科技大学，2015.

[15] 苏苗罕, 宋华琳. 新加坡医疗服务监管研究[J]. 中国卫生政策研究，2008, 1（2）: 52-57.

[16] 常修泽. 三方共建　两方分担　双向转诊　医道清廉——新加坡医疗卫生体制考察感受[J]. 中国经贸导刊，2007,（3）: 35-36.

[17] 赴新加坡培训考察团, 汤庆伟. 新加坡医疗保健系统运营现状及相关启示[J]. 中国卫生资源，2008, 11（5）: 248-250.

[18] 代涛, 陈瑶, 马晓静. 新加坡公立医院改革的主要做法与启示[J]. 中国卫生政策研究，2012, 5（8）: 4-8.

[19] United Nations. World Population Prospects: The 2010 Revision[R]. New York: Department of Economic and Social Affairs, 2011.

[20] 王亚平. 论医疗纠纷产生的深刻根源和背景[J]. 医院院长论坛，2009, 6（1）: 37-41.

[21] Wong C Y, Lee H C. Healthcare in Singapore: Challenges and management[J]. *Japan Medical Association Journal*, 2008, 51(5): 343-346.

[22] 陈昱方, 林婕, 张亮. 新加坡卫生服务体制对我国卫生服务体制改革的启示[J]. 医学与社会，2012, 25（1）: 71-73.

[23] 李杏果. 新加坡医疗服务管办分离改革及对我国的启示[J]. 天津行政学院学报，2019, 21（1）: 89-95.

[24] 龚伟伟, 赵太宏, 朱一俊, 等. 不同医联体管理模式下医师能力提升的探究[J]. 中国卫生质量管理，2018, 25（2）: 120-123.

[25] 蒲柳伊, 史颖悟, 段然, 等. 新加坡公立医院托管模式对我国的启示[J]. 重庆医学，2020, 49（4）: 677-679, 685.

[26] 郑玉玲. 英国社区医疗体系对我国社区医疗发展的启示[J]. 中医药管理杂志，2003, 11（2）: 32-34.

[27] 夏挺松, 卢祖洵, 彭绩. 国外医疗卫生体系模式对我国的启示[J]. 中国卫生事业管理，2011, 28（7）: 486-488.

# 第八章

## 法国分级医疗模式及对我国的启示

法国位于欧洲西部，国土面积为 55 万平方千米，分为 22 个大区、96 个省、5 个海外单省大区、5 个海外行政区和 1 个地位特殊的海外属地，共有 36 700 个市、镇。全国人口约 6699 万，其中，农村人口不超过 10%，是一个经济高度发达、高福利的国家[1]。

法国的医疗体系早已实现如今许多国家医疗保健改革的目标：医疗保障制度实现全民覆盖、医生提供高质量的医疗保健服务。法国通过将德国医疗保险模式和英国医疗保障体制的内在机制与本国的经济水平、文化传统有机地结合起来，创立了符合本国实际的医疗卫生体系。该体系因具有较高的公平性和效率值，在 2003 年被 WHO 评为"全球最佳卫生系统"[2]。2011 年，在 OECD 发布的报告中，法国人口健康长寿指数位于世界前列。2014 年，法国医疗服务的安全性和居民健康生活方式均位于世界榜首。据 WHO 统计，2019 年法国人均寿命为 82.4 岁，世界排名第九。这些成绩均得益于法国具有良好的医疗卫生服务体系。

## 第一节　法国分级医疗的发展背景

法国是实行分级医疗制度的国家，其分级医疗制度是根据全科医生作为"守门人"在整个医疗服务体系中的核心作用的原则建立起来的。

法国对分级医疗的首次尝试可追溯到 20 世纪 90 年代。当时，一个专业医务人员自治组织通过与社会医疗保险基金签订协议，试行转诊医生计划，即全科医生自愿参加并邀请患者与其自愿签订合同，患者承诺患病时到全科医生处首诊（急诊和部分特定医疗服务等除外）。通过社区首诊，全科医生可获得额外增加按人头支付 46 欧元（2001 年）费用的补助。同时，全科医生需遵守约定的服务价格、保存和管理患者档案、参与公共预防保健计划及遵循社会医疗保险目录开具药品等。但法国卫生保健系统缺乏组织机制和患者参与的激励机制，导致协作不佳，保健服务的连续性不好，无论是居民就医流程，还是个人健康维护，均没有专业人员负责。最终仅有 10% 的全科医生和 1% 的患者（主要是老年人和慢性病患者）参加。

2004 年，法国在《健康保险法》中引入新的全科医生"守门人"制度，称为优选医生计划。该计划要求每位参保人选择一个全科医生作为首诊医生，其中，妇科、产科、眼科、精神科、神经科医生服务及 16 岁以下儿童所需的卫生服务可不经转诊，直接就诊。如果患者未经签约医生转诊直接到专科医生处或其他全科医生处就诊，法定医疗保险报销比例将大幅度减少。而签约医生则会因患者未注册而无法获得 40 欧元/人·年的建立和管理医疗档案的费用。法国通过建立双向激励约束机制，2006 年 70% 参保患者经优选医生转诊，2007 年 81% 的公民签约了优选医生，其中 99% 为全科医生[3]，全面负责其医疗保健工作[4]，2016 年在新增的 8783 个医生职位中，全科医生分配了 4012 个，占到几乎一半的比例[5]。

目前，法国医疗服务体系协调全科医生私人诊所、医院、各类医疗服务机构、保险公司共同承担社区卫生服务，规定患者先到社区健康中心诊疗，其转诊、住院、康复治疗均由社区全科医生负责管理。社区健康中心的全科医生诊治费用远低于专科医生费用，此举促进了法国全科医学和社区卫生服务的发展。

# 第二节　法国的分级医疗服务结构

法国医疗卫生系统基于多种组织形式，主要为以医院治疗和护理为主的医疗服务、聚焦于弱势群体（老年人和残疾人）的社会医疗服务以及针对城市居民日常诊治的门诊治疗。法国卫生服务体系没有严格的分级医疗结构，按照医疗机构功能定位，大致可分为四层级。第一层级为诊所，负责一般性门诊、疾病诊断、健康教育等服务；第二层级为医院，负责治疗疑难杂症疾病、急诊救护、手术等住院服务；第三层级为专科医疗服务机构，负责为特殊患者提供咨询及治疗方案；第四层级为康复和护理机构，主要是社会医疗服务机构，负责康复治疗、老年人和残疾人士的护理等服务。

1. 诊所

法国的门诊服务由私人开业医生（全科医生）的私人诊所提供，全科医生被赋予社区居民健康与医疗费用"守门人"职责并处于卫生保健系统的中心位置，在维护居民健康方面发挥着重要作用。法国居民都必须签约一名全科医生，建立患者名单制度。全科医生通常是患者接触的第一个医学专业人员，首先决定患者需要何种服务并为签约对象制定符合个体化需求且与健康状况相适宜的初级医疗保健方案。在卫生保健系统中，全科医生享有社区居民选择其作为首诊医生的资格，由全科医生控制对专科服务、医院服务或其他昂贵服务的利用，从而降低卫生保健费用。

2. 医院

医院主要提供一般医疗护理服务、多个专门的学科服务以及急诊医疗服务。

法国的医院和门诊服务分开，医院不提供门诊服务。住院服务的医院分为公立医院、非营利性私立医院和营利性私人医院。在医疗保健服务提供中，公立医疗机构起着主导作用，经费主要来自疾病社会保险基金和政府财政补贴。法国公立医院依据功能定位和诊疗范围主要分为五类[6]：第一类是大区中心医院或大学附属医院，具有先进设备和治疗手段，专业治疗重症复杂疾病，一般拥有病床 1500～3000 张；第二类是省级中心医院，多设在主要城市，是各地医疗保健服务的骨干力量，承担大部分重症及疑难病症的治疗，拥有病床 250～1500 张；第三类是地方中心医院（地方一级医疗机构），多设在各市镇所在地，拥有一般的医疗设备，作为社区机构承担一般疾病的防治、保健、康复等，病床数量少于 250 张；第四类是专科医院，主要是精神病院、儿童医院、妇产医院、结核病院及口腔医院等，规模大小不等，医疗设备条件不一；第五类是急诊医院，主要负责各类急诊救护等服务。法国私立医院担负着大量的医疗保健服务工作，1/3 的医疗保健服务工作是由私立医疗机构来提供和完成的，主要医疗活动涉及外科手术、少数妇产科和康复科业务。营利性私立医院多收治短期患者，非营利性私立医院多收治中长期患者。

3. 专科医疗服务机构

专科医疗服务机构主要为特殊患者提供服务，具体为神经心血管服务中心、专门的疼痛咨询中心、心理咨询研究中心、肥胖患者综合治疗中心、罕见病患者转诊和治疗中心等医疗机构。

4. 社会医疗服务机构

社会医疗服务机构包括养老院、老年护理院等，为病情不稳定、受人排斥及生活不能自理的弱势群体提供医疗支持和关怀。主要为家庭住院治疗，在一定条件下维持患者和家人居住的生活条件；家庭护理服务，对患者的医疗监护及健康护理；养老院临时护理和日托中心，由专业人士护理，减少家人的负担，提高患者的生活质量；缩短门诊手术等待时间，通过将门诊手术等待时间缩短至 12 小时以内，保证护理安全和医疗随访；远程医疗，通过远程会诊、病案运输和远程监护，减少住院次数以及不必要的就医交通往返。

# 第三节　法国分级医疗的主要模式

法国的全科医生为社区居民提供首诊，主要为疾病预防、常见病与多发病的诊治、保健医疗康复、健康教育等初级医疗服务。患者住院及住院治疗后的康复护理服务均由全科医生负责转诊。由此可知，社区首诊制度和全科医生转诊制度是法国分级医疗体系的主要模式。

## 一、社区首诊制度

法国是实施社会医疗保险的国家之一。实践中，除福利国家和原苏联医疗保险模式国家依托高度行政化的医疗服务体系实行逐级转诊外，社会医疗保险国家极少使用强制首诊机制。因此，法国的自愿"守门人"机制通过经济激励方式引导患者首诊。需要就诊的患者，首先到全科医生所开的私人诊所来处理其能力范围内的病情。法国社区健康服务范围的内涵十分丰富，以健康为中心，提供全面综合服务，几乎满足了居民的医疗保健的全部需求，主要表现在三个方面：一是全员服务。凡是辖区内的居民从出生的孩子到老年人都能得到服务，其中妇女、儿童、残疾人和老年人是服务的重点。二是综合服务。其服务内容包括医疗、预防、保健、康复，重视健康教育和咨询。三是全程服务。对患病居民来说，先由全科医生诊治，疑难重症由全科医生联系医院、转诊，出院后的康复治疗及家庭病床是全科医生给予全程负责。法国的社区健康服务已形成统一的管理体系和服务体系，如规定：18 岁以下、60 岁以上及孕产妇的全程医疗保健全部享受免费服务，18～60 岁的居民，如果医疗保险支付后仍有困难的还可申请公益性保险给予帮助，保证居民 85%～90%的医疗保健服务问题在社区内解决。法国实施医疗机构与社康中心、社区诊所既分工又合作，专科医生、全科医生与社区志愿者相结合的服务体系。全科医生在卫生行政部门的组织领导下和社康中心业务指导下，负责社区的医疗、卫生、保健等。

## 二、全科医生转诊制度

法国的全科医生转诊制度要求患者必须选择一位全科医生作为自己的"社区医生"并向保险机构报备。患者在就诊时需首先向全科医生求诊，在全科医生确定无法继续诊疗的情况下才开具许可证明并将患者转诊至私立诊所的专科医生或公立医院住院诊疗，当患者病情稳定后，及时将患者转回诊所或慢性病护理机构进行后期治疗。不需要通过"全科医生"的许可，直接看专科医生的例外情况为[7]：①需要看妇科、产科、眼科、精神科和神经科医生时；②急诊或患者当时离全科医生十分遥远或患者在度假地时；③全科医生正在度假时；④慢性病患者或是长期患病者，可直接找相关的专科医生进行检查、复诊；⑤牙科医生和正畸医生不属于全科医生的范围，任何时候都可以预约就诊。患者的医疗汇总报告和医疗档案由全科医生撰写和管理，通过建立电子"个人医疗档案"，使各个医疗机构能够共享患者的病例，便于患者就医时医生调取。个人可以亲自或者通过指定的医生，对自己的个人医疗档案进行查询。法国希望全科医生帮助患者合理、高效地组合诊断资源，保证第一时间为社区的个人和家庭提供首诊服务，减少"病急乱投医"的盲目行为。

## 第四节　法国的分级医疗服务保障制度

法国的医疗保障是实现分级医疗发展的经济基础。法国的医疗服务保障由基本医疗保险和补充医疗保险组成，其中基本医疗保险由政府举办，实行强制性参保。从报销的医疗费用来看，基本医疗保险占75%左右，补充医疗保险占12%左右，个人自付比例为13%左右。在法国，私营的全科医生满足了大部分居民的基本医疗服务。医疗保险制度在患者分级就诊方面，经过首诊、获得转诊许可的患者，法定医疗保险将提供70%的报销待遇，自愿医疗保险与基本医疗保险相互配合可实现全科和专科医生诊疗费用的100%报销；政策范围内用药和检查95%报销，涵盖预防服务[8]。对未经转诊的患者则会降低补偿水平，同时，特定医生的服务可额外加收17.8%~19.1%的费用，医疗保险并不补偿。若直接到地区医疗中心等大型医疗机构问诊且非急诊患者，可能会被拒绝接收，并要求其先行咨询全科医生，再进行治疗[9]。此外，如果公民在政府规定的限期内没有确定自己的全科医生，补充医疗保险机构可能不予报销部分费用。

## 第五节　法国分级医疗的成效及问题

法国在医药费用控制、居民保健服务及医疗机构分工协作等方面进行了重要的变革，总体成效显著，但也存在较多问题，如国家财政经济负担重、医疗保健不平等、全科医生数量减少等。

### 一、成效

#### （一）分流了患者

首先，法国公立医院取消了日常门诊业务，医院的正常医疗服务模式中只保留急诊和住院业务。医疗服务模式的改变使患者的就医模式产生了相应改变，形成了五种政府可主导和控制的患者就医模式：由全科医生到专科医生、由全科医生到公立医院、由全科医生到专科医生再到公立医院、公立医院急诊科、公立医院急诊科到公立医院。其次，法国有大量公有和私立的基层医疗保健机构，每位公民均有自己的全科医生。全科医生熟悉自己患者的情况，可以提供基本医疗服务。法国的医疗体制较好地做到了基层医疗单位负责基本医疗服务，大型综合医院负责疑难重症，两者的结合使患者出院后的继续观察治疗有了充分保证，避免患者在大型医院的滞留，医院可以为患者提供更好的服务。

### （二）减少了卫生资源浪费

法国不同医疗卫生机构之间、全科与专科医学服务之间相互补充、分工协作，而非相互替代的关系，这使得它们能够在规划范围内实现合作。基层医院或全科医学服务更多用于处理常见健康问题，负责疾病早期预防、行为干预、后期医疗照顾、医疗服务整合、健康管理等一系列服务。而二级、三级医院或专科医学服务则主要负责疾病形成后的诊疗，主要处理全科医生无法明确和处理的问题，强调临床干预，即基层医疗机构与二级、三级医疗机构间在提供服务上存在差异性，基层机构提供的并非简化的专科医学服务，而是全科医学服务。原则上，同一联合体内的医院需要实现患者和医疗资源共享。这样既减少了卫生资源的浪费，又实现了优势互补。

### （三）控制了医疗费用支出

法国提出加强预防，提升医疗服务质量，完善社区保健服务发展，实行严格的全科医生转诊制度，居民患病的转诊、住院需经社区全科医生批准等要求。一方面，法国通过规范患者就诊方式、控制医疗服务需求增长，以及促进就医行为变化等方式，有效提高了就诊效率，减少了不必要手术操作，限制了医疗费用的进一步增长。另一方面，医院尽量缩短住院天数。例如，制订家庭病床、日间医院等非住院治疗方案；实行产妇生完孩子一两天就出院，然后由助产士到家里逐日访视，连续 10 天后由社区全科医生负责管理的制度；实行儿童住院一两天就出院，回到家里由社区全科医生继续观察治疗的制度。这样不仅减少了医院的开支，也避免了医院盲目扩大和攀比。

## 二、存在的问题

### （一）医疗保险赤字严重

法国医疗卫生费用支出的急剧增长及由此产生的医疗财政危机，制约着社会和经济发展。如何控制医疗卫生费用的持续增长，已成为该国政府和社会各界日益关注的问题。法国医疗行业有三大原则：患者有权自由选择医生就诊、医生有权自由开业和自主处方、就医者按规定付费。患者有权自由选择全科医生、专科医生或者在药店咨询药师开具非处方药，亦可选择私立医院或公立医院，即看病是自由的，行医和开药也是自由的，收费标准各不相同，尤其是专家门诊。法国医疗体系的"自由"特性让医疗费用上涨的问题始终存在。同时，由于法国医疗保障水平高，个人负担的平均费用约 11%，部分患者滥用保险、药物、检查等医疗服务，促使法国的医疗保险成为全球代价最为昂贵的医疗保险。随着人口老龄化，居民对健康的要求越来越高，医疗技术成本不断增加，法国实际发生的医疗费用连年激增,占 GDP 的比例由 1960 年的 3.5%上升到 2019 年的 11.7%,远高于企业和公民缴纳的医疗保险费,人均医疗支出比欧盟平均水平高出 20 个百分点[10]。

### (二)医疗保健不平等

预防保健方面,法国是医疗保健不平等现象最为严重的国家之一,收入最高群体使用专业护理筛选检查的次数远远超过贫困群体,收入较低的人往往更重视生病后的治疗而非事前预防保健工作,导致法国贫困群体健康状况的整体下滑。造成上述问题的原因有很多。首先,由于缺乏对医疗制度和体系的了解及对健康问题严重性的认识不足,一部分非常贫穷或受教育程度较低的人群未能及时接受医疗健康检查。其次,与医疗保健系统自身有关。医护人员和病患在社会文化上的差距影响了治疗和护理的质量。医疗机构分布不均衡,城市中心地带医疗机构较多,农村和城市边缘敏感地区较少,不利于人们及时就医。最后,资金的短缺。经济状况的窘迫、社会经济地位不平等影响着居民在健康医疗问题上的选择[11]。

### (三)全科医生数量不断减少

2017 年,法国在"增加本土医疗保障"的方案中明确指出兴建 1000 个医疗中心、提高医生的薪资水平;促进机构创新和技术创新,开展医生"共享"和远程医疗;简化开设诊所的手续,鼓励医生在资源弱势的地区执业。但近年来法国全科医生的数量在持续减少。首先,全科医生围绕签约患者的行政事务偏多,全科医生平均每周工作 50 个小时,其中 10~24 个小时花费在文书工作上。在法国,工人每月工资在 1200 欧元以下者,均可申请全民医疗保险,他们看病和到药店取药全部免费。这一阶层公民一般都拥有社会福利卡,但部分患者没有卡,仅持有一张纸质证明书,对于这些无卡的患者,全科医生必须手写报销单并请患者签字。居住在法国且无工作的外国人,国家给予免费医疗卡。患者凭借着此卡可以获得免费医疗服务,全科医生要填写报销单。近些年,社会福利把某些慢性疾病的免费医疗转为残疾患者。由全科医生填写申请表,但申请表有 8 页纸,至少需要花费 30 分钟。此外,全科医生还负责患者记录、预约及与各种专家来往信件等资料的记录和归档工作。其次,全科医生的培养周期至少为 9 年,其间还有层层考试选拔,医学生付出的成本较高。对于在校医学生和资历较深的医生而言,乡村地区和小城镇的交通、生活及工作条件较差,与城市相比,缺乏一定的吸引力,因此他们更倾向选择做专科医生或者在医院里从事其他岗位的工作。

# 第六节　法国分级医疗模式对我国构建分级医疗体系的启示

目前中国已建立了三级医疗卫生服务体系，但中国医疗卫生资源配置仍呈"倒三角"结构，为推进分级医疗工作，亟须分流不同的医疗需求[7]。法国对医疗卫生服务发展研究和实践起步较早，积累了较为丰富的经验，对中国有着重要的借鉴意义。

## 一、合理进行区域卫生规划，明确医疗机构功能定位

法国对医疗机构具有明确定位，而中国不同级别医疗机构功能定位不清晰、诊疗范围不明确等问题突出。因此，要充分发挥政府在医疗卫生服务规划、监管等方面提高医疗卫生服务能力的作用，统筹规划、合理配置医疗卫生资源，明确不同医疗机构的功能定位和诊疗范围，分工明确、各司其职。中国可逐步取消部分部署医院的普通门诊，集中精力抓疑难重症诊治，并切实削减三级医院普通门诊比例，各级医疗机构之间通力协作，推进康复和护理机构发展壮大，保证整个诊疗体系运转流畅，实现"急慢分治，上下联动"。同时，理顺各级医疗机构间的利益关系，加强联系，促进各医疗机构在人员培训、科学研究、健康教育和医疗技术方面开展协作，实现上级医院管理、技术和人才等优质资源的下沉。这既提升了基层医疗服务能力，又形成了较为通畅的上下转诊渠道，医疗机构发挥各自不同的功能，形成有序的分级医疗模式，为患者提供全方位的健康保障[12]。

## 二、重视全科医生的发展，保障"守门人"可预期的收入水平

全科医生作为居民健康的"守门人"，在为居民提供基本卫生保健服务、控制医疗保险费用等方面有着不可替代的作用。法国的全科医生，在收入上远高于普通白领阶层，甚至高于部分专科医生；既可以在公立医院就职，也可以独立执业开办自己的诊所；在职业发展上也有定期学习和培训。全科医生的职业成就感强、社会的认同度高，全科医学的队伍拥有高素质的人才且非常稳定[13]。而中国全科医生待遇普遍偏低，与其他专科医生相比差距较大。由于社会对全科医学的认识有限，很大程度上阻碍了专门培养的全科医学人才留在基层进行全科医疗服务。从职业发展的角度来看，基层全科医生的职称晋升渠道非常有限，尤其是不发达地区的全科医生，参加正规继续教育的机会也偏少。建议加大对全科医学的支持和宣传力度，进一步提升全科医生的学历及为其扩大晋升空间，形成与大型医疗机构的医疗技术人才相并行的独立体系；不断健全全科医生规范化培训体系，完

善全科医学教育，为基层培养和输送能够真正提供高质量的基本医疗卫生服务的人员，满足基层医疗机构对优质卫生人力的需求；通过规范全科医生的诊疗收费，提高工资及其福利待遇，改进全科医疗服务支付方式和拓宽全科医生的职业发展路径等途径推动全科医学的发展，短期内可借助诊疗共同体建设等形式，发挥大医院的资源优势，加强对基层医务人员的业务培训。

### 三、完善医疗保障制度，激励居民进行基层首诊

医疗保险政策对于约束患者就医行为发挥着重要的杠杆作用。有效的分级医疗体系要求实现"小病在基层、大病上医院、康复回社区"，要使患者自愿留在社区看病和接受转诊，必须要有完善的医疗保险制度做支撑。首先，中国应拓展医疗保险覆盖范围，对居民做出医疗保障制度安排。法国医疗保险遵循普遍化原则，医疗保险覆盖全体居民，这对保障居民健康意义重大。其次，医疗保险制度设计要坚持基本保障的原则。法国医疗保险制度由于保障水平过高，医疗保险赤字巨大，财政不堪重负，并且由于福利刚性原则，降低福利的种种改革措施必然带来各方面的抵触，实施难度很大，这亦是所有福利国家均面临的问题。鉴于此，中国医疗保险制度设计应坚持基本保障原则，把保障重点放在居民住院和门诊医疗需求上，充分考虑基金的承受能力设定支付范围和项目。同时，通过多元化制度安排，适当兼顾各类人员多层次的医疗需求。最后，增加公共财政对医疗保障制度建设的投入。法国通过公共财政补助帮助低收入人群参加医疗保险，这对维护社会公平、增加居民整体福利水平的作用较大。

### 四、推进医联体建设，促进各级医院间分工协作

为促进地域性人口健康战略，法国卫生系统实施区域医联体建设。区域医联体的每个医疗机构在界定的地区内联合为患者提供服务，通过专业人员为患者设计共享医疗保健项目，保证患者就近就诊和转诊服务。每个区域医联体需要遵循同质化医疗服务政策，确保患者在全国范围内平等获得安全和优质的医疗和护理服务。同时，法国政府推行疾病协调治疗的程序，实行"分级医疗"激励制度，鼓励居民进行社区首诊。基于可行性考虑，中国可将区域医联体作为实现分级医疗的有力载体，在区域医联体内部实现医疗信息共享，建立居民电子健康档案，推进各医疗机构间医疗信息联网，使各级医生在接受转诊患者时能对患者的基本情况和诊疗信息有更清晰、完整的把握，甚至可远程连线会诊，避免患者重复检查治疗，节约医疗资源；改革与分级医疗体系建设不相适应的医疗保险管理制度和规定，对医联体内部医疗机构实行医疗保险管理相关政策支持[14]。通过改革管理制度，在医联体内部形成利益共同体，使不同层级医疗机构具有双向转诊的动力。

# 参 考 文 献

[1] 中华人民共和国外交部. 法国国家概况[EB/OL]. https://www.fmprc.gov.cn/web/gjhdq_676201/gj_676203/oz_678770/1206_679134/1206x0_679136/[2020-02-08].

[2] 戴廉，张文燕. 法国：迎战昂贵的全民医疗[J]. 中国医院院长，2010，（1）：18-21.

[3] Dourgnon P, Naiditch M. The preferred doctor scheme: A political reading of a French experiment of Gate-keeping[J]. *Health Policy*, 2010, 94(2): 129-134.

[4] 刘侃，刘钰晨. 法国全科医生在儿科领域的作用及其对我国的启示[J]. 中国全科医学，2018，21（1）：5-9.

[5] Position number and rank of national exam 2016[EB/OL]. http://www.remede.org/internat/cartes-enc/index.html[2016-07-13].

[6] 梁勇，张柠. 国外医疗服务体系对完善我国分级诊疗体系的启示与借鉴[J]. 中国医院，2015，19（8）：50-52.

[7] 李久辉，樊民胜. 法国医疗保险制度的改革对我们的启示[J]. 医学与哲学（人文社会医学版），2010，31（8）：44-46，78.

[8] 赵斌，李蔚. 社会医疗保险背景下的分级诊疗制度国际借鉴及中国困境[J]. 中国医疗保险，2017，（5）：14-19.

[9] 郑雨. 法国医疗纠纷赔偿制度[D]. 重庆：西南政法大学，2014.

[10] 吉尔·杜阿迈尔，雷萍，于广军. 法国现代卫生体系概论：医院管理与医院改革[M].上海：复旦大学出版社，2019.

[11] 姚晓丹. 法国医疗保健不平等问题亟待改善[N]. 中国社会科学报，2015-02-06（A03）.

[12] 魏登军，黎夏. 国外分级诊疗体系及其对我国的启示[J]. 中国初级卫生保健，2016，30（2）：8-10.

[13] 刘侃，刘钰晨. 法国全科医学现状、教育制度及对我国的启示[J]. 中国全科医学，2017，20（1）：6-9.

[14] 祝捷，傅译萱，邓世雄. 国外分级诊疗制度的实践经验对我国的启示[J]. 重庆医学，2016，45（32）：4590-4592.

# 第九章

# 澳大利亚分级医疗模式及对我国的启示

澳大利亚位于太平洋西南部和印度洋之间的澳大利亚大陆，国土面积为 769 万多平方千米，是全球地理面积第六大国家，人口约 2000 万。"澳大利亚"一词源于拉丁语"未知的南方大陆"（Terra Australis Incognita），虽然在地理学中被称为地球上最小的大陆板块，但实际为世界上国民拥有土地面积最广的国家之一。在每年的世界最佳居住城市评选中，澳大利亚名列前茅的城市数目在全球位居首位且澳大利亚连续获得全球人类发展指数排名第二的美誉。整个国家资源丰富，经济发达，全国实行免费医疗，人均期望寿命超过 80 岁，世界排名第二。18 世纪末期英国等欧洲国家逐步向澳大利亚移民形成领地分治状态，1901 年统一建立联邦政府，行政区划为 6 个州 2 个领地，被称为"古老土地上的年轻国家"。澳大利亚是世界上人口密度最低、居住条件最好的国家，属高收入、高税收、高福利制度国家。有 85% 的人口居住在城市。GDP 位居经济合作与发展组织国家的第 17 位。澳大利亚的医疗服务体系是一个覆盖全民、人人受益的体系，被认为是世界上医疗服务最完善的国家之一。《2000 年世界卫生报告》中显示，在世界 191 个国家中，澳大利亚总的健康状况水平位于世界的第二位（英国第十四位，美国第二十四位）；按照保健服务的分配，澳大利亚排第十七位（美国第三十二位）。在 2008 年《健康事务杂志》上一篇名为《国家医疗状况评比与分析》的文章中，英联邦基金会对 19 个发达国家的医疗体系进行了评比，澳大利亚排名第三，优于同是全民医疗保险国家的瑞典和英国[1-2]。

## 第一节　澳大利亚分级医疗的发展背景

澳大利亚实行的全民免费及公私并存的医疗卫生体系被公认为世界上最完善的医疗卫生体系之一。澳大利亚是世界上实行社会福利制度最早也是最好的国家之一，社会福利伴随了每个澳大利亚公民的一生，被称作"从摇篮到坟墓"的福利保障制度。同时，澳大利亚也是世界上为数不多的全民医疗保险国家之一，规定人人都须参加医疗保险，所有居民都可免费在公立医院得到同等质量的基本医疗服务，其医疗服务和国民健康水平在发达国家中处于领先地位[3]。澳大利亚医疗卫生体系由联邦政府、州政府、地方政府三级政府管理，各司其职。联邦政府承担患者一般的治疗和药物费用，为公立医院、家庭、居民区卫生保健等提供经济上的援助；州政府主要为居民提供切实的医疗服务；地方政府主要负责环境控制，同时提供一系列家庭卫生保健服务和预防性个人免疫服务[4]。

## 一、澳大利亚医疗服务机构的组成

澳大利亚的卫生服务系统在组织形式上是复杂而又多元化的管理体制。区域卫生服务管理模式和多元化办医体制是澳大利亚卫生管理体制的突出特色。在每个州内，打破行政区域的界限，依据人口、自然地理条件和经济文化背景分为若干个区域，每个区域为一个"社区"。医疗卫生工作以社区为"单位"进行管理和提供服务。澳大利亚医疗服务主要由全科医生诊所、医院、社区卫生服务中心三部分组成相互补充的医疗服务机构[5]，其卫生服务提供者大致可以分为三类：全科医生诊所、医院和社区卫生服务机构。

全科医生诊所：澳大利亚执行严格的社区首诊制度，患者必须首先就诊于全科医生诊所。全科医生诊所由私人开办，其医生称为全科医生。全科医生是初级卫生保健服务的主要提供者，他们提供的服务包括普通疾病的问诊、体检、咨询、处方、治疗、小手术、避孕、转诊和计划免疫等，大约90%的初级卫生保健问题由全科医生解决。全科医生诊所不设门诊，患者来看病，要么挂急诊，要么拿着全科医生的转诊信去相应专科诊所或者医院科室约见专科医生。因此，全科医生开出的那封转诊信被认为是患者走进医院大门的"敲门砖"[6]。全科医生日常的诊疗工作中，还承担社区健康教育、健康促进与健康管理工作，开展预防保健服务。在澳大利亚，平均每800人中就有一名全科医生。居民不能直接到专科医生处看病，必须经过社区全科医生的转诊。根据病情，全科医生可以将患者转诊给医院的专科医生或其他卫生专业人员，如理疗师、足病医生、语言矫正师等，也可以转诊到专业卫生服务机构，如护理之家、残疾人服务中心或精神卫生服务中心等。

医院：主要有公立医院和私立医院两种，多数由政府主办，但也有不少私立医院，医院的功能不尽相同，有急性病医院、康复医院、老年病医院、专科医院等多种形式。公立医院由政府建立，所有权归政府，主要接受急诊、全科医生或专科医生转诊的患者，提供急诊、门诊和住院治疗服务，在医疗服务体系中起"兜底"作用。绝大多数高年资医生、专科医生和一部分护士是自由职业者，流动性较大，常常是兼职的。私立医院有营利和非营利性两类，通常由私人建立，非营利性私立医院通常由公益团体（如教会）所有。营利私立医院以盈利为目的，由于效益最大化的利益驱动，私立医院提供更高端的个性服务，只接受短期治疗有效的、低成本患者，不设急诊科，不愿接受癌症等高成本病例的治疗，从事非急诊性医疗服务。公立医院和私立医院均可接受具有医疗保险和私人医疗保险的患者。

社区卫生服务机构大致包括社区卫生服务中心、社区康复中心、老年保健服务中心、老年公寓、护理之家、按项目管理的精神卫生服务中心、儿童保健中心等。近年来，澳大利亚政府积极推进社区卫生服务，比较合理地把医院的综合性、专科性服务同社区的辅助性、普及性服务有机结合起来。澳大利亚的社区卫生服务具有以下特点：①社区卫生服务机构多样。社区卫生服务中心：一般根据地域划分，服务内容相对固定，主要提供预防保健服务。工作人员以护士为主，还包括物理治疗师、心理治疗师、社会工作者等其他卫生技术人员。社区卫生服务中心是最重要的社区卫生服务机构，由政府设置。澳大利亚的社区卫生服务覆盖全人群，所有居民均可免费享受相关的预防、保健、医疗、康复、健康教育和生育技术服务。社区卫生服务中心的服务区域较大，一般覆盖 5 万～8 万人口。社区卫生服务中心下设 3～5 个社区卫生服务站，针对本社区的健康问题，主要提供不同的专项服务，如酒精与毒品控制服务、家庭照料服务、残疾康复服务、老年人日间照料服务、物理治疗服务、心理咨询服务等。通过不同领域提供多方面的卫生服务，基本满足了社区居民的健康需要[7]。除社区卫生服务中心外，还有专门为老年人提供服务的老年保健服务中心、老年公寓、护理之家等服务机构，以及按项目管理的精神卫生服务中心、儿童保健中心等。另外还有一些专门的社区卫生服务机构为特定人群提供服务，如土著人卫生服务中心、性健康中心等。② 人员分工细，护士是提供服务的主体。从事社区卫生服务的人员由多学科的卫生专业人员组成，包括心理治疗师、社会工作者、物理治疗师、社区护士和其他疾病相关的卫生工作者，人员分工细、专业化程度高。社区护士是社区卫生服务的提供主体，这是澳大利亚不同于中国的一个显著特点，护士在社区卫生服务中承担着重要职责，担负着除医疗以外的所有工作任务，能够独立提供基本的卫生服务。③社区与医院等专业机构间建立比较完善的双向转诊体系。澳大利亚的医院与社区间有明确的分工，政府支付并控制卫生开支是双向转诊体系建立的基础。全科医生诊所、社区卫生服务中心，医院、护理之家等机构之间有着密切联系，根据不同的情况可以相互转诊，使不同健康状况的人比较经济地获得医疗保健服务。④医疗服务与预防保健服务分割。社区基本医疗服务由全科诊所提供，而社区卫生服务中心提供预防、保健、康复、健康教育等其他卫生服务，不提供临床治疗服务[8]。

此外，澳大利亚还存在一项特殊的远程医疗服务机构，即皇家飞行医生服务队。由于澳大利亚是一个面积广阔、人口稀少的国家，因此要借助高科技的通信手段和先进的交通工具为住在边远地区的孤立居民点和家庭提供空中医疗服务。

澳大利亚的卫生服务系统是一个相互联系、互相配合的整体。澳大利亚公立、私立医疗机构并存互补，医院、社区卫生服务中心、全科医生诊所及老年护理服务中心、精神卫生服务中心和社区药店等都是医疗服务的提供者，他们的责任相对独立又相互渗透，分工明确，功能划分合理，是实现分级医疗体系的前提。

## 二、澳大利亚的全科医生制度

全科医生在欧洲国家具有悠久的历史。澳大利亚于 1788 年便出现了"舶来的"全科医生[9]。澳大利亚专业资格顾问委员会在 1978 年提出"全科医学是医学的一个特定和明确的学科"[10]。澳大利亚政府也在 1989 年首次确认了全科医生的职业地位[9]，19 世纪 70 年代后逐渐发展形成的澳大利亚医疗体系，即以基层医疗卫生服务为基础，全科医生为"守门人"，以及国家提供医疗保障结合医疗保险，被认为是经济有效、医疗资源利用率高的模式。

澳大利亚《医疗法》规定，所有患者（除急诊外）均需在全科医生处进行首诊，经全科医生诊治后认为不能在基层医疗卫生服务中处理的患者，再通过全科医生的推荐转诊至专科医生或综合医院进行治疗。全科医生是个体医疗关系的第一接触点，也是引导人，他们决定并过滤需要进一步诊治的患者，是患者更有效获取国家所提供的医疗服务的媒介。作为医疗体系的"守门人"，全科医生的服务对象包括以下疾病的患者，如常见呼吸道、皮肤、运动骨骼系统、心理健康、未分类的疾病等。

澳大利亚莫纳什大学全科医学系兼职教授约翰·莫塔（John Murtagh）在《全科医学》一书中列举了相较于专科医生，全科医生的特殊性在于：①首诊，是基层医疗卫生服务的重点，是患者进入医疗体系的第一接触点；②诊断方法学，全科专家以咨询的方式看诊，多面对未分类、未明确的疾病，有一套特殊的诊断思路和方法；③危、急、重疾病的早期诊断；④连续性和可及性医疗，双方有长期合约关系，患者在专科医生处治疗完毕后再回到全科医生处继续就诊；⑤个体化、人性化的医疗，遵循"理解"原则，了解患者的背景情况从而全面、综合地分析；⑥慢性疾病的诊疗和健康教育；⑦居家照顾；⑧突发事件的处理；⑨家庭保健；⑩临终关怀；⑪预防性服务；⑫健康促进；⑬整体观，综合、全面地关注患者，以系统的视角审视患者的健康；⑭卫生保健[11]。

澳大利亚的全科医生具备三个特征：第一，专业。凭借其专业知识和能力，全科医生在早期诊治中发现疾病并区别其严重性，分辨哪些是生理性的，哪些是病理性的，区分疾病发展的阶段和严重性等。全科医生还需为患者进行合理解释，将医生的专业意见翻译为患者可以听懂的语言及可操作的治疗方案。此外，在诊治过程中，不可避免地会存在许多不确定的症状和诊断，全科医生要有动态观察（随访）的意识，打破专科的局限性，不会因某一症状稍有缓解就让患者立即停止治疗，可以随访患者，通过时间显示自然病程的发展，必要的时候安排患者转诊至专科医生处确诊。第二，循证。全科医生在诊疗过程中认知体系的基础是病理生理知识，而患者的认知结构则建立在自己的生活经历及对世界的认知基础上。循证不仅是从医学知识上对全科医生的要求，还要求全科医生对患者的背景情况及社会背景了解，发现症状的蛛丝马迹。第三，反思。这里所说的反思是指对一个人的判断力，对偏差及影响的自知力。医生也是人，要明白自己认知的局限性，这种理解是由知识、知觉、个人判断能力和生活经验所构架而成的。理解不可避免地会存在偏差，医生有责任和义务认清并承认这些偏差，且提醒自己不断自我提升，通过持续的知识学习，有目标地实现自我觉醒，并形成智慧。

澳大利亚对全科医生的质量监控由两方面共同完成。一是市场经济调控。澳大利亚实行医药分离，全科医生的收入来源于诊疗费用，他们须提高自身的医疗服务质量来满足居民的需求从而提高经济收入。二是行业自律。在澳大利亚，医生属于高经济收入、高社会地位的职业，他们多接受良好的教育和严格的培训，具有较高的医德水平。除此之外，医疗行业准入标准，医学会和各级政府的体制监督也对全科医生起着约束作用。这由此引申出澳大利亚极其注重基础教育和培训，并经筛选形成自律性，辅以经济鼓励及监管调控是对全科医生质量监控较理想的方式。继续教育一直是澳大利亚全科医生十分注重的一项内容，很多人会自发参与继续教育以不断自我提升满足患者的需求。RACGP 还会持续性地提供继续教育的课程，包括全科培训、急救及专科等课程，学院成员均可以在网络上查询并参与这些课程。

在澳大利亚，3P3C 是目前对全科医学服务的经典总结，即基础（primary）、预防（preventive）、以患者为中心（patient-centered）、综合（comprehensive）、连续（continuous）和以社区为导向（community-based）。由此看出，澳大利亚的全科医生制度是实现分级医疗体系的基础。

### 三、澳大利亚的国民医疗保险

从 1901 年澳大利亚联邦形成，到 1978 年澳大利亚建立了健保制度，再到 1984 年建立起一个最大的公立卫生服务计划，即澳大利亚全民医疗保险计划，历时 83 年，澳大利亚成功地建立了一个全方位、广覆盖、较为完善的、体现了社会公平，以及有效的全民医疗保险制度。纵观其历史演变，澳大利亚医疗保障制度大体经历了萌芽、建立、改革与发展三个重要历史阶段[7]。

澳大利亚实行的是全民医疗保险制度。根据 1973 年颁布的《健康保险法》，每个澳大利亚居民都享有同等机会的医疗保险，每个居民都必须参加医疗保险，所有居民均可免费在公立医院得到基本医疗服务[12]。从 1984 年开始，澳大利亚正式实行名为国民医疗保险的基本医疗保险制度，这是澳大利亚卫生政策的一个里程碑，所有公民不论经济收入状况，都可以获得良好的医疗卫生服务，包括免费获得公立医院的医疗服务及政府的医疗照顾和药物津贴计划。可以说，国民医疗保险是一项覆盖澳大利亚全体居民的基础保健计划，包括澳大利亚永久公民（Australian permanent residents，P. R.）及部分正在申请永久居民的申请人，所有澳大利亚居民都有资格参加国民医疗保险。通过国民医疗保险，澳大利亚居民公平地享受初级医疗服务，包括全科医生和专科医生诊所或综合性医院的医疗、保健、预防知识培训等一般性基础医疗服务，以及急诊、处方药与住院服务等。其中，澳大利亚居民在公立医院的食宿和接受的治疗、护理及出院后继续治疗的费用是免费的，同时还可以享受在全科医生和专科医生诊所看病，以及其他医院外医疗服务的补贴。然而，居民通过国民医疗保险住院时，不能自主地选择医生或者医院，也不能选择何时住院或手术（紧急情况下例外），只能在公立医院接受指派的医务人员的诊治[13]。

全民医疗保险模式的特点是：医疗服务具有国家垄断性、高度计划性，市场机制对卫生资源配置、医疗价格制定基本不起调节作用。该模式是一种福利型的制度，在福利国家向全体国民免费提供，注重强调医疗卫生服务的公平性。该医疗保险提供的保障项目一般是包括预防保健医疗和护理康复等，以及各种医疗保健补贴在内的"一揽子"卫生健康服务项目，保障水平比较高。但由于医学技术的不断进步，社会期望的改变，人口老化及医疗服务模式的转变，澳大利亚同样面临着如何更好地满足患者需求和社会需要，解决好重点人群的医疗卫生服务问题。澳大利亚政府通过立法对现行的医疗保障体系进行了一系列的改革，以适应经济、社会发展的新变化[7]。

1993 年，为给全体澳大利亚公民提供他们所需要的且价格可承受的药物治疗，澳大利亚政府出台了包括药品经济学理论和药品价格参考体系两部分内容在内的药物津贴计划。政府为了鼓励公民买私人医疗保险，减轻公共医疗系统的财政压力，于 1999 年开始实行联邦政府私人保险补贴计划。2000 年 6 月，澳大利亚联邦政府提出一项终身保健计划，鼓励人们尽早购买私人医疗保险中的住院保险并坚持持续缴费。

澳大利亚实行严格的医药分离制度，居民通过国民医疗保险在药房购买处方药时可以享受政府补贴，如药物福利计划（pharmaceutical benefits scheme，PBS）执行纳入 PBS 目录内的药品由政府支付主要费用，居民仅需支付较少费用，政府根据实际情况每年对药品目录及价格进行调整。目前，PBS 目录涵盖了 90% 的临床使用药品[14]。

## 四、澳大利亚的社会康复服务

澳大利亚的社区康复服务形式多样、范围广泛，康复服务根据人群分布、年龄结构、区域特点包括临床多病种康复、老年常见病康复、伤残康复、精神康复等，服务形式包括社区康复、急性后期社区保健、老年日间照料和替代服务、老年护理中心、老年公寓、长期家庭医疗、临终关怀、精神卫生和心理治疗等。延伸康复医疗服务则针对老年人慢性病功能障碍者，将患者的住院康复治疗与出院后的社区康复服务密切衔接起来，是住院后期阶段以及出院后随访的特殊康复项目，社区康复包括理疗和作业治疗、言语治疗、社会活动、精神心理治疗、矫正治疗服务等，为老年人和残疾人提供所需设备、设施的信息，并进行评估提出建议，以及为其免费提供或租用康复设备。康复服务涉及老年公寓、老弱家庭护理院、暂托服务、老年日间照料中心、聚居宿舍等。

顺畅的康复转诊服务体系[15]：全科医疗诊所、社区卫生服务中心、医院、护理之家等机构之间有着密切联系，根据不同情况相互转诊，使不同健康状况的人比较经济地获得医疗保健服务。医院之间的转院手续比较简便，在康复中心进行住院康复的患者，一旦病情发生变化，可直接转到市区级医院，当患者转至康复中心时，市区级医院住院病历可以完整地由康复中心借阅。政府支付并控制卫生开支，此为双向转诊体系建立的基础。医院、社区中心的墙上、走廊书架上均配有各种免费的康复宣传资料，供患者与健康者取阅。皇家康复中心是悉尼北区颇具规模的一家康复机构，主要提供的康复服务包括老年病康复、脊髓损伤康复、脑外伤康复、家庭康复、出院后社区康复服务等。康复治疗一开始就向家庭和社区延伸。康复团队每周定时召开会议，患者与家属可以共同参与，确定康复目标、治疗计划和治疗时限，及时解决治疗中出现的问题，会议的内容由康复医师记录在病历中。康复中心与皇家北岸医院、曼利医院等多家市区级医院保持良好协作关系，转诊需要康复的急性期、恢复早期患者。出院前作业治疗师和社会工作者负责家庭访问，对患者出院后的日常生活、经济状况进行评价，对家庭居住环境适当改造，并与社区服务人员及时取得联系。医院内设有家庭模拟病房，内有餐厅、浴室及一些常用家居设备，出院前一周患者转至家庭模拟病房，逐步适应出院后的家居生活，争取尽早回归家庭。出院后生活无法自理且得不到家庭照料者，可通过老年健康评估小组评估后进入养老院、护理院。在等待登记入住时可先进入医院设置的延伸康复病房接受照料。老年人发生健康问题，在何处享受服务必须经过专门的老年健康评估小组评估才能转诊，并控制比例，大约10%进入护理院或老年公寓，使老年人及残疾人尽量在家中或社区接受照料而不是住院，从而减轻政府的负担。这种衔接有序的转诊服务体系使卫生资源得到最大限度的合理利用，也有利于为患者提供连续不间断的综合性康复服务。

## 第二节　澳大利亚分级医疗的主要模式

澳大利亚是一个典型的全民医疗保险国家，其医疗服务水平及国民健康水平在发达国家中名列前茅。经过几十年的发展和完善，澳大利亚的医疗保障体制已经日臻成熟并形成体系，有着自己鲜明的特点，渗透着"福利国家"理念，发挥着有效的社会功能，对澳大利亚医疗保障事业的发展和提高国民身体素质起着重要作用。

## 一、全科医生"守门人"制度

在澳大利亚的初级卫生保健服务中，全科医生作为最前沿的卫生服务提供者，为患者提供所需的基本医疗保健，将大多数患者的问题解决在社区，守护着健康的大门。全科医生在社区范围内解决 80% 以上的医疗问题。患者在选择就医时，首先要到全科医生处就诊，且必须经过全科医生的首诊、转诊后，方可接受相关的专科医疗服务。基本健康服务仍在社区卫生服务机构内进行，其他的专科医生只是对患者的某一部分问题负责，全科医生则应了解患者需要什么样的服务，以及其他专科医生能够提供什么样的服务[16]。在澳大利亚，如果没有全科医生的转诊信，医疗保险体系便无法支付其他专科医生的医疗服务费用。为了吸引患者，全科医生不仅要守好健康医疗服务的门，为患者提供高质量的服务，还要协调与专科医生之间的转诊[17]。因此，所谓全科医生"守门人"模式，是指由社区全科医生或社区卫生服务机构管理居民健康，把守医疗保健、医疗转诊和医疗保险的第一道关卡。

## 二、社区卫生服务制度

澳大利亚是一个联邦制国家，分联邦、州（特区）、市三级政府。由于各州（特区）拥有相对独立的立法权限，因此其卫生服务体制呈现多元化的特色。社区卫生服务在澳大利亚起步相对较晚（20 世纪 70 年代），最初由联邦政府投资和管理，但不久责任就转移到了州政府身上[18]。近年来，澳大利亚政府积极推进社区卫生服务，补充和完善了医疗卫生服务提供体系。社区卫生服务机构的主要功能是以社会化的方式提供卫生服务，从社区居民的切身利益出发、评估居民的卫生需求、聆听居民的呼声、与各种卫生服务提供者建立合作伙伴关系、协调组织各种类型的卫生服务、满足居民的卫生需求。社区卫生服务的实质是补充卫生服务未能顾及的领域。服务宗旨包括降低卫生与福利服务间的凌乱程度；对卫生问题采取多学科的服务方式；极力强调预防；鼓励社区消费者参与。服务内容包括儿童和家庭保健、社区康复、家庭护理和临终关怀、学校卫生、急性后期社区保健、健康教育和健康促进、精神卫生和心理治疗、慢性病防治、老年日间照料和替代服务、防止意外伤害、足病治疗、针对贫困人群提供的口腔保健服务，以及针对酗酒和吸毒人员提供的酒精与毒品控制服务等[7]。社区卫生服务通常不会将工作重点放在医疗服务上，而是采用社会医学的理念，从健康促进的角度出发，提供社会、文化、预防、康复、保健、应用医学技术等方面的服务。鉴于全民医疗保险不涵盖牙科服务，牙科也常常是社区卫生服务的重要内容。社区卫生服务中心还可能参与养老保健和公共卫生方面的服务[19]。澳大利亚的全科医生在社区卫生服务中发挥着"守门人"的重要作用。

### 三、双向转诊制度

澳大利亚完善的双向转诊制度基于全科医生的"守门人"作用和费用控制机制。澳大利亚的全民医疗保险制度将全科医生视为医疗服务和经费的"守门人"，患者必须经过全科医生的首诊和转诊才能接受专科医生和医院的服务。没有全科医生的允许，除非出现意外伤害等急诊情况，否则患者将无法接受专科医生的治疗。全科医生在社区解决大多数患者的健康问题，无法处理的疾病，通过转诊信将患者上转给专科医生，专科医生也会将治疗的进展和结果以书信的形式及时反馈给全科医生，有紧急情况时，直接通过电话联系。专科医生基于专业意识，不愿意接受未经全科医生转诊的患者，且专科医院的收费显著高于全科医生诊所，患者一般不愿意直接去医院就医。为了节约成本，医院尽可能地缩短患者住院时间，在澳大利亚择期手术患者通常在住院前将各项检查和准备做好，术前一天或手术当日办理入院手续，手术后很快出院到社区卫生服务中心进行治疗[5]。在整个就诊过程中全科医生与专科医生两者紧密联系，使患者得到连续性的治疗和照顾，极大地提高了双向转诊的效率和效果。这种由全科医生充当"守门人"的模式大大减少了小病大治的现象，同时缓解了高等级医院的就诊压力，并经实践证明是一个行之有效的减少医疗资源浪费的模式，有助于缓解"看病难、看病贵"的问题[7]。

澳大利亚的全科医生是整个医疗体系的"守门人"，在其职责范围内不能处理或处理不了的患者，需介绍到专科医生诊所、医院或其他专业卫生机构，专科医生会对实施转诊的全科医生回信，告知检查结果或住院安排，病情稳定后有需要的患者又转回全科诊所。在这一过程中全科医生起着重要的协调作用。

## 第三节　澳大利亚分级医疗的成效及问题

澳大利亚卫生服务公平性好，可及性高，注重区域卫生规划、社区卫生服务和各类卫生服务之间的协调，整体卫生费用控制良好，尤其在基本医疗保障制度、PBS 药物津贴制度、医疗卫生体系及其管理等方面都有其独到之处，其中有很多优秀政策和成功经验都值得我们借鉴和学习，但也存在一些问题。

### 一、成效

（一）完善的医疗服务体系，体现了医疗资源配置的公平与效率

澳大利亚是典型的国家医疗保险体制国家，建立了以医疗照顾制度和药物津

贴计划为主体、私人医疗保险制度为重要补充的国家医疗保障体系[20]。澳大利亚的全民医疗保险体制是公认的"全世界最公平、最完善的体系之一"。通过国民医疗保险，澳大利亚居民均可免费在公立医院得到基本医疗服务，也可在政府签约的诊所获得免费的全科医生服务[21-22]。澳大利亚在每个州的范围内，打破行政区划，以人群为中心建设社区卫生服务机构。运用系统的方法，将医院、护理中心、社区卫生服务等部门作为一个有机的服务体系，为社区居民提供多样化的医疗服务。从整体上看，澳大利亚的医疗服务体系，既注重公平性和可及性，又较好地满足了居民多层次的医疗需求。

（二）农村卫生医疗体系完善，农村医疗服务公平性与可及性较高

澳大利亚是世界上农村卫生事业最完善的国家之一，但在 20 世纪 80 年代以前，农村和偏远地区医疗资源缺乏且分布不均，专业人员难以获得和保留。为促进农村卫生发展和服务整合，通过保健规划和提供的分权，在各州和地区专设农村卫生促进部门，协调推广所有农村卫生项目。澳大利亚初级保健服务整合根据地域人口分布、民族等因素采取不同的模式[23]。在人口较多的农村地区，政府鼓励有条件的初级保健机构组成"合伙型"或"合作型"诊所，促进全科团队服务，实施信息、技术等共享保健[24]。在土著人居住区，政府鼓励建立满足当地需求的综合初级保健中心。对于偏远地区，由于人口太少而不支持在当地永久设立服务点，政府则注重"飞进飞出"等服务。澳大利亚农村专科服务主要由等级、规模和功能不同的农村医院提供。但在未整合前，医院提供的服务也较分散，难以覆盖区域内所有人口。为此，澳大利亚鼓励区域内全科医生诊所、农村医院及其他医疗机构形成网络，建立统一的董事会，由专职管理人员开展服务协调工作，实施分级医疗、双向转诊及专科延伸服务。完善的全科医生信息系统和电子病历系统为网络整合、保健共享打下了坚实的基础，澳大利亚90%的全科医生都能通过电脑开展诊疗和疾病预防工作，80%的全科诊所能开具电子处方。其中，农村地区占有不小的比例[25]。

（三）社区卫生服务内容形式多样，满足不同人群需求

澳大利亚的社区卫生服务内容广泛，除提供的基本医疗服务外，还提供大量预防、保健、康复和健康教育等服务。澳大利亚的各类社区卫生服务机构为社区居民提供特色化的卫生服务，如专门为出院后尚需治疗或康复的患者提供服务的社区及老年保健中心；专门为儿童提供保健服务的儿童保健中心；专门为老年人提供医疗照顾的护理之家和老年公寓，不仅为老年人开展医疗技术服务，还为高龄、卧床老人送餐，帮助其洗澡、打扫家庭卫生、与其聊天等。根据社区需要，不同地区还设立不同的社区专项服务，如家庭照料服务和残疾康复服务等，以提

高居民的健康水平、满足健康需要。社区护士成为服务主体，进一步拓展服务功能。护士在社区分成很多专业，如全科社区护士、老年保健护士、精神卫生护士等。社区护士通过对居民定期进行健康检查，不仅能及早地发现居民的健康问题，还能给居民科普预防、保健知识，进行宣传教育。

## 二、存在的问题

澳大利亚并不强制必须到全科医生处首诊，患者可以经过全科医生介绍到医院找专科医生就医，也可以提前到门诊预约就诊，急症患者可以直接去医院急诊室就诊，但是门诊医生通常是低年资医生，急诊顺序不是按时间顺序就诊，而是依靠分诊护士根据病情轻重缓急安排进行就诊。

### （一）澳大利亚全科医生的功能没有得到全面发挥

澳大利亚的全民医疗保险政策将全科医生视为医疗服务的"守门人"，患者必须经过全科医生的首诊和转诊才能接受专科医生和医院的服务。但澳大利亚的全科医疗服务基本上立足于社区，以社区及家庭为基本的服务单位，为社区居民提供相应的医疗保健服务，且服务方式依然是坐堂式的服务方式，在社区卫生服务中服务内容狭窄。由于社区居民可以任意选择医生，各全科医生的顾客群体存在非常大的差异，加之没有社区居民健康档案，在这种情况下全科医生不可能对社区居民的健康状况有一个全面和正确的认识，也就不可能准确地判断和评价社区卫生需求[21]。另外，澳大利亚的全科医生尽管在性质上属私有化，但是在经费来源上主要依靠政府。全科医生的收费采用按项目付费的方式，服务项目越多，服务时间越长，收费就越高。这种机制显然不利于鼓励全科医生多开展预防服务和人群健康促进等全方位的服务。全科医生的服务方式基本上是以个体和患者为基础，属被动式服务，与社区卫生服务的定义有明显的偏离[26]，没有充分发挥全科医生在社区卫生服务中所起的作用。

### （二）三级政府在管理方面缺乏有效的协调

澳大利亚实行全民健保制度，公立、私立医疗机构并存互补，医院、社区卫生服务中心、全科医生诊所，以及老年护理服务中心、精神卫生服务中心和社区药店等都是医疗服务的提供者，他们的责任相对独立又相互渗透。多元化的服务内容和管理体制造成了卫生服务的凌乱，各种服务之间难以协调，这不仅表现在服务提供者和服务机构之间，还表现在各级政府之间的责任推诿，最终损害的是消费者的利益。首先，澳大利亚医疗卫生体系由联邦政府、州政府、地方政府三级政府管理，各司其职，但由于缺乏有效的协调，在公立医院检查、治疗、住院及择期手术时需要较长的等待时间，特别是非急诊患者的等候时间越来越长，已危及医疗质量和患者安全。澳大利亚医疗服务体系尽管体现了公平性与可及性，但医疗服务效率成为问题。其次，由于医院严格控制支出，联邦政府和州、地方政府管理协调差，患者对医院出院时间的安排、后续治疗及各个医疗部门间的合作存在意见，边远地区卫生服务差，少数民族卫生状况低下，农村居民特别是土著人的健康问题较多[4]。最后，在澳大利亚，由于医生多半私人开业，因此政府难以直接干预医生的业务，只能通过行业自律的方式进行管理，措施包括职业注册、培训和质量评审。澳大利亚的全科医生大多将自己的诊所作为小生意进行运行，在长久的历史发展过程中，已经形成了强大的政治势力，由于全科医生的抵触，至今全科医疗都未能与具有公立性质的社区卫生服务有机地融合起来[27]。

### （三）公立医院难以满足民众的医疗需求

尽管每个澳大利亚人都享有公平、安全的基本医疗服务，但资源有限，需求无限。由于政府及公立医院的条件是有限的，不可能实现每一个公民的医疗需求，因此，在澳大利亚的公立医疗机构排队等候的现象十分普遍。例如，患者需要做某种手术或需要做个别的心理治疗，就需要在公立医院预约、排队、等待几天、几个月或几年的时间。澳大利亚人遵章办事的原则性高，且管理上严谨、合理，一般不会出现医院某些职工利用职权给某些患者"走后门"，提前治疗的现象[28]。在公立医院医疗需求得不到满足且经济条件好的人便寻求私立医院予以治疗，在澳大利亚，私立医院的条件及服务一般比公立医院好，价格也比公立医院高。

### （四）澳大利亚农村卫生有待进一步改善

澳大利亚卫生服务公平性与可及性高，但农村卫生也存在一些问题，主要包括[29]：①农村地区公共资源相对缺乏。农村地区道路、通信和公共运输状况等较差，直接制约了农民对公共卫生服务的有效利用，也为更好地开展卫生干预带来了障碍。②全科医生较为缺乏。澳大利亚的全科医生基本上属于自由职业者。在农村偏远地区因为人口稀少，而全科医生的收入直接与诊所的就诊人数挂钩，所以很多全科医生由于收入的因素而不愿到偏远的农村行医，由此导致农村社区卫生服务中心的全科医生较缺乏。③没有一个较好的适合农村卫生的补偿机制。澳大利亚现行的农村卫生补偿方式与城市的补偿方法相同，没有充分考虑到农村特色，如机构规模小、服务人口少、服务半径大、需兼顾多项公共卫生服务等特点，不适合农村卫生的发展，难以满足农村居民的需求。

# 第四节　澳大利亚分级医疗模式对我国构建分级医疗体系的启示

澳大利亚社会医疗保险制度、卫生筹资和卫生费用控制机制、区域卫生规划制定和实施、社区卫生服务、全科医生培养和使用、患者转诊制度、卫生机构管理等方面对中国现行卫生管理体制改革、社区卫生服务提供及全科医生培养等具有一定的借鉴和参考价值[30]。目前，中国处于医疗卫生体制改革的关键时期，从中国实际国情出发，借鉴澳大利亚的成功经验，可以帮助我们少走弯路。

## 一、加强中国社区卫生服务建设，逐步建立社区首诊制度

澳大利亚实行全科医生首诊制度，居民获得医院服务的途径只有得到全科医生的转诊应允及急诊服务，进入医院后获得的基本上是住院服务，医院基本不提供普通门诊服务[31]。目前，中国正在大力推进社区卫生服务建设，"保基本，强基层，建机制"是医药卫生体制改革的重要内容，政府也加大力度投入基层，改善社区医疗基本设施条件。自 1999 年 7 月卫生部（今国家卫生健康委员会）等十部委《关于发展城市社区卫生服务的若干意见》印发以来，中国的社区卫生服务进展较快。总的来看，中国城市社区卫生服务初步形成了有中国特色的政策支持体系、技术服务体系和社会参与体系。但是，与澳大利亚发展社区卫生服务和数十年的历史相比，中国的社区卫生服务基础依然较为薄弱，在传播理念、完善功能、健全队伍、资金支持等方面还存在不少的薄弱环节。我们可以充分借鉴澳大利亚经验，在医疗保险和费用上制定相应政策，逐步建立社区首诊制度，加强社区全科团队建设，加强社区护理队伍的培养，积极配合全科医生提供全人全程服务，减少医疗保险费用支出、缓解大医院就医压力、方便群众就医，真正实现"小病在基层、大病进医院"的医疗卫生服务模式。

首先，充分利用社区内现有卫生资源，包括政府举办的基层卫生机构、厂矿企事业单位的医疗机构、社会办医、个体诊所等，将其改造为社区卫生服务中心和社区卫生服务站，提供综合连续的服务。根据社区需求，举办一些专门的卫生服务机构，如老年护理院、家庭保健机构、社区康复病院等，并将其纳入社区卫生服务范围进行统一管理。这样既盘活了一些过剩的卫生资源，也满足了社区居民的健康需求，而且使现有社区卫生服务中心、服务站提高竞争意识，促使其提高服务质量。其次，建立社区卫生服务机构的经费补偿机制，由国家财政专项拨款，加大对社区等初级医疗保健部门的投入，形成稳定的筹资政策，否则无法保证社区卫生服务的可持续性。同时注重多渠道筹资，吸纳社会资金发展社区。最后，

提高社区医疗机构服务能力。中国社区卫生服务发展尚处于起步阶段，基础比较薄弱，尤其在人力资源方面，人员学历、职称水平相对大医院还有很大差距，难以取得社区居民的信任。加强全科医生队伍建设，提高全科医生职业吸引力，夯实基层医疗服务人员的核心力量。同时，制定一些有效的措施，如规定大医院的医生下社区、建立社区医院就医补贴等，提高基层医疗服务水平，充分发挥基层"守门人"的作用。在此基础上，在医疗保险和费用上制定相应政策，逐步建立社区首诊制度。

## 二、拓展社区卫生服务功能，彰显健康"守门人"的作用

因目前"重医轻防"现象仍较突出，社区卫生服务机构必须要转变服务观念，进一步完善社区卫生服务功能。应积极推行以全科医生为主的服务团队模式，发挥护士的作用，对于慢性病患者、老年人等重点人群，以上门随访、家庭病床等服务形式为主，对医疗服务对象开展综合性、持续性、可及性的健康管理服务。服务内容从治疗延伸到预防、养生保健、康复护理、计划生育。积极发展社会公益事业，探索建立儿童保健中心、老年保健中心。根据多元化的服务需求，可在社区卫生服务机构配备中医师、口腔医师、心理咨询师等专业人员。通过专科医院社区坐诊形式，开展中医药、口腔护理等特色服务，丰富社区医疗服务项目，拓展社区医疗服务内涵，彰显健康"守门人"的作用。

## 三、完善双向转诊制度，形成"小病在基层、大病进医院、康复回社区"的医疗格局

澳大利亚医疗照顾制度的特色之一就是全科医生的"守门人"角色，由于"守门人"的存在，因此大大减少了患者在专科医院的就诊次数，从而节约了费用。目前，中国双向转诊的框架虽已初步形成，也在试点开展医院和社区卫生服务中心双向转诊制度，逐步建立全科医生首诊制度，让常见病、轻微疾病在社区卫生服务机构治疗，大病则转向二级以上的大医院，大医院确诊后的慢性病治疗和手术后的康复则转至社区卫生服务机构。但发展速度相对迟缓。中国对城市医疗资源和医疗服务体系进行了战略调整，即把原来城市内由一、二、三级医院各自为政的分块割据，更改为医院和社区两层结构，并尝试建立社区首诊制度，让常见小病在社区卫生服务机构治疗，大病则转向二级以上的大医院，大医院确诊后的慢性病治疗和手术后的康复则转至社区卫生服务机构[7]。这种做法尽管与澳大利亚双向转诊制度类似，但由于医疗体制的不同，澳大利亚双向转诊具有强制性，患者必须经过全科医生转介才能转向专科医生处就诊。但中国目前的国情还不适合采取强制措施，为了有效地实施双向转诊，需要强化患者、全科医生、专科医生的转诊意识，建立一定的激励机制，吸引全科医生向上转诊患者的同时，更加需要吸引专科医生主动、及时向下转诊患者，只有转被动为主动，双向转诊才能

发挥出最大功效。

中国实现双向转诊制度的困难在于缺乏有效的控制手段，由社区向医院转诊比较容易，但从医院向社区转诊则比较困难，即所谓的"上转容易下转难"。那么，如何进一步推动双向转诊的快速发展，确保双向转诊的可持续性，充分体现其无缝式链接的优势，需要进一步完善双向转诊的关键环节与细节处理。

首先，加大医疗保险政策的引导力度。为实现合理的医疗格局，要有完善的医疗保险政策鼓励参保人进行社区首诊，并设置不同的起付线，从政策上进行有力的引导。其次，采用DRGs进行医疗付费。在中国推行双向转诊制度的困难在于缺乏有效的控制手段，因此可通过建立医院的费用控制机制，如控制住院床日或采取按DRGs方法来控制费用，迫使医院及时将患者向社区转诊[31]。最后，加强全科医生队伍建设，增强患者对社区的信任度。全科医生是基层医疗的核心力量，而中国全科医生数量有限，培训机制不完善，与专科医生相比，全科医生社会地位低，医疗技术水平有限，服务能力不高，群众不放心，导致中国社区首诊制度难以实现，患者下转难。

由上可见，双向转诊制度的完善，需要政府、医疗机构、医疗保险部门、医疗服务提供方和需求方等多方共同努力，完善双向转诊制度，有效解决"上转容易下转难"的问题，将患者有效地分流到基层医疗机构，从而强化社区医生服务机构的作用。

### 四、规范全科医生培训制度，加强全科医生队伍建设

澳大利亚有着规范的全科医生培训制度和完善的培训体系，许多方面值得中国借鉴和学习。在澳大利亚，成为全科医生的基本程序为：高中毕业—六年本科医学教育—在医院做一年实习医师—在医院和社区接受三到四年的在职培训—经考试合格并注册。澳大利亚全科医生具有相当高的社会地位和经济地位，与患者有着良好的关系，居民对全民医疗保健体系有相当高的满意度。澳大利亚全民医疗保险计划要求所有人初次就诊时只有在全科医生处就诊才能享有免费医疗，需要看专科医生时要由全科医生转诊，否则就不能享有免费医疗，这是澳大利亚全科医学发展的基础，也为全科医生培训体系建设提供了保障。澳大利亚的医生属于精英阶层，只有最优秀的学生才能进入医学院学习，而中国大批优秀医学毕业生流失到国外或进入其他高收入行业。在澳大利亚，完成全科医学职业培训的全科医生可以按专科医生注册而得到更多的收入，且RACGP通过补助（如住房补助、诊所补助等）和增加收入（提高诊疗费等）等方法鼓励全科医生到农村和边远地区行医[32]。

中国城市社区卫生服务进入了一个全面推进发展的时期。发展基层医疗服务是近年来政府力推的缓解"看病难"的重要手段之一[33]。全科医生逐渐走进人们

的视线，成为人们关注的焦点。卫生部（今国家卫生健康委员会）在发展社区卫生服务的政策文件中明确指出，全科医生是社区卫生服务的核心和中坚力量，全科医生能够成为社区居民的健康代言人，通过提供全面且经济有效的卫生服务，改变目前医院和专科服务占支配地位的局面，进而改善卫生服务的可及性和协调性，降低卫生服务的成本，提高卫生服务的效率和质量。这种思路与西方国家将全科医生作为医疗卫生服务的"守门人"甚至"基金把持人"的机制的指导理念十分类似。中国要建立全科医生"守门人"机制，全科医生则是决定因素[26]。合格的全科医生是今后卫生人才市场所亟须的，医学教育应紧跟卫生事业改革的需要，为其提供合格的全科医学人才。中国全科医生培训制度和住院医师培训制度尚不完善，应建立规范的全科医生教育体系，除了规范的学历教育外，还要建立规范的实践技能教育培训基地，加强实践技能的训练，使之能胜任全科医疗的要求，真正承担起"守门员"的职责。逐步建立健全全科医生培训制度和住院医师培训制度，提高全科医生从业数量和培训质量，壮大全科医生队伍，从培训、准入、职业、考核、激励等方面提高全科医生的吸引力，使医疗服务向基层医院下沉。

**五、提高医疗保障水平，构筑多层次医疗保障体系**

　　社会保障是一个国家的"避震器""减震阀"。澳大利亚被认为是全球政治最为稳定的国家之一，其完善的社会保障体系功不可没。中国改革开放以来，经济得到高速发展，但是在计划体制向市场体制转型的过程中，城乡差距、贫富差距、区域差距呈现逐渐拉大之势，各种社会矛盾叠加，严重影响了社会的稳定与和谐，其中"看病难、看病贵"成为社会的热点、焦点。澳大利亚与中国国情不同，医疗保险制度在覆盖范围、保障项目、筹资模式、支付方式等方面也存在很大区别，但是中国新医改提出的建立覆盖城乡居民的基本医疗卫生制度，把医疗保障制度建设与公共卫生服务体系、医疗服务体系建设及药品供应保障制度改革一起联动考虑，与澳大利亚的做法在制度设计的思路上极其类似，值得借鉴[33]。

　　首先，扩大基本医疗保险覆盖面，构筑多层次医疗保障体系。澳大利亚人口少，经济基础好，实行全民健保制度。中国现行的两大基本医疗保险——城镇职工基本医疗保险和城乡居民基本医疗保险虽然从制度安排上覆盖了全民，但是参保率还没有达到100%。因此，城镇职工和居民基本医疗保险需要在扩大参保面上下功夫，其中乡村居民需要在巩固参合率上做文章，以降低医疗保险道德风险，提高抗风险能力，使三大基本医疗保险稳定、持续发展，最终达到真正意义的全覆盖，建立全人群抵御疾病风险的屏障。

　　其次，着力加大医疗救助力度。中国的医疗救助制度是一种对大病和贫困患者的补充医疗补助，类似于澳大利亚的"医疗照顾安全网"，只是管理部门、筹资途径、支付方式不同。目前，中国的医疗救助制度覆盖面太窄，救助力度也不够，离解决救助对象的"因病致贫、因病返贫"问题距离很大。

最后，大力发展商业医疗保险。澳大利亚政府在鼓励私立医院和私人医疗保险方面的力度很大。中国也应建立专业化医疗保险公司，开发多层次的医疗保险险种，以满足不同人群的需求。

### 六、加强农村医疗服务体系建设，提高农村医疗服务水平

中国农村医疗服务提供体系建设历来受到政府的关注，但由于缺乏缜密的系统政策设计和公平的财政投入安排，农村医疗卫生服务的公平性、可及性仍然较差，农村服务体系建设仍不尽如人意。新医改方案强调建立"强基层、保基本、建机制"的原则，给农村医疗的发展及城乡医疗整合带来了机遇。鉴于目前各地经济、社会和地理环境、政府重视程度、信息系统、新农合筹资水平、医疗服务能力差异及利益调整的复杂性等因素，中国农村服务整合只能按照以点突破、逐步推开的有限整合原则进行。通过完善农村医疗补偿机制、增加农村医疗建设经费、加强县域医联体建设、出台相应的帮扶政策、鼓励医学生毕业后先到农村服务、医院医生到农村坐诊等形式，加强农村医疗服务体系建设，提高农村医疗服务水平，提高农村医疗服务的公平性与可及性。

## 参 考 文 献

[1] 曾化松. 借鉴澳大利亚社区护理经验改进部队离退休老干部健康保健工作[J]. 中国卫生事业管理，2005，21（10）：589-590，599.

[2] 石光，李明柱. 澳大利亚卫生保健制度[M]. 北京：人民卫生出版社，1999.

[3] 徐润龙. 澳大利亚医药卫生体制的启示[J]. 卫生经济研究，2010，（11）：40-43.

[4] 管新. 澳大利亚医疗卫生体系对我国医疗卫生改革的启示[J]. 江苏卫生事业管理，2012，23（4）：128.

[5] 王立文. 澳大利亚的医疗卫生体系对中国的启示[J]. 管理观察，2012，（34）：198-199.

[6] 高荣伟. 澳大利亚的医疗保险制度[J]. 检察风云，2018，（15）：54-55.

[7] 蒋露. 澳大利亚全民医疗保险解析[J]. 当代经济，2009，（6）：37-38.

[8] 李茂夫. 世界社区卫生服务体系的典型模式[J]. 当代世界，2006，（11）：56-57.

[9] 杨辉，Shane Thomas，Colette Browning，等. 从澳大利亚等西方国家全科医学发展史引发的思考[J]. 中国全科医学，2007，10（11）：863-867.

[10] Russell C O, Marshall V C. Statement by the national specialist qualification advisory committee[J]. *The Medical Journal of Australia*, 1977, 2(17): 576.

[11] 邓纯. 澳大利亚的"健康守门人"[J]. 中国卫生人才，2013，（8）：54-55.

[12] Australian Government. Medicare Australia Act 1973 [EB/OL]. http: //www. comlaw. gov. au/Details/C2008C00265[2013-04-03].

[13] 刘艳. 澳大利亚基本医疗保险管理体制[J]. 全球科技经济瞭望，2014，29（3）：1-4，55.

[14] 陈素红. 以基本医疗服务均等化为宗旨——澳大利亚医疗服务体制的特点及启示[N]. 中

国医药报，2013-03-11（6）.

[15] 林桦. 澳大利亚社区康复对上海社区卫生服务的启发[J]. 中华全科医师杂志，2007，6（2）：105-107.

[16] 马丹丹，张秀滨，王莹，等. 借鉴澳大利亚全科医生机制完善我国社区卫生服务[J]. 中国公共卫生管理，2009，25（6）：676-677.

[17] 许岩丽，刘志军. 国外卫生"守门人"制度功能演变对我国的启示与思考[J]. 医学与哲学（人文社会医学版），2007，28（5）：17-19.

[18] 郭清，王勤荣，杜亚平，等. 中国全科医生培养的现状、问题和对策[J]. 中国全科医学，2004，7（5）：291-297.

[19] 张晓玲，李红玉. 澳大利亚的社区卫生服务模式对中国全科医学教育的启示[J]. 中国卫生事业管理，2004，21（2）：99-101.

[20] 陈昕，姚敏，严晓蕾，等. 澳大利亚和中国全科医师行业现状比较及思考[J]. 中国社会医学杂志，2018，35（4）：385-388.

[21] 牛志敏，李淼晶，王国军. 澳大利亚全科医生在社区卫生服务中的作用以及对我国的启示[J]. 中国高等医学教育，2009，（5）：38-39.

[22] RACGP. The five domains of general practice Curriculum for Australian General Practice[EB/0L]. https://www.racgp.org.au/education/education-providers/curriculum/understanding-the-curriculum/the- five-domains-of-general-practice [2016-11-21].

[23] 魏来，张亮. 英国、美国、澳大利亚农村医疗服务整合特点与启示[J]. 中国卫生经济，2012，31（11）：93-96.

[24] Australian Government Department of Health and Aging. General practice in Australia 2004[R]. Canberra ACT: National Capital Printing，2005: 131-132.

[25] 姚建红. 澳大利亚农村地区全科医生的地位和发展[J]. 中国全科医学，2006，9（9）：697.

[26] 崔颖. 澳大利亚的社区卫生服务与制约激励机制及其启发[J]. 中国全科医学，2002，5（11）：927-930.

[27] 刘朝杰，李伟，姚岚. 澳大利亚的社区卫生服务与全科医疗对中国的影响和蕴义[J]. 中国全科医学，2004，7（21）：1545-1550.

[28] 罗锦秀. 澳洲医疗服务体系见闻[J]. 国际医药卫生导报，2004，10（7）：50-51.

[29] 张奎力. 澳大利亚农村医疗卫生体制介绍[J]. 中国卫生事业管理，2008，25（2）：138-140.

[30] 梁智. 澳大利亚医疗制度与改革[J]. 国外医学（卫生经济分册），2006，23（3）：97-102.

[31] 任菁菁，方才妹，王嘉，等. 澳大利亚的全科医学服务体系简介及启示[J]. 中华全科医师杂志，2014，13（12）：970-973.

[32] 杨英，郑丽云，姜辉. 澳大利亚全科医生培训体系及其启示[J]. 中国全科医学，2014，17（8）：851-856.

[33] 朱水平，闵云花，郭炜，等. 复旦大学附属中山医院开展全科医生培养的调查分析[J]. 中国全科医学，2002，5（11）：881-882.

# 第十章

# 加拿大分级医疗模式及对我国的启示

　　加拿大是一个位于北美洲的英联邦国家，丰富的自然资源和高度发达的科技使加拿大成为世界上居民生活水平最高、社会经济最发达的资本主义国家之一。加拿大领土面积为 998 万多平方千米，位居世界第二，总人口数为 3695 多万，人口密度为 3.7 人/千米 $^2$。加拿大主要健康指标居于全球领先地位，2020 年，加拿大出生率 10.549‰、死亡率 7.539‰、婴儿死亡率 4.052‰，男性平均寿命为 80.74 岁，女性平均寿命为 84.44 岁，这主要归功于其完善的医疗体系。加拿大医疗体系的发展历史是从无到有、从私营体制到国家医疗，从"看病难、看病贵"到全民保健系统的一个发展过程[1]。

## 第一节　加拿大分级医疗的发展背景

　　加拿大是一个以卫生法统领医疗事业的国家。1984 年加拿大颁布了《加拿大卫生法》（Canada Health Act），该法案的出台奠定了加拿大医疗卫生行业的法律基石，不仅为加拿大永久居民或公民享受全民免费医疗提供了法律依据，也为加拿大的医疗卫生服务提供了统一标准，各省和地区必须满足这些标准和条件才能获得加拿大健康转移项下的全部联邦现金捐款[2]。该法案的颁布后，加拿大实行了一系列卫生制度改革，希望走出 20 世纪末期经济萧条的困境。加拿大的全民医疗保障是其医疗体系的基础，主要通过初级医疗卫生服务、二级/公共医疗卫生服务和专业/补充医疗服务三个层级的医疗服务实现。其三级医疗保健则由社区医院、地区医院及大学医院和省级综合医院三类医疗机构提供，分级联动，资源共享。

### 一、加拿大医疗服务体系的层级划分

　　层级划分是加拿大分级医疗的前提。

　　加拿大的医疗服务体系主要包括医疗卫生就诊服务体系和医疗卫生监管体系。其中，医疗卫生就诊服务体系是一个三级体系，医疗卫生监管体系实行分层管理并制定相应的标准。

（一）医疗卫生就诊服务体系

1. 初级医疗卫生服务

当加拿大人需要医疗服务时，他们通常会求助于初级医疗保健服务，这既是与医疗保健系统建立联系的第一步，也是医疗卫生服务体系不可或缺的一部分。社区医院是承担初级医疗服务的主要医疗机构，服务提供者主要是全科医生/家庭医生。社区医院承载了疾病诊疗和转诊双重职能，其提供的服务多种多样，包括预防和治疗常见的疾病与伤害、初级精神卫生保健、初级产妇保健和康复服务、转介并与其他级别的护理（如医院和专科护理）协调、促进儿童健康发展、姑息治疗和临终护理等。在加拿大的医疗体系中，大部分医疗服务是在社区甚至是在家中进行的。例如，在 2000 年左右，魁北克省设立医疗之家，并以此密切联系社区与家庭医生之间的关系，促进初级医疗保健系统的发展。医疗之家由医生、护士和初级保健人员组成，患者和社区主动参与；每个患者有自己的家庭医生，每位家庭医生都有限定的患者群；以团队为基础，跨专业、跨学科合作，家庭医生与护士、初级保健医师一起工作；全方位地提供健康促进、疾病预防、慢性病管理；确保与社区其他医疗服务及专科医疗服务间的协调和协作关系等[2]。如此一来，初级医疗卫生服务可以直接为患者提供家庭医生、护士和药剂师的保健服务，缓解专科医生和综合医院的就诊压力。由此确保在患者需要更多专业服务时整个医疗保健系统的连续性及通畅性。

2. 二级/公共医疗卫生服务

二级/公共医疗卫生服务是加拿大医疗体系的重要组成部分，负责提供全面深入的医疗服务，也是家庭医疗服务的协助者或直接提供者[3]。承担这一级服务的主要是专科医院和各地区医院。与家庭医生有所不同，专科医院不设门诊，只接受由家庭医生推荐上转的患者、前来复诊的患者和急症患者。从专业角度上看，专科医生处理的是家庭医生无法处理的各种医疗情况。专科医生的种类非常多，比较常见的有心理医生、心血管科医生、皮肤科医生及一些辅助治疗人员，如物理治疗师、营养师、职能治疗师等，另外急诊住院服务也属于此范畴。地区医院作为地方一级医疗机构，拥有较齐全的临床科室和医疗器械，可以较好地承担本地区的医疗保健和疾病治疗等工作。当患者在初级医疗服务机构处较难继续获得有效治疗时，社区或家庭医生会将他们推荐上转至二级/公共医疗服务机构继续接受治疗服务，此时由医疗专业人员对患者的医疗需求进行评估，不仅可以协调各种服务，提供连续性护理，还可以为不能自理的人群提供短期护理、康复治疗、长期住院服务和精神健康及戒瘾服务等。

3. 专业/补充医疗服务

专业/补充医疗服务主要由大学医院和省级综合医院提供。大学医院和省级综合医院技术装备先进、医院科类齐全，能治疗各种严重疾病和疑难杂症，并能承担医学教学和临床实习工作[4]。如二级/公共医疗服务的专科医生依旧难以对患者进行有效诊治，则会将病患直接推荐到大学医院或省级综合医院进行治疗。这些医院提供专业且复杂的手术治疗等医疗服务，例如癌症治疗、神经手术、心血管手术等。

（二）医疗卫生监管体系

（1）联邦政府负责对各省、地区《加拿大卫生法》执行情况及保健经费使用情况进行监管。联邦政府的职责包括制定全国性医疗卫生原则或标准和向各省医疗卫生事业提供资金。

（2）各省政府对省内医院及其他有关卫生机构保健经费使用效益及卫生服务质量的监管。加拿大宪法规定医疗保健工作主要由省、地区政府管辖。各省、地区除了与联邦政府一起资助医疗保健工作外，主要负责管理和实施本省或本地区的各项医疗保健工作。

（3）医院对医生服务质量的监管。借助考评指标和监测体系对医疗卫生从业人员进行评价后，由医师协会发放从业证书。医生获得从业证书后，就可以从事相关的医疗卫生服务工作。医师协会具有认证、教育调查、纪律处分、处理医患关系等功能。

## 二、加拿大的卫生制度改革

加拿大医疗服务的供需矛盾直接促进了卫生制度改革和分级医疗的发展。

在20世纪60年代左右，由于疾病谱和人口结构的变化，加拿大医疗卫生服务过程中的供需矛盾突出。人们开始重新审视医疗卫生服务的功能，探索维护和促进人类健康的策略和措施，居民对卫生保健需求不断增加，卫生费用快速增长[5]。

20世纪七八十年代西方世界通货膨胀严重，财政赤字居高不下，公共预算不断削减，加拿大政府对卫生行业的费用支出同样受限。在此背景下，构建低成本、高效益的卫生服务体系，为全民提供高质量的卫生服务是加拿大卫生改革发展的基本趋势[6]。加拿大政府在此情况下顺势实行改革。第一阶段的改革始于1984年《加拿大卫生法》的颁布，主要目标是削减卫生支出并调整卫生资源结构。当时，加拿大政府强制关停并整合了大批医院，减少床位数量，控制医院支出，精简人员结构，减少医学生招生人数，并改革付费方式，对医务人员收入采取封顶限制机制。在调整医疗资源结构方面则是将资源从医院、护理等服务机构转向初级卫生服务、家庭保健、疾病预防、健康促进等领域，并推广疫苗接种、健康教育、24小时健康咨询热线电话等服务项目。21世纪初，加拿大走出经济危机，财政较为富余，卫生技术和服务能力快速发展。但人口老龄化逐渐加重，人们愈发关注卫生服务系统的质量和效率。在此情况下，加拿大政府做出进一步改革。改革的总体趋势是从医疗机构走向社区、家庭，从卫生系统内部走向外部，强调初级卫生保健，重视公共卫生和健康促进，加强医学科研创新和服务质量[7]。在 2003 年《医疗保健革新协议》的基础上，各省于 2004 年共同发布《加强卫生保健十年计划》，提出了"让所有加拿大人及时获得高质量医疗卫生服务"的目标。主要措施包括引入"排队理论"，分流患者，扩大社区门诊服务范围，以此减少患者等待时间；建立加拿大患者安全研究所，成立卫生质量委员会，开展质量研究活动，提高医疗服务质量；成立健康促进部门，推进成效显著的干预措施，宣传疫苗防治，大力发展公共卫生事业[8]。

# 第二节　加拿大分级医疗的主要模式

加拿大的医疗卫生服务实行严格的分级医疗制度，患者按照病情所处的不同阶段接受不同层级的医疗服务。《加拿大卫生法》规定加拿大患者必须首先在其家庭医生处预约就诊，家庭医生为其建立健康档案并提供基本医疗服务，除非急诊，否则需要通过家庭医生提供确诊证明才可以到上级医疗机构继续获得治疗。

## 一、家庭医生首诊制度

### （一）家庭医生首诊制度概述

家庭医生首诊制度是加拿大分级医疗的主要内容之一。家庭医生是与患者及家庭建立长期信任关系的私人医生，以患者为中心，以医患关系为核心，了解患者病情，提供全面持续的照护，有效利用口头和书面沟通，赋予患者"掌管"自己健康的权利。在加拿大，家庭医生一般单独执业或者以小组、团队的形式执业。在以团队执业的诊所中，医生平均人数为 5 人。团队执业的诊所可以分为教学医院中的家庭诊所和一般的社区诊所。与社区诊所不同的是，教学医院中的家庭诊所医生除了日常的门诊外，还需负责带教与科研工作[9]。加拿大的每个居民都可以选择一位医生签约作为自己的家庭医生，并在签约时签署一份《个人健康数据表》。该表可保证自己在任何健康状况下均可免费享受医疗服务。家庭医生为患者提供从出生到死亡的连续性医疗照护，既包括基础疾病的诊断治疗、健康检查、计划免疫，也包括妇女的产前处理、健康咨询和 60 岁以上老人的健康服务等。加拿大的家庭医生强调以患者为中心，在制定医疗服务法案时必须考虑到患者对于医疗服务的感受、想法和预期，以及患者的日常生活等。在社区诊所，家庭医生给予社区居民的不仅仅是初级保健服务，更是符合"生物–心理–社会医学模式"的全方位照护和干预。这种制度在合理控制和分流患者及充分利用有限的卫生资源等方面发挥了重要的作用。

（二）推动家庭医生首诊制度的有利条件

1. 基层医疗工作者素质较高

加拿大基层医疗服务人员的素质普遍较高，这在一定程度上保证了基层卫生医疗服务能够满足社区居民常见病、多发病的诊治需求。较高的医疗素养是推动居民选择家庭医生首诊的一支强心剂。加拿大基层医疗服务人员素质普遍较高的主要原因是加拿大完善的全科医学人才培养系统。首先，在加拿大，医学人才的准入门槛便较高，如果要申请医学院的就读资格，要求申请者拥有至少 2~3 年的本科教育经历和良好的本科成绩。除此之外，还须通过医学院安排的入学考试和面试方可获得入学资格。入学后，每位医学生都可自由地选择将来从事专科医学还是家庭医学。之后，需要经历 3~4 年的医学专业学习，并在通过全国医生资格考试后，再经过 3 年的住院医师规范化培训，方可执业行医。而在住院医师规范化培训阶段，全科医学生与专科医学生所接受的培训内容有所不同。选择了全科医学的学生在规范化培训阶段有超过半数的时间是在社区接受全科医学专业导师的培训，培训内容包括常见病诊疗、慢性病管理、儿童照料、传染病防控等。

2. 法律保障家庭医生首诊

《加拿大卫生法》明确规定非急诊患者必须首先预约自己的家庭医生进行诊治，一旦出现患病情况应先通过电话向家庭医生预约就诊时间。家庭医生既可以独立执业，也可以依靠社区医院等医疗机构分时间地点工作，患者只有在社区就诊获得家庭医生的推荐后，才能上转至专科医生或综合医院接受继续治疗，否则不能享受免费的医疗保健服务。

## 二、双向转诊制度

（一）双向转诊制度概述

加拿大的卫生服务体系是一个三级架构，即社区、专科诊所和综合医院。《加拿大卫生法》规定，患者必须首先到社区全科医生处接受初步、全面的医疗服务，根据病情需要再由全科医生转诊到卫生系统的其他医疗机构，而医院并不设置普通门诊。患者一经转诊或住院治疗，一切住院过程中所产生的费用均由公共医疗保险计划负担。加拿大施行以医疗保险为支撑的分级医疗制度，根据其医疗保险制度的规定，部分疾病必须上转治疗，如癌症、卒中等。当患者度过了急诊期，就可以下转到社区诊所继续接受后续医疗服务。此时，患者可以拿着处方药单到药店自行购买，药店只收取由患者自付或补充医疗保险支付的药费和药事服务费。

**（二）实施转诊制度的有利条件**

**1. 电子病历的推行**

21 世纪初期，加拿大成立了名为加拿大健康信息网的项目，计划为每一个加拿大人提供电子病历。电子病历包含每一位患者的基本信息，如诊疗史、治疗史、临床检查资料等，并受到严格保护。这些记录会提供给医疗服务者使用，以方便患者与医生之间的联系。医生可以随时随地访问患者数据，对转诊患者进行随访，掌握患者在转诊治疗期间的治疗情况以及病情的发展变化，减少由信息共享不便造成的转诊困难。因此，推行家庭电子病历，医疗服务提供者运用信息化管理随时追踪查询患者状况，有益于双向转诊制度和医疗资源共享的进一步落实[10]。

**2. 出院计划的实施[11]**

21 世纪初期，为实现早期疾病的诊断与鉴别、明确评估患者需求、保障医疗服务的连续性、综合协调医院和社区资源，出院计划逐渐发展成熟。加拿大卫生部将"出院计划"定义为在住院患者出院前制订未来计划的准备工作。该计划以患者为中心，以患者需求为导向，要求患者及家属积极参与及配合；需要综合医院、专科医院、社区医院、社区卫生服务站、家庭及养老机构等多机构协调与多学科合作，以保障连续医疗服务为目标。"出院计划"的顺利实施有利于各医疗机构之间患者信息的传达与沟通，更好地为患者提供康复服务，改善医疗服务质量，推动双向转诊的发展。

# 第三节　加拿大分级医疗的成效及问题

以高福利医疗保健体系为基础，以家庭医生为"守门人"的加拿大医疗卫生体系获得了国际社会的高度评价。该医疗体系经过数十年的发展，既取得了较大的成效，也逐渐暴露出一些值得深思的问题。

## 一、成效

**（一）实现全民可及的医疗服务**

在分级医疗制度下，加拿大的全科医生与家庭医生承担了守护居民健康的责任。以社区为载体，以家庭医生为"守门人"的分级就医制度可以满足民众多样化的医疗卫生服务需求，促进综合医疗保障制度的发展。这些需求包括基础公共卫生服务和专业复杂的医疗救治服务渠道。加拿大实行全民医疗保险制度，全体公民可以在同一标准下平等地享受公共医疗保险服务，不会因经济条件、种族或健康等因素而遭受歧视。加拿大的医疗保险可随个人工作或居住地点转移，迁居外省或短暂地离开本省的居民仍可享受免费的医疗保险，从而降低企业的职工医疗保险负担。

（二）大幅度提升民众健康程度

加拿大全民医疗保险制度和分级医疗制度大幅度提升了民众的健康素养。2013 年加拿大统计资料表明，加拿大全国平均水平的健康指标数据如下：哮喘发病率为 8.3%，糖尿病发病率为 6.3%，每 10 万人中有 404.9 人患癌症，每天吸烟人数比例 15.3%，定期获取医疗服务比例 84.9%，体重超标人数比例 34.0%，精神健康比例 72.2%[12]。2018 年联合国人类发展指标评比中，加拿大在血压、平均寿命、政府保健投入、吸烟率、运动率等指标上均位居前列。

（三）实现患者有序分流，提高资源利用率

加拿大鼓励患者在看病过程中先看家庭医生，经家庭医生诊治后，判断是否需要到专科医生处接受进一步治疗。除急诊等特殊情况外，专科医生一般不会擅自接诊患者。这一就医模式在执行过程中虽然有点僵化，却能将大量常见病、多发病患者"拦截"在社区，避免"小病大治"的现象，缓解大型医院的接诊压力。当患者度过疾病的急性期或不需要继续住院治疗时，就会被下转至社区医院继续接受治疗和康复服务，这在便利患者就诊康复的同时，也优化了整体医疗资源结构配置。患者的有序分流既充分利用了社区医院的医疗资源，实现"人尽其才，物尽其用"，也有利于综合性医院将更多医疗卫生资源应用到疑难杂症的诊疗和科学研究上，从而实现医疗卫生资源健康效益的最大化。

## 二、存在的问题

（一）就诊等候时间过长

在加拿大现有的医疗体制下，患者通常都会先和家庭医生预约并按时到社区医院首诊，然后家庭医生根据病情决定患者是否需要转诊到上级医疗机构。对于普通疾病患者来说，这种模式能够有效满足患者需求，但是对于疑难杂症患者来说，患者通常需要花费较长的时间排队等候转诊和接诊，因此可能会耽误诊断和治疗的最佳时期。另外，在加拿大转诊住院的程序较为复杂，医生在接诊需要转诊的患者后会发送邮件询问医疗保险管理局该患者是否可以住院，医疗保险管理局通常在一个小时内给予回复。在得到许可后，医生方能开具住院许可证明。但由于加拿大实行总额预算付费制度，在年度预算经费有限的情况下，需要住院的患者则可能会被安排到第二年再入院治疗。另外，加拿大实行单轨制医疗服务体系，不允许私人医院的存在，因此医疗卫生系统内部缺乏有效的竞争，导致整体效率低下。如果患者急于寻求治疗，可自费到其他国家就医。但对于绝大多数人来说，难以支付高昂的出国就诊费用，排队等候就成了他们获得治疗的唯一办法。在弗雷泽研究所新发布的《2019 全民医疗保健国家表现比较》相关数据比较中，生病当天可成功预约的患者占加拿大患者总数百分比的数据排名垫底[13]。

（二）政府医疗财政负担严重

加拿大医疗卫生体系强调医疗卫生服务的全面性和可及性，却忽视了政府的财政支付能力。随着疾病谱的变化和人口老龄化的加剧，民众对于医疗设备、诊疗技术和医疗服务质量的要求逐渐提高。2019 年，加拿大医疗卫生支出占到 GDP 的 11.2%，人均医疗支出 4522 美元，医疗费用支出大大增长。由于加拿大医疗体系是"国家立法、两级出资、省级管理"，在很长一段时间里其医疗保险系统的支付者主要是联邦政府和省/地区级政府，联邦政府的拨款和省/地区级政府的财政预算占总支出的比重逐年上升[14]。在全球经济发展下行的背景下，经济增长往往赶不上医疗成本增长的速度，政府维持公共医疗服务支出的压力日益增大，财政支付能力也有下降的趋势。与此同时，由于既得利益者的抵制，部分遏制医疗成本不合理增长的举措难以有效落实。首先，医疗服务相关工作者的利益会受到极大的损害，因为遏制医疗成本包括削减相关医务工作者的薪资；其次，控制公共医疗费用指的是将部分公共医疗费用转移到患者一方，而这将损害患者的利益，如公共医疗体系保障效用下降、医疗服务可及性下降、药品费用增加等。因此，如何改革和完善社会医疗服务体制，提高医疗卫生服务的效率和质量，有效控制医疗费用的增长已经成为加拿大政府亟待解决的问题。

（三）家庭医生数量较少

由于实行分级医疗制度，在加拿大与患者接触最为密切的便是家庭医生。2019 年，加拿大每 1000 名居民仅有 2.4 名医生，2.8 张病床，均处于 OECD 国家中最低水平。加拿大家庭医生数量紧张，较难满足民众就医需求的主要原因是加拿大全科医生的培训成本极高，时间长达 13 年，但获得的收入却少于只需比其多读两年的专科医生收入，所以大多数医学生选择了攻读专科医学。而且，在加拿大医学院无论是专科还是全科医学生的招生数量都受到了政府的严格管控，导致医疗从业人员长期处于负增长状态。另外，虽然加拿大的医生同美国一样实行按服务项目付费，但却实行"封顶政策"。以安大略省为例，全科医生所获得的薪酬以 45.5 万加元封顶，对于超出的部分薪酬，医生只能得到 66.7%的补偿，而对非紧急情况的治疗，每日 200 加元封顶[15]。因此，加拿大医生工资较低，许多医护人员都转向他国寻求高薪工作。所以，家庭医生总数长期在低位徘徊，并且专科医生不能直接接诊患者，家庭医生比例过低将导致医患缺口进一步被放大，医疗服务效率进一步降低。

# 第四节　加拿大分级医疗模式对我国构建分级
## 医疗体系的启示

2015 年，国务院印发《国务院办公厅关于推进分级诊疗制度建设的指导意见》，提出"到 2020 年基本建立符合国情的分级医疗制度"。如今，中国的分级医疗制度正在稳步实施，但仍存在居民社区首诊意愿薄弱、基层医疗服务能力较低等一系列问题，而加拿大分级医疗制度的建设可以给我们一些借鉴和启示。

**一、提高基层医疗卫生服务水平，注重对全科医生的培养**

高质量的基层医疗服务、高素质的基层医务工作者，以及家庭医生拥有较全面的全科医学知识是加拿大分级医疗制度顺利实施的重要条件。但目前，中国的全科医生很难全面满足居民的家庭医生签约服务需求，为进一步推进中国分级医疗的发展，需要培养一批高质量的全科医生和社区护士，建立一个功能齐全、水平较高的基层医疗服务体系，以此提高全民健康水平。一方面，建议政府重视全科医学的发展，改进全科医学的教学理念和教育方式。在本科和研究生阶段，建立一套适应家庭医学发展的学科体系，除涵盖解剖学、生理学等基础医学知识，也要涉及医学伦理学、卫生法等医学人文学科，增加相关实践岗位，引导家庭医生持续性学习，培养一支强大的家庭医生队伍。对农村偏远地区的医科大学生进行定向培养，提高工作待遇，包括经济待遇及定期进修深造的机会。另一方面，重视基层医疗机构医生的薪酬分配，通过制度的倾斜来减少基层卫生人员的流失，让更多优质卫生人力资源真正下沉到基层，为分级医疗做好人力储备与保障，缩小城乡医疗之间的差距[16]。

**二、调整医疗保险付费制度促进分级医疗制度的实施**

全民医疗保障制度是加拿大分级医疗制度落实的另一个重要保障。多元化医疗保障体系的构建，可以有效引导基层首诊和患者流向，这不仅有效减缓了医院压力、避免医疗资源浪费与医患纠纷的发生，还能够化解医患之间信息不对称等弊端，起到提高医疗服务效率、保证患者医疗质量的作用。因此，中国可以通过完善医疗保险制度引导鼓励居民到基层就诊，医疗保险报销比例和报销范围适度向基层倾斜。目前，中国商业医疗保险规定患者只有在二级以上医院就诊才予以报销，这在一定程度上阻碍了中国分级医疗的发展。为此，有必要扩大商业保险的报销范围，使基层医疗消费也享受与高等级医疗消费同等的报销待遇[15]。

## 三、改革公立医院，促进医联体建设

加拿大的专科医院不设门诊，只接受从家庭医生处上转来的患者、经医生要求需复诊的患者和急诊患者，而中国目前的公立医院运行体系很难在短时间内将门诊与住院分离。在当前优质医疗资源大多集中在大城市、大医院的背景下，公立医院可进行适当改革，取消三级医院普通门诊，逐步将常见病、多发病患者以及康复期患者下转，这样既可以减轻大医院医务工作者的工作量，保证患者的就诊时间和质量，也可以提高医疗资源利用率。同时，还应该积极探索建设医联体，整合地区医疗资源，实现医疗资源共享、医疗卫生机构分工协作。三级公立医院要发挥带头引领作用，利用其技术、人才、资源优势，帮扶支援基层医疗机构建设，通过学科共建、临床带教、人才培养、业务指导、教学查房、科研项目协作等多种方式提升基层医疗机构的诊疗水平[17]。

## 四、规范基层首诊制度建设

加拿大推行家庭医生首诊制度，每位患者都可以自由地选择自己的家庭医生，但为了保证就诊的连续性，患者通常只能选择一人作为他们的家庭医生，大多数医生也不愿接收已签约其他医生的患者。与之相比，中国居民即使与家庭医生签约也可以到其他医疗机构就诊，造成无序就诊、医疗服务不连贯等问题。因此，我们可以借鉴加拿大的经验，将家庭医生的首诊制度与门诊统筹医疗捆绑，签约居民可优先享受预约门诊、预约专家、优先就诊、优先安排住院床位等优惠服务[18]。另外，签约居民在转诊时可优先使用医疗保险，并适当提高医疗保险报销比例。除此之外，鼓励及扶持符合条件的全科医生开办全科诊所，增加行业的竞争力，调动全科医生的工作积极性，避免医疗资源的浪费。

## 参 考 文 献

[1] 邵蔚. 加拿大医疗体制的特色及其对我国的借鉴意义[J]. 江苏卫生事业管理，2012，23（2）：127-128.

[2] Bergman H. 加拿大家庭医学的实践与发展[J]. 中国全科医学，2016，19（13）：1487-1488.

[3] 张青. 加拿大基本医疗卫生服务的体制、标准及其启示[J]. 中国质量万里行，2016，（9）：54-55.

[4] 李国鸿. 加拿大医疗服务体系研究与启示[J]. 国外医学（卫生经济分册），2008，25（1）：1-6.

[5] 卢祖洵，金生国. 国外社区卫生服务[M]. 北京：人民卫生出版社，2001.

[6] 杨颖华，Zakus D，张天晔，等. 加拿大卫生改革现状、发展趋势及其对我国的启示[J]. 中国卫生政策研究，2010，3（3）：51-57.

[7] Williams A P, Lum J M, Deber R, et al. Aging at home：Integrating community-based care for older persons [J]. *HealthcarePapers*, 2009, 10(1): 8-21.

[8] Health Canada. First Ministers' Meeting on the Future of Health Care: A 10-year plan to strengthen health care[R]. 2004.

[9] 鲍勇. 医患关系现状与发展研究：基于信任及相关政策的思考[M]. 上海：上海交通大学出版社，2014.

[10] 张深深. 加拿大医疗保障——制度支持与分级联动同行[J]. 天津社会保险，2017，（2）：71-72.

[11] 唐丽，李建军，高峰，等. 出院计划的国际实施进展及认识[J]. 中国康复理论与实践，2015，21（6）：634-641.

[12] Statistics Canada. Profil de la santé - ARCHIVÉ[EB/OL]. https://www150.statcan.gc.ca/n1/fr/catalogue/82-228-X[2014-04-16].

[13] 健康界. 人人都在说的"分级诊疗"，你真的懂吗？清华教授谈到这几个误区[EB/OL]. https://www. cn-healthcare. com/articlewm/20191006/content-1071812. html[2019-10-05].

[14] 赵明月，徐闲馨. 加拿大公共医疗卫生体系控费方式分析[J]. 市场周刊，2018，（10）：185-187.

[15] 佚名. 加拿大医疗保健体制面面观之一加拿大医疗体制的特点[J]. 中国卫生产业，2007，（3）：80-81.

[16] 李亚平，雷涵，吴海波. 国外分级诊疗及其对中国的启示[J]. 国外医学卫生经济分册，2017，34（2）：49-53.

[17] 刘玉娟. 分级诊疗的国际经验以及对我国的借鉴[J]. 特区经济，2018，（11）：111-113.

[18] 陈东晖，关春丽，王艳丽. 加拿大家庭医生签约服务模式及对我国全科医学发展的启示[J]. 中国全科医学，2018，21（14）：1657-1660.

# 第十一章

# 国内外分级医疗体系比较分析

2015 年 9 月，国务院办公厅印发的《国务院办公厅关于推进分级诊疗制度建设的指导意见》指出，"到 2017 年，分级诊疗政策体系逐步完善，医疗卫生机构分工协作机制基本形成……到 2020 年，分级诊疗服务能力全面提升，基层首诊、双向转诊、急慢分治、上下联动的分级诊疗模式逐步形成，基本建立符合国情的分级诊疗制度"[1]。分级医疗制度不仅是新医改的重要目标，也是解决居民"看病难、看病贵"的必要条件[2]。中国在推进分级医疗体系建设的过程中仍然存在诸多问题，而国外分级医疗的发展背景和具体模式、制度、运行机制、成效，在一定程度上能够对促进中国分级医疗体系的发展和完善提供借鉴。

## 第一节　国内外分级医疗的发展背景比较

国外分级医疗起步时间早，发展较为完善，法律和医疗保险机制对医患双方约束力强，并结合家庭医生制度强化社区首诊制度和双向转诊制度，强大的基层医疗卫生服务能力足以承担大部分医疗服务。而中国分级医疗起步晚，分级医疗体系发展尚处于起步阶段。目前，中国优质医疗资源主要集中在大医院，加之医疗保险导向作用不突出使得上级医疗机构人满为患，而基层医疗机构门可罗雀[3]。

### 一、国外分级医疗的发展背景

#### （一）强制首诊制度和严格双向转诊制度

英国的《国家卫生服务法》明确规定，一般情况下患者需通过全科医生才能到二级医疗机构就诊[4]。德国的《健康保险法》也明确规定实行家庭医生首诊制度[5]。美国私人医疗保险中的 HMO 明确规定，居民必须指定一名家庭医生，并且必须由家庭医生转诊至专科医生处就诊[6]。除了对患方转诊行为进行强制约束外，很多国家对医疗服务供方的转诊行为也采取了调控措施，如德国疾病基金会采取预算封顶制。在患者病情稳定后，医院会及时把患者下转进行治疗与康复[7]。

（二）强大的基层服务能力

除强制首诊制度外，国外的基层医疗服务质量也是患者愿意选择基层首诊的主要原因。其优质的服务质量主要体现在全科医生的服务能力上，如像英国、美国、德国、澳大利亚等国家的全科医生培养周期都接近 10 年，并且在取得了资质之后还需完成继续教育[8-10]。而在经济并不发达的"医疗强国"古巴，早在 1983 年就专门制定了全科医生的教学大纲，凡是医科大学的毕业生都必须进行为期两年的家庭医生业务训练，完成训练并通过严格的考核后方能成为家庭医生，之后每周需有半天时间集中学习或培训[11]。此外，一些国家的基层医疗卫生机构的硬件设施也十分先进，如在美国近 4%的联合诊所有 MRI，30%以上的诊所拥有临床实验室和放射科。

（三）较为成熟的家庭医生制度

国外家庭医生制度起步早，尽管在组织机制、人事机制、筹资机制和服务内容等方面并不统一，但都有较为成熟的运行模式和有效的保障机制。医学教育是培养高质量家庭医生团队的重要方式，目前国外已形成较为完整的家庭医生教育体系，教学目标明确，培养标准规范，注重培养质量，具有雄厚的师资力量和严格的导师带教制度[12]。作为培养家庭医生的全科医学教育，大致分为全科医学学科教育、毕业后教育和继续教育三个阶段。经过全过程的医学教育，各国的家庭医生队伍不仅拥有较高的医学理论和实践素养，而且具有较强的独立工作能力。

## 二、国内分级医疗的建设面临的挑战

分级医疗建立的目的是解决医疗资源配置不均衡问题。中国分级医疗起步晚，尚未形成强制社区首诊制度和严格双向转诊制度，居民更倾向于选择集中了优质医疗资源的上级医疗机构就诊，导致医疗秩序的混乱。

中国存在医疗资源分配不均的现状。随着中国经济的高速发展，城镇化和人口老龄化进程逐渐加快，人民对健康的需求加速提升并日益多样化，基本医疗卫生服务体系的制定和完善面临着多重挑战，主要体现在现有的优质医疗资源总量不足且配置不合理，难以满足疾病预防、诊疗、护理、康复等服务需求[13]。同时，中国诊疗人群也存在分布不均的现象。国家卫健委统计信息中心 2020 年 1~6 月医疗数据显示，全国医疗卫生机构总诊疗达 84.2 亿人次，出院人数达 2.77 亿人[14]。高等级医院人满为患，基层医疗卫生服务机构利用不足等问题并存，既造成医疗资源浪费，又严重影响了医疗服务体系整体效益，增加了居民医疗费用，进一步加重了患者经济负担和社会医疗保障基金的支付压力。此外，中国医疗资源的地区分布也存在不均。中国大部分医疗卫生服务资源集中在城市，并且医疗资源主要集中在大中型医院，资源结构呈"倒三角"分布，但实际医疗卫生服务需求主要集中于基层，呈"正三角"的需求结构。"倒三角"的医疗资源配置与"正三角"的医疗卫生服务需求之间的矛盾，导致"看病难、看病贵、住院难"等一系列问题不断加剧。

# 第二节　国内外分级医疗的模式比较

目前西方发达国家中普遍实行的分级医疗改革共有两种模式，即以英国为代表基于区域化医疗资源配置模式和以美国为代表的注重自由就诊的分级医疗模式。中国自分级医疗政策提出以来，全国各地对分级医疗制度进行了积极探索。目前，已有 31 个省（自治区、直辖市）出台分级医疗政策，并启动了试点，其中部分地区取得了初步经验，探索了新的分级医疗改革模式。

## 一、国外分级医疗模式

目前很多国家在医疗卫生服务领域建立了各具特色的分级医疗制度，根据政府在医疗卫生服务体系中的作用，主要可分为三种模式：一是政府主导型，如实行全民医疗保险的英国；二是市场主导型，如以商业保险为主的美国；三是政府与市场结合型，如实行社会保险的日本。下面，笔者将以英国、美国、日本三个典型国家为例，分析国外分级医疗模式[15]。

### （一）英国

英国是分级医疗改革起步最早、制度最为严格的西方国家之一。英国的医疗服务层级一共分成三级：初级、二级、三级。初级医疗服务覆盖全面，主要是通过广大的全科医生面向轻度疾病的患者提供基本的疾病预防和诊治服务。而在二级服务时，医疗服务的供给者变成了医院，医院重点诊治急诊或者危重患者，某些需要专科医生收治的疾病也会放到二级。到了三级医疗服务，便是针对重症患者采取更加专业化的医疗服务。全科医生被视作公民健康的"守门人"，他们将通过基层首诊引导病患有效地进行就医和分级医疗。英国的全科医生管理制度相当完备，一名合格的全科医生，需经过严格的培养，同时还面临着较高的准入门槛。相应地，英国政府也通过为全科医生提供优厚的待遇，保障了全科医生群体的权益，以此保障了基层医疗部门人才队伍和医疗服务水平的稳定。

此外，英国的多项政策也在为分级医疗的实现保驾护航。首先，通过相关法律来保障基层首诊的实现。依据英国《基本卫生保健法》（Primary Care Act）的规定，英国公民或者签证在 6 个月以上的外籍人员必须签约家庭医生，并通过家庭医生提供服务。公民在病情相对较轻时，必须优先去基层医疗机构接受全科医生的诊治，全科医生将根据病情的轻重缓急决定患者后续应该接受的医疗服务。在英国，各类疾病都进行了较为规范的转诊的制度设计和机制建设，可以实现标准化的双向转诊，以保证患者接受及时有效的医疗服务。除此之外，2004 年，英国在全科诊疗服务中引入了 QOF。QOF 的评估结果同全科医生的薪酬挂钩，以避免转诊过程医生的不当操作。医疗保险方面，通过政策设计实现患者基层首诊，通过明确医疗保险的使用范畴，让需要享受医疗保险的公民不得不优先考虑基层医疗机构的全科医生。如果患者不愿遵循制度约束，那么就只能选择医疗保险无法覆盖的私立医院。通过医疗保险的政策引导，客观上推动了英国分级医疗的有效落实。

（二）美国

美国作为典型的不以全民医疗保险为主要医疗保险类型西方发达国家，在医疗服务上主要依靠民间私营医疗与保险。在此背景下，特殊群体能够享受到政府的医疗保险扶持。在美国，公民需要依据自身需求来选择购买商业医疗保险，并在保险合作的特定医疗机构接受诊疗服务。具体而言，美国实施的分级医疗得益于其体系的健全和机制的完备。美国同样将医疗服务机构分成三级，分别是基层社区卫生服务机构、二级医院及三级医院，各医疗服务机构间通过分级医疗制度有机联系。基层社区卫生服务机构面向的是所在辖区的公民，主要职责是实施公民的健康管理，还兼有进行基层首诊和向下转诊的后续康复医疗。更高级别的二级、三级医院则负责专科患者和从下级医院转诊而来的危重患者。美国采取的三级医疗机构分级，在层次上较为清晰，分工相对明确，能够有效救治患者。

（三）日本

日本通过将医疗机构进行精细分类，构建了区域医疗三级医疗圈。日本对医院的分类，除了按照所有制、医院等级进行分类外，还按照功能进行分类，主要包括特定机能医院、地域医疗支援医院、疗养型医院、精神病医院等。特定机能医院的功能定位包含三个方面：高精尖的医疗服务；先进医疗技术引进开发和评价；远程医疗、AI 诊疗技术研修培训。1997 年，日本于《医疗法》第三次修订时启动地域医疗支援医院，其功能定位包括为转诊患者提供医疗服务（即区域分级医疗中心）；医疗资源和设备共享（即区域医疗中心）；急救医疗（即区域应急救治中心）；区域医疗临床进修学习（即区域教育培训基地）。此外，为了推进区域专病和临床重点专科建设，日本通过专病定点医院等形式实施。以日本静冈县立综合医院为例，共挂靠 9 个专病定点医院。通过对医疗机构精细化的分类，日本形成了医疗供给方主导的分级医疗制度。

　　就国外经验而言，虽然分级医疗在不同国家的具体实施策略不同，但在具体实践过程中，国外分级医疗模式有以下两个特点。其一，先进的分级医疗体系具有严密的体系框架和层次分明的责任分工。国外先进分级医疗体系在不浪费医疗资源的前提下可使每一个公民充分就医。其二，尤其重视分级医疗的首诊与初诊医生的医疗服务水平。发达国家除了通过社区卫生服务机构保证首诊外，甚至把法律的强制性运用于首诊的保障。而要获得民众的信任，让患者愿意主动参与到分级医疗的服务体系中，需要初诊医生高水平的医疗服务。为此，许多发达国家还制定了专门的绩效评审制度，将就诊的各个阶段以及患者的感受都纳入到考评体系中，为分级医疗的顺利推广打下了坚实的基础。

## 二、国内分级医疗模式

### （一）北京

　　为促进各级医疗机构分工协作，北京已成立了 30 余家医联体，在落实转诊方面取得了初步成效。以中日友好医院医联体为例，该医联体 2013 年 12 月 26 日成立。由中日友好医院为核心医院，共 3 家三级医院、2 家二级医院和 11 家社区卫生服务中心组成。该医联体内建立了患者双向转诊的绿色通道，通过搭建预约平台等方式，将疑难、危重症转至核心医院，核心医院将一些慢性病和康复期患者转至二级医院和社区卫生服务中心，使患者在医联体内合理流动。

### （二）上海

　　上海早在 2005 年就在浦东推出了全国首个跨城乡的医联体，此后先后诞生了"瑞金-卢湾医联体""新华-崇明医联体""上海第九人民医院-黄浦医联体""闵行医联体"等[16]。2013 年以来，上海全面推广家庭医生制度。2015 年下半年上海试点以家庭医生为基础的分级医疗制度改革。

### （三）深圳

　　广东省深圳市选择"院办院管"模式，全市的医院同基层社区医院进行协作。基层社区医院在人员调配和管理、药品和器械供应、制定工资福利标准等方面接受医院领导，以此保障基层社区医院也能提供同医院同等水平的医疗服务，从而实现患者从大医院分流。

### （四）山西

　　山西省以县乡医疗卫生机构一体化改革为核心，全面实施县乡医疗卫生机构一体化改革，同步推进五项基本制度建设，实现县域医疗卫生服务体系的重构，形成了独具特色的"山西模式"。目前，山西省 119 个县域医疗集团正式建立，并且逐渐取得积极成效，实现了优质医疗资源下沉，群众就医负担减轻等改革目标。

（五）浙江

自 2012 年，浙江省推行全科医生签约服务。2020 年 10 月，浙江省卫生健康委和杭州市卫生健康委联合举办第十个"世界家庭医生日"庆祝活动，活动指出2019 年浙江省共有家庭医生签约团队 13 064 个，签约服务人数达 2024.8 万，常住人口签约率达 37.7%，十类重点人群签约率达 77.93%，65 岁以上老年人签约率达 81.11%[17]。为提高基层医疗服务能力，2013 年开始浙江省实施"两下沉、双提升"工程，推动省级医院与县（市、区）级医院建立紧密型合作关系，鼓励和引导优质卫生资源和卫生人才下沉到基层，助力基层医疗服务能力和服务效率的提升。在试点地区，为拉大不同首诊医院的价格差距，进一步引导患者合理、有序地分流，浙江省调整了各级医疗机构的服务价格及其报销比例。总体来看，浙江省的分级医疗实践取得了一定成效，提升了当地的卫生服务能力和患者满意度。

（六）厦门

从 2012 年起，厦门实施"慢病先行、两病起步"的策略。将推行分级医疗作为综合医药卫生体制改革突破口，从大医院"舍得放、放得下"、基层医疗卫生机构"愿意接、接得住"，群众"乐意去、留得住"三大问题入手，以大医院专科医生、基层全科医生（家庭医生）和健康管理师"三师共管"为创新服务模式，加强政策配套和机制创新，积极引导优质医疗资源向基层下沉，形成了颇具改革特点的"厦门模式"。

（七）青海

青海省把实施分级医疗制度与深化医疗保险支付方式改革紧密结合起来，是探索中国实施分级医疗制度的先行者。2013 年，青海省正式实施《青海省城镇职工和城乡居民基本医疗保险分级诊疗制度》，规定了参保患者住（转）院必须遵循的分级医疗和转诊的程序，并明确规定参保人群不通过逐级转诊就不予支付医疗保险报销费用，这也是全国唯一在全省范围内强制推行分级医疗的省份。

中国分级医疗制度的一个显著特点，即通过"大医院"对"小医院"的联合，带动分级医疗的实施与推广。中国地域广，人口多，医疗机构数量庞大，但医疗水平良莠不齐。多数乡镇医院由于基础条件有限、发展空间小、地方部门不重视等原因，高水平的医务工作者不愿意前往就职。因此，民众便更愿意选择医疗水平高的"大医院"，这就使得乡镇医院陷入了医疗水平不断下降的恶性循环中。在"大医院"对"小医院"帮扶的过程中，会向下级医院输送先进的设备、高水平的医务工作者，以帮助"小医院"的成长，实现民众就诊的回流，最终有效促成分级医疗首诊体系的构建。

# 第三节　国内外分级医疗的制度比较

分级医疗在一些发达国家已经非常成熟，主要包括以基层（家庭或社区的全科医生）首诊为核心的"守门人"制度和双向转诊制度[18]。这种制度在医疗卫生服务体系中发挥着重要的作用，研究发现[19]，与直接寻求专科医生服务的国家相比，建立有社区医生"守门人"制度的国家，其医疗服务费用占 GDP 的比例更低。目前在社区卫生服务相对发达的国家，如美国、英国、澳大利亚、德国、日本、加拿大等，都已开展分级医疗的实践；英国、德国、日本等国家主要在医疗保障制度下推行社区首诊制度和逐级转诊制度；美国、澳大利亚、加拿大通过实施严格的费用控制措施保证分级医疗的有效落实；同时各国均高度重视全科医生制度管理和人才培养及信息化建设在分级医疗制度中的应用[20]。

## 一、社区首诊制度和双向转诊制度

英国和美国在分级医疗制度实施上经历了数十年的探索，积累了丰富的经验，尤其是在基层首诊和逐级转诊方面拥有了一套成功的模式。第一，实行全科医生/家庭医生的"守门人"制度。英国公民只有首先在全科诊所注册签约一名全科医生后才有资格享受国家免费医疗卫生服务；美国公民与自购的医疗保险指定的家庭医生签订合同，由家庭医生负责首诊。第二，严格预约制。居民若发生疾病问题，需要事先联系诊所，预约后才能就诊。全科医生首诊是英国公民享受免费医疗福利的必要条件。第三，合理双向转诊。除非急诊患者，英国的公立医疗机构的门诊患者都是通过全科医生转诊而来，而非直接接收普通门诊患者，患者完成上级医院治疗后仍需转回全科医生处。美国也同样需要家庭医生开具转诊证明后才能转诊去上级医院治疗。同时美国采取按照 DRGs 标准方式约束患者就医行为，促进双向转诊实施。

中国长期以来，在卫生体制作用下，老百姓看病已经形成了"自由择医"的习惯，随心所欲选择医院看病，如跨省市看病。同时，政策也未对患者首诊做出明确的强制性规定，且大医院的门诊向所有患者开放，因此，老百姓在就医首选上，不管大病小病，都特别偏爱医疗资源相对丰富、诊疗技术相对高超、设施设备相对先进的大医院，从而导致大医院人满为患，医疗资源愈发紧张，而基层社区卫生服务机构则病源较少，医疗资源闲置浪费现象严重。

## 二、医疗保障制度

西方发达国家，如英国制定了初级保健托拉斯制度和 DRGs 来规范并引导居民就诊。非急诊患者的首诊必须是在社区卫生医疗机构或家庭医生或全科医生处，并经由以上机构及医师给予转诊才能上转去上级医院入院治疗，否则患者将无法获得免费健康保险或者医疗服务。英国在 NHS 下，实行采取政府购买服务的措施[21]，促进第三方初级保健托管机构 PCT 与全科医生合作，规范全科医生首诊制度，并确立严格的转诊制度和标准，引导慢性病、残疾及危重患者就诊[4]。同时，英国还严格规定患者转诊至上级医院进行的下一步诊疗方案也必须要经过全科医生同意，否则全科医生有权拒绝给予患者免费治疗，从而确保了患者对于全科医生的依从性[22]。德国通过《健康保险法》引导分级医疗的有效实施，强制实行严格的"上下级分工医疗"和"第三方支付"制度；通过建立疾病管理计划，鼓励居民进行社区首诊[23]。日本《医疗法》设定层级明确、功能协同的三级医疗圈，促进医疗资源的适宜配置，推动分级医疗的发展，如日本静冈县的实践[24]。

随着社会进步和时代发展，中国医疗保险机制也经历了多次改革，目前已实现全民覆盖。但由于医疗保障制度对患者缺少必要的约束[22]，且医疗保险的经济杠杆调控功能并未得到充分发挥，医疗保险支付起付比例和差额的力度不大，无法引导居民下沉社区首诊。除此之外，医疗保障制度改革中将大医院作为定点医院，阻碍了分级医疗的进一步落实。

## 三、费用控制和激励制度

美国通过 DRGs 明确疾病诊断标准并规定住院时间，作为医疗费用管理和保险的依据，引导患者进行合理转诊治疗[25]。澳大利亚政府规定不同性质的医疗机构按不同的标准收费，各级医院的预算采取包干制，以促进双向转诊的顺畅[26]；同时联邦政府医疗看护补贴计划将转诊与政府资助及绩效工资相结合，转诊质量和效率也纳入绩效管理，以强化双向转诊[27]。加拿大则采取按人头付费的方式，医疗保险根据服务人数和服务项目预付给全科医生，激励全科医生积极做好医疗费用控制、争取更多的社区居民签约首诊[28]。

中国将差异化医疗保险补偿比例作为引导患者就医行为的经济杠杆[29]，并成为促进分级医疗的重要手段，但其具有的局限性也显而易见，即会带来医疗资源的滥用和分配不均。建立分级医疗体系的政策本意是方便患者就诊，减轻患者负担，但由于不转诊就不能报销，大幅度降低了大医院报销比例之类的方式强制患者去社区，而最需要提高的基层诊疗水平和服务态度却没有改善。

## 四、全科医生制度

英国引入 QOF，将评估指标直接与全科医生的薪酬挂钩[30]。澳大利亚成立了皇家全科医疗学院，制定全科医生绩效考核标准，促进初级卫生保健，为居民提供高质量、安全及有效的服务[31]。德国对医师实施准入管理和严格的执业资质审核评定，加强全科医生质量管理[32]。日本成立自治医科大学，专门培养偏远地区的全科医生，政府财政全额负担学费，并提高工作待遇，毕业后享受公务员待遇。加拿大则通过免除助学贷款、提供奖学金等鼓励医生到偏远地区工作和培养本地全科医生，如北安大略省医学院的实践[28]。

中国尚未建立起真正意义上的全科医生培养制度，只有少数医学院校设立全科医学系，家庭医生队伍建设和服务能力存在不足。2018 年 1 月 24 日，国务院办公厅印发了《国务院办公厅关于改革完善全科医生培养与使用激励机制的意见》，提出到 2020 年每万名城乡居民有 2～3 名合格家庭医生的目标。但截止到 2017 年底，中国培训合格的家庭医生只有 25.3 万人，这与实际需求间存在巨大缺口[33]。中国家庭医生数量不足，严重制约了家庭医生签约服务的开展。另外，家庭医生综合素质不高，服务意识较低，无法为签约居民提供及时的诊疗服务，难以满足"基层首诊"要求，进一步导致了居民对社区医院和家庭医生不信任[34]。

## 五、人才培养制度

多数西方发达国家在医师培养上采取了严格而系统的培养方式。医师必须完成医学院校教育、毕业后教育和继续医学教育等三个阶段，其中继续医学教育是终身制的[4]。在英国，医学生要经历入学考试、注册医师考试、全科医师考试，直至拿到全科医师证书，成为英国皇家全科医学学会会员；在美国，医学生得先取得本科学位才能申报医学院，再经历家庭医学训练、家庭住院医师规范化培训，通过美国家庭医生委员会（American Board of Family Practice，ABFP）考试和全国统考，最终取得家庭医生资格证书。由此可见，英国、美国等国家的医师都是经过严格选拔和系统培训，其医疗水平均质化，深得居民的信任。

医师是医疗卫生机构的主体，医护能力是医疗卫生机构发展的关键。一个医疗卫生机构的医师诊疗能力直接决定着居民愿不愿意来就诊。目前，中国迫切需要加快医疗卫生体制、医疗保障机制以及医疗服务体系的转型，将提高医疗服务能力、打造老百姓满意的医疗服务团队的目标放在重要位置。但是，由于中国住院医师培养机制并不完善，大医院与基层医疗卫生机构医护能力呈现两极分化，分级医疗制度推进任重而道远。

## 六、信息化建设和创新

美国自 2005 年起创建 E 转诊模式，医生可以通过 E 转诊与全国的医生同行建立协作关系，也可以将自身的特色医疗技术分享给全国。该模式将初级保健医生与专科医生连接起来，促进了医疗卫生资源的有效利用，节约了患者就诊时间和医疗费用，并实现了对患者的合理分流[34]。瑞典建立了一套完整的电子病历系统，利用 Cambio COSMIC 系统，实现了基层医疗卫生机构与上级医院的医疗信息共享，为慢性病患者的复诊和转诊提供了便利，促进了患者基层首诊[35]。

中国医疗信息化建设整体滞后、系统不兼容，同时存在"建而不用"等问题[36]。各级医疗机构内部基本已实现信息化管理，但不同医疗机构之间的医疗服务信息无法共享，信息系统没有真正发挥其应有的作用，导致可能出现重复的医疗行为，人为造成医疗服务的碎片化问题。

# 第四节　国内外分级医疗的运行机制比较

分级医疗体系的运行机制主要包括组织运行机制和筹资运行机制。国外分级医疗的组织运行机制主要包括以区域化为基础的道森（Dawson）模式和倾向自由就诊的医疗服务模式，而国内的组织运行机制主要为基层首诊、双向转诊、急慢分治和上下联动。大多数国家在重视"总额控制"的同时，不断探索分层次、分人群、分病种的混合支付方式，而中国各地根据不同的分级医疗模式运用相应的筹资机制。

## 一、组织机制

### （一）国外

国外对分级医疗体系架构的研究存在多种视角，其中 Dawson 将分级医疗体系结构归纳为两种[37]：一种是以区域化为基础的 Dawson 模式（如英国），是高度结构化系统；另一种是倾向自由就诊的医疗服务模式（如美国），即医疗服务提供者作为自由执业的角色，允许患者在不同的医疗层级进行自由择医[38]。

英国模式是一种相对规范严格的三级诊疗结构。各级医疗服务都有明确的划分，基层医疗服务主要由全科医生提供，服务于小型到中型的居民群体，主要提供照顾式医疗服务。英国有 2/3 的执业医生是全科医生[39]。二级医疗服务主要是由专科医生提供。此层级医疗服务也为住院患者提供服务。三级医疗服务主要是更高级的专科服务，主要集中于三级保健医疗中心[40]。

在美国，拥有保险的患者可以自主转诊或进入任一层级的医疗服务机构。在美国，全科医生（包括家庭医生、普通内科医生和儿科医生）不仅提供门诊服务，也会提供住院类的二级医疗服务。美国的全科医生，包括普通内科、儿科医生等，占总执业医生数的 1/3[41]。并且多数医院可提供二级和三级医疗服务，优质教学医疗中心提供高水平专科医疗服务。

（二）国内

分级医疗是指根据疾病的轻重缓急及治疗的难易程度将医疗机构进行分级，各级医疗机构分工明确，各自承担不同疾病的诊疗工作，从而实现患者到基层首诊和上下级医院双向转诊的合理就医格局。分级医疗制度的内涵主要体现在四个方面：基层首诊、双向转诊、急慢分治、上下联动。

在分级医疗的模式下，基层医疗机构主要负责为常见病和多发病患者提供基础性医疗服务，为病情稳定的患者提供康复、护理服务；二级医疗机构主要接收由三级医疗机构转诊过来的急性病恢复期患者、术后恢复期患者和危重症稳定期患者；三级医疗机构主要负责急危重症和疑难杂症的诊疗工作。各级医疗机构分工协作，能够提高医疗卫生服务效率，促进医疗资源的合理利用，分级医疗制度中不同医疗机构定位如图 11-1 所示。

| 三级医院 | 主要负责急危重症及疑难杂症的诊治工作 |
| 二级医院 | 主要接收由三级医疗机构转诊过来的急性病恢复期患者、术后恢复期患者和危重症稳定期患者 |
| 县级医院 | 县域内常见病、多发病诊疗，以及急危重患者抢救和疑难杂症疾病向上转诊 |
| 基层医疗机构 | 负责为常见病、多发病患者提供基础性医疗服务 |
| 慢性病医疗机构（康复医院、护理医院） | 为病情稳定的患者提供康复、护理服务 |

图 11-1　分级医疗体系中各级医疗机构定位

## 二、筹资机制

（一）国外

大多数国家在重视"总额控制"的同时，不断探索分层次、分人群、分病种的混合支付方式。对基层医疗机构主要采取按人头付费，激励医生在患者无病时重视预防、患者小病时积极治疗和患者大病时及时转诊；对服务范围大、服务人口多、服务能力强的医疗机构采取以病种付费为基础的多种方式组合，在总额控制的前提下，鼓励医院为节约成本而及时下转患者，形成双向转诊格局；在拨付资金时向基层倾斜，起到引导患者就医行为的作用，促进分级医疗的形成。例如，

NHS 是英国医疗卫生体系的筹体主体，资金主要来源于公民缴纳的一般性税收和社会保险费，并且政府作为唯一的支出方总额控制医疗支出预算。此外，还有私人医疗保险和个人直接付费作为补充。私人医疗保险是美国卫生筹资的主体，州政府主要负责对公共卫生、公立医院、政府初级保健机构的经费投入及部分政府医疗保健制度的筹资。德国的卫生筹资则以强制性的社会医疗保险为主，约90%的德国公民参加社会医疗保险。日本的卫生筹资主要有四种来源：公司为雇员支付的保险金、雇员缴纳的个人保险金和家庭缴纳的社区医疗保险金、政府税收及患者自付费用[42]。

（二）国内

中国分级医疗体系的筹资机制概括为：医疗保险支付、财政补助力度主要依据医疗卫生机构是否提供与功能定位相符的服务及其质量和数量来确定；将基层医务人员薪酬分配与签约及服务的数量和质量相挂钩；适当拉开医院与基层医疗卫生机构在服务价格、医疗保险支付水平之间的差距。医疗集团推动型的筹资机制概括为：市、县政府仍为医院财政投入主体，分院的所在县财政对总院下派专家相关费用进行补助；理顺医疗集团内部利益共享机制；对基本医疗保险参保者提高向上转诊的起付线，取消向下转诊起付线，不按要求转诊减少正常共付比例的 1/3～1/2。医疗保险主导型筹资机制以改革供需双方的医疗保险支付方式为主要抓手。需方引导型则侧重利用医疗保险支付方式，引导需方行为，形成"正三角"的需求结构，倒逼供给结构调整[43]。

# 第五节　国内外分级医疗的成效比较

国外分级医疗体系起步早，发展较为完善，分级医疗效果显著。而中国由于分级医疗制度发展时间较短，尚处于初步阶段，虽在发展过程中存在一定问题，但分级医疗制度也取得了良好的效果。

## 一、国外

国外学者对分级医疗效果评价的研究主要集中在患者分流体系构建、纵向资源整合以及对转诊制度的评估等方面。英国的 QOF 包含了临床、机构、辅助服务和患者感受几个方面，之后还加入了全科医生的薪资水平[43]。澳大利亚要求全科医生利用凯斯勒心理困扰量表（The Kessler psychological distress scale，K10）、生命质量评价量表（short form-12 health survey，SF-12）、国民健康结果评估量表等工具来评价转诊的质量。分级医疗的关键正是转诊，通过对转诊的评价可以反映分级医疗的落实情况[44]。本部分将从以下几方面探讨我国分级医疗体系的成效。

（一）强制社区首诊制度和严格双向转诊制度，实现患者的有效分流

强制社区首诊制度和严格双向转诊制度是分级医疗制度的制度保障，英国是实施分级医疗制度最早、最严格的西方国家之一，英国法律为社区首诊提供保障，法律规定公民或持 6 个月以上签证的外国公民必须注册家庭医生，并与其签约[45]。一般情况下，社区居民生病后必须首先去看全科医生，由全科医生决定后续的治疗方案。为了使全科医生首诊机制更加规范，英国采取"政府购买服务"的措施，即通过第三方的 PCT 与全科医生合作。英国各类病种有规范的临床路径，有助于转诊的标准化。而德国等则将门诊与住院服务分开，实行社区首诊制度，患者首先在开业医生处就医，通过全科医生办理转诊手续，接受必要的住院服务[46]。

（二）居民对基层医务人员有较高的信任感

居民对基层医务人员的信任感也反映出国外分级医疗体系实施的效果。美国没有严格的医院分级，且分级医疗秩序也没有英国那么分明，90%的医院均设有门诊部[47]，患者并不需要家庭医生进行转诊就可以直接到大医院的门诊部就诊[48]。因此，美国的家庭医生的医疗服务落实主要靠居民对所签约的家庭医生的信任[49]。此外，由于基层医疗机构有着强大的医疗卫生服务能力，居民对其有着较高的信任感，也更愿意在基层就诊。

## 二、国内

目前，国内学者对分级医疗的实证研究大多从卫生资源配置角度进行分析，研究区域之间卫生资源的配置和利用效率。石诗雯等从中医医院的规模收益角度，采用超效率数据包络分析（data envelopment analysis，DEA）对全国政府办中医医院进行评价[50]。王清波指出，在一定区域内分析分级医疗效果的初步评价可以从基层首诊、双向转诊、就医倾向、服务的质与量、费用和患者体验等方面进行[42]。鉴于此，本部分将从以下三方面探讨中国分级医疗体系的成效。

（一）基层医疗卫生机构诊疗量增速缓慢提升

根据国家卫健委 2020 年统计数据，分级医疗试点城市覆盖全国 31 个省市，共有 4 个直辖市和 317 个地级市作为试点城市开展分级医疗工作，50%的县开展了基层首诊试点。2015 年以来，基层医疗卫生机构的诊疗量逐渐增加，2019 年增长率达 1%，而三级医院诊疗量增速则出现明显的下滑，分级医疗政策效果初

见成效。以上海市为例，2017 年度，上海市门急诊人次达 25 728.22 万，同比增长 3.16%。其中三级医院门急诊量占全市门急诊总量的 37.39%，二级医院及其他医院等门急诊量占比 29.61%，社区卫生服务中心门急诊量占比 33%[51]。三级、二级、一级医院门急诊量呈现"三足鼎立"之势，上海推进分级医疗效果初显，就诊下沉进一步凸显。

然而从诊疗量的占比分析，2017 年 10 月底占比高达 94.44% 的基层医疗机构只承担了全国诊疗工作的 20.47%，远低于三级医院 54.84% 的比例。同时，基层医疗卫生机构病床使用率大概维持在 60%[52]，与二级、三级医院相比差距较大，分级医疗落地还有很大的提升空间。

（二）通过家庭医生签约制度推进居民就诊下沉

以需求为导向做实家庭医生签约服务是中国 2017 年深化医药卫生体制改革的重点工作任务，也是推进分级医疗制度的一个重要抓手。目前，中国家庭医生签约服务在各地的大力推进下已经取得了积极进展。据国家卫生计生委统计，截至 2017 年 11 月底，中国所有省份均已印发推进家庭医生签约服务的指导性文件或实施方案，95% 以上的地市和县（区、市）开展了家庭医生签约服务工作，全国签约人数达 5 亿，人群签约率超过 35%，重点人群签约率达 65%以上[51]。

目前，中国的家庭医生签约服务已取得初步进展，各地区借鉴国际先进经验、结合本地实际情况，探索分级医疗模式，创新签约服务举措，大力推动居民基层首诊。例如：①上海市的"1+1+1"签约服务。截至 2017 年底，上海"1+1+1"已签约居民超过 340 万人。签约居民门诊在"1+1+1"签约医疗机构组合内就诊占 74%，在签约社区卫生服务中心就诊占 53%。已签约的社区卫生服务中心同步开展"延伸处方"政策，形成"基本+补充"的药品使用联动机制。对于"1+1+1"签约居民，通过家庭医生还可优先预约全市各市级医院专家与专科门诊号源，享受便捷的转诊服务。上海不断加大三级、二级医院优质医疗资源对社区的支撑，提出"两个 50%"，即统一将各市级医院门诊预约号源的 50% 在预约开放前 50% 时段内，优先向家庭医生和签约居民开放。截至 2017 年底，医联平台可预约专家 7700 名，每月可优先预约的号源量达 13.8 万个[53]。②杭州市的"医养护一体化"，落实了签约费用的财政保障机制，调整了签约服务价格，发挥了医疗保险导向作用，推进了患者下沉。③盐城市大丰区的个性化服务项目，通过检查项目打包优惠政策吸引居民签约。④厦门市的"三师共管"模式（由全科医生、健康管理师、专科医生共同管理患者），提高了基层医疗卫生机构的承接能力和工作积极性。安徽省和深圳市罗湖区以"医疗保险经费总额包干，节余奖励"为抓手，构建了医院、社区健康服务的一体化管理体系，落实了社区首诊，实现了患者下沉。

（三）扩大远程医疗协作，提升基层卫生服务能力

随着分级医疗制度的不断推进，各地积极采取措施提升基层能力，其中加强信息化建设，扩大远程医疗协作是其主要举措。典型地区包括舟山市的"舟山群岛网络医院"，以及北京协和医院通过远程医疗网络，帮扶中西部县级医疗机构。

浙江舟山市整合市、县（区）、乡镇、社区（村）四级医疗资源，打造覆盖舟山群岛的远程医疗协作网，使居民就近享受大医院的优质医疗服务。据2019年舟山市卫生健康委员会数据统计，网络医院上线运行以来，累计为海岛居民提供各类远程医疗服务41万余人次。其中，远程专家门（会）诊近7000人次，远程放射诊断超18万例，社区预约转诊近18万例，实施远程医学教育27 220人次。15家乡（镇）卫生院和70家乡镇、社区（站）配备了数字化X射线机和数字化多导联心电图仪，基层医疗机构有能力将放射影像和心电图资料发送至远程服务平台。"让数据多跑路，让患者少跑腿。"远程服务使得舟山市县域内就诊比例从80.2%提高到84.3%。远程专家门诊、远程会诊、社区预约转诊，也增进了基层医务人员与患者之间的信任。截至2019年，"舟山群岛网络医院"的年服务量突破8.22万人次，年均同比增长54.4%。通过网络医院平台，基层就诊率达49.6%，比2011年的44.6%提高了5个百分点，责任医生有效签约率明显提升[54]。因此，舟山市的远程医疗协作大大提升了基层医疗服务能力，切实落实分级医疗制度。

北京协和医院基本外科牵头成立"全国远程医疗平台网点科室联盟"，有效实现了医疗资源上下贯通、信息互通共享、业务高效协同，便捷开展预约诊疗和双向转诊的远程医疗服务，促进医院、医务人员及患者之间的有效沟通。通过远程手段，北京协和医院为中西部地区和偏远边疆地区引入优质医疗资源，将医疗帮扶工作日常化，进一步提高网点科室医疗技术水平，促进优质医疗资源下沉，提升基层医疗机构服务能力。

# 第六节　国内外分级医疗体系存在的问题

国外分级医疗体系虽然起步早，发展时间长，但仍存在一定问题。而国内分级医疗体系尚处于起步阶段，体系发展过程中暴露出的问题更为明显。

## 一、国外

欧美发达国家分级医疗体系虽然起步早，但在发展过程中也逐渐暴露出一定问题。

（一）美国：医疗费用高昂，医疗控费仍有待改善

近年来，美国的医疗服务系统展现出不同程度的整合，既包括地区层面医院系统的水平整合，也包括不同功能医疗机构的垂直整合（如医院收购诊所），以获得对保险公司的谈判优势。一些医院在收购诊所的同时，甚至还收购保险公司，以此争取掌控费用的主动权。迄今为止，美国的医疗整合并未表现出医疗控费优势。实证分析结果显示，这种整合既没有明显的成本控制成效，也没有明显的质量提升效果；门诊支出还在上涨，患者选择高成本、低质量医院的可能性在增加。

此外，美国医疗费用也较为高昂。中国社会科学院公共政策中心的数据显示：美国医疗费用全球最高，卫生总费用占 GDP 比例已高达 18%，与此同时仍有 15% 左右人口没有任何医疗保障，人均预期寿命在 OECD 国家中倒数第二。可见，美国医疗体制存在一定弊端。此外，联邦医疗保险和救助总局 2015 年发布报告指出，2014～2024 年，预计每年美国医疗卫生支出增长 5.8%，比 GDP 增速高 1.1 个百分点。由此，到 2024 年，卫生费用占 GDP 比例将由 2014 年的 17.3% 上升为 19.6%，卫生总费用预计将达到 5.4 万亿美元，各级政府支出费用将达到 2.5 万亿美元，占医疗卫生总支出的 46%。

（二）英国：免费医疗，但缺乏充足资金支持

英国的公共卫生系统被称为国民保健服务，即 NHS。NHS 经费主要来源于英国财政部，大部分的经费来源于税收，但面临严重的财务问题。2015 年，2/3 的 NHS 供应商出现了赤字，上个财政年度的所有供应商综合赤字为 25 亿英镑。时任英国首相特雷莎·玛丽·梅已承诺，到 2020 年将为 NHS 增加 100 亿英镑的投入，但议员认为，加上物价上涨的因素，这笔投资填不满缺口的一半。

英国的医疗是免费的，但长时间的等待及医院或医生的选择有限是主要问题。这就是大约 11% 英国人有私人保险的原因，而这些私人保险通常是由雇主提供的。2016 年，英国各地共有 4.5 万名初级医生因为薪水改革问题全面罢工。这是 NHS 有史以来首次所有部门都有医生参与的罢工。不过，政府方面拒绝在薪水改革的问题上让步。

（三）德国：选择多，但效率低

德国医疗保险分为法定医疗保险和私人医疗保险两种。在目前的制度下，德国人可以自由选择医生，包括专家或顾问等。亚太经济合作组织的数据显示，德国人看医生频繁、喜欢开处方药、医院入院费用较高、住院时间较其他发达国家长。而这些可能会导致医疗效率低下。2013 年德国针对 200 万住院的官方审查发现，40% 属于"过度治疗"，包括不必要的门诊入院手续[55]。由于德国人口日益老

龄化，该体系的压力也越来越大。

（四）加拿大：高质量医疗服务，但等待周期长

加拿大的医疗体系以护理质量高而闻名，心脏病和中风死亡率较低，特别是对癌症患者的护理获得高度的评价，人均寿命高。不过，加拿大居民在就诊时等待时间长。弗雷泽研究所 2015 年的一项调查显示，加拿大人需等待 18 周才能接受专科治疗，这一时间在发达国家中是最长的。美国联邦基金会 2014 年表示，加拿大患者在等待治疗的时长上位列澳大利亚、英国、美国、法国和瑞典之后。

## 二、国内

中国分级医疗制度起步晚，存在基层医疗服务能力薄弱、缺乏强制性的首诊制度、缺乏统一且有效的转诊标准和制度，以及缺乏激励约束措施及监管制度等问题。

（一）基层医疗服务能力薄弱

根据 2019 年国家卫生计生委统计公报的数据，占总数 97.4%的基层医疗卫生机构，提供的诊疗人次为总诊疗人次的 54.9%；占医疗机构总数 2.0%的一二三级医院，提供的诊疗人次占比为 44.6%，同时乡镇卫生院的病床使用率是 66.4%，而三级医院高达 98.6%。由此可知，中国存在基层卫生服务能力有限及资源利用不充分问题[56]。同时，专业素质较高的技术人员容易受基层医疗卫生机构的工资水平较低及发展前景不大的影响，参加基层工作的意愿不高。因此，中国基层卫生机构的资源匮乏，人才不足，服务能力较差，从而使患者对基层医疗卫生机构缺乏信心，这就使得分级医疗制度推行起来比较困难。

（二）缺乏强制性的首诊制度

2019 年国家卫健委统计公报显示，基层医疗机构门诊量所占比重由 2018 年的 55.2%下降到 2019 年的 54.7%[57]，基层就医比重有所减少，患者基层首诊率不高，说明分级医疗制度并未充分发挥应有的作用。大多数就诊群体认为基层医疗机构水平不够，基础设施差，所以看病首选大医院，进而出现大医院人满为患，基层医疗机构门可罗雀的现象，这使得分级医疗制度实施困难。

（三）缺乏统一且有效的转诊标准和制度

目前，由于中国对分级医疗制度还处于发展阶段，各地区的诊疗标准不一，没有明确的转诊标准。标准的缺失导致中国转诊系统非常混乱，成为转诊的一大难题。由于双向转诊政策不明，患者是否进行转诊，基本上靠主治医师的主观判

断，缺乏合理的规章制度，不能较为理性地进行，容易造成不规范的医疗行为[58]。同时，不同的医生有着不同的转诊标准，因此可能造成不合理的转诊，这样既增加了患者的经济负担，也容易引发医疗纠纷，使转诊更加困难。

（四）缺乏全方位的制度体系和操作细则

转诊制度在中国现如今的情况下缺乏清晰的监督管理制度，在很大程度上难以约束医、患、保三方的行为，由此引发的一系列问题阻碍着分级医疗制度的实施。实际上，分级医疗制度的顺利实施需要一定的条件，必须要有明确的制度保障[59]，如有效的激励措施及监管制度。目前国家虽然出台了许多相关文件，但是并没有规定具体的操作细则，也没有相应的机制来加快分级医疗工作的进展。这就造成各级医疗机构没有具体的操作细则和实施方案可以遵循，使分级医疗推行困难，不能充分发挥其作用。

## 参 考 文 献

[1] 中华人民共和国国务院办公厅. 关于推进分级诊疗制度建设的指导意见[J]. 中国实用乡村医生杂志, 2015,（19）: 3-6.

[2] 王虎峰, 王鸿蕴. 关于构建分级诊疗制度相关问题的思考[J]. 中国医疗管理科学, 2014, 4（1）: 28-30.

[3] 邢春利, 彭明强. 我国实施分级诊疗制度的现状及其思考[J]. 中国医疗管理科学, 2015, 5（2）: 9-13.

[4] Wilkin D. Primary care budget holding in the United Kingdom National Health Service: Learning from a decade of health service reform[J]. *Medical Journal of Australia*, 2002, 176(9): 539-542.

[5] 孙婷, 石欧敏, 王洪锐, 等. 国外家庭医生服务模式对中国的启示[J]. 黑龙江医学, 2015, 39（7）: 852-853.

[6] 马红丽. 美国: 家庭医生制度满足个性化需求[J]. 中国信息界, 2016,（4）: 46-48.

[7] 易云霓. 德国医疗保险制度的运行机制[J]. 卫生经济研究, 1994,（2）: 43-45.

[8] 郑炳生. 英国的社区卫生服务与全科医生[J]. 浙江中医学院学报, 2001, 25（2）: 62-63.

[9] 孟笑梅, 潘新艳, 董琪. 国内外全科医生培养的比较研究[J]. 河北医药, 2013, 35（15）: 2359-2360.

[10] 戴莎白, 黄晓光. 德国全科医生的教育和就业情况及现存问题[J]. 中国全科医学, 2013, 16（30）: 3519-3521.

[11] 王承就. 古巴的家庭医生制度及对中国农村医改的启示[J]. 社会科学家, 2008,（7）: 40-42.

[12] 雷秋瑾, 彭贵珍. 试论发达国家全科医生培养模式对我国的启示[J]. 南京中医药大学学报（社会科学版）, 2018, 19（1）: 50-55.

[13] 罗玉珍. 我国分级诊疗存在问题及对策研究——以东莞市为例[D]. 桂林: 广西师范大学, 2018.

[14] 国家卫生健康委员会统计信息中心. 2019 年 1-11 月全国医疗服务情况[EB/OL]. http: // www.

nhc.gov.cn/mohwsbwstjxxzx/s7967/202001/55e9bcc9829e41278ea29d15e2ad10c1.shtml[2019-05-27].

[15] 张高娃. 中外分级诊疗制度比较研究[J]. 现代商贸工业，2016，37（15）：132-134.

[16] 曾耀莹. 医联体上海样本[J]. 中国医院院长，2013，（10）：59.

[17] 佚名. 浙江家庭医生签约覆盖面稳步扩大 [EB/OL]. https://www.zjwx.gov.cn/art/2020/5/20/art_1694818_43224751. html[2020-05-20].

[18] 肖月，赵琨，史黎炜，等. 浅析分级诊疗体系建设国际经验[J]. 中华医院管理杂志，2015，31（9）：645-647.

[19] Forrest C B. Primary care gatekeeping and referrals: Effective filter or failed experiment? [J]. *BMJ*, 2003, 326(7391): 692-695.

[20] 关昕，史张宇. 国外社区双向转诊模式及其对我国的借鉴[J]. 中国初级卫生保健，2009，23（7）：19-21.

[21] Department of Health. Annual report and accounts 2012-2013[EB/OL]. https://assets.publishing. service.gov.uk/government/uploads/system/uploads/attachment_data/file/229996/Annual_Report. pdf[2013-05-26].

[22] 陈雨婷. 优化分级诊疗制度研究——以上海市 F 区为例[D]. 上海：上海师范大学，2016.

[23] Amelung V, Hildebrandt H, Wolf S. Integrated care in Germany-a stony but necessary road![J]. *International Journal of Integrated Care*, 2012, 12: e16.

[24] 张莹. 日本医疗机构双向转诊补偿制度的经验与启示[J]. 中国卫生经济，2013，32（4）：93-94.

[25] Palmer G, Reid B. Evaluation of the performance of diagnosis-related groups and similar casemix systems: Methodological issues[J]. *Health Services Management Research*, 2001, 14(2): 71-81.

[26] Stainkey L A, Seidl I A, Johnson A J, et al. The challenge of long waiting lists: How we implemented a GP referral system for non-urgent specialist'appointments at an Australian public hospital[J]. *BMC Health Services Research*, 2010, 10: 303.

[27] 朱有为，柏涌海，刘宇，等. 国外双向转诊制度的启示[J]. 中国卫生资源，2014，17（3）：244-246.

[28] 田疆，季煦. 加拿大全科医生制度建设对中国的启示[J]. 中国全科医学，2013，16（32）：3031-3033.

[29] 朱恒鹏，昝馨，林绮晴. 医保如何助力建立分级诊疗体系[J]. 中国医疗保险，2015，（6）：9-11.

[30] Burr T, Office N A. NHS pay modernization: New contracts for general practice services in England[Z]. London: National Audit Office, 2008.

[31] 尤川梅，王芳，朱岩，等. 澳大利亚初级卫生保健与全科医疗绩效考核概述[J]. 中国初级卫生保健，2011，25（2）：14-16.

[32] FAMILIENMEDIZIN D G F A. Speciality Training for General Practice in Germany[Z]. A Report by A Panel of Invited International Experts, 2009.

[33] 李星蓉，高镜雅，许航，等. 推进家庭医生签约服务过程中存在的困境及对策分析[J]. 科技经济导刊，2018，（14）：213.

[34] 殷东，张家睿，王真，等. 中国家庭医生签约服务开展现状及研究进展[J]. 中国全科医学，

2018，21（7）：753-760.

[35] Kim-Hwang J E, Chen A H, Bell D S, et al. Evaluating electronic referrals for specialty care at a public hospital[J]. *Journal of General Internal Medicine*, 2010, 25(10): 1123-1128.

[36] 曹莎莉，李跃平，吴小南. 瑞典慢性病患者就医模式及对我国的启示[J]. 福建医科大学学报（社会科学版），2015，16（3）：20-23，65.

[37] 梁勇，张柠. 国外医疗服务体系对完善中国分级诊疗体系的启示与借鉴[J]. 中国医院，2015，19（8）：50-52.

[38] Ross A. Why are we building integrated systems?[J]. *Health System Leader*, 1994, 1(1): 28-30.

[39] 邹晓旭，姚瑶，方鹏骞，等. 分级医疗服务体系构建：国外经验与启示[J]. 中国卫生经济，2015，34（2）：32-36.

[40] Grumbach K, Fry J. Managing primary care in the United States and in the United Kingdom[J]. *The New England Journal of Medicine*, 1993, 328(13): 940-945.

[41] Wachter R M, Goldman L. The emerging role of "hospitalists"in the American health care system[J]. *New England Journal of Medicine*, 1996, 335(7): 514-517.

[42] 王清波. 分级诊疗制度的运行机制分析——基于厦门市的案例研究[D]. 北京：北京协和医学院，2016.

[43] 郑英，李力，代涛. 我国部分地区分级诊疗政策实践的比较分析[J]. 中国卫生政策研究，2016，9（4）：1-8.

[44] Cervantes K, Salgado R, Choi M, et al. Rapid assessment of referral care systems：A guide for program managers[EB/OL]. http://citeseerx.ist.psu.edu/viewdoc/download?doi=10.1.1.531.4017&rep=rep1&type=pdf.

[45] 张雪，杨柠溪. 英美分级诊疗实践及对我国的启示[J]. 医学与哲学（A），2015，36（7）：78-81.

[46] 顾海，李佳佳. 国外医疗服务体系对我国医疗卫生体制改革的启示与借鉴[J]. 世界经济与政治论坛，2009，（5）：102-107.

[47] 雷克斯福特·E. 桑特勒，史蒂芬·P. 纽恩. 卫生经济学：理论，案例和产业研究 [M]. 3版. 程晓明，等译. 北京：北京大学医学出版社，2005.

[48] 菲利普·朗曼. 最好的医疗模式——公立医院改革的美国版解决方案[J]. 李玲，译. 中国投资，2011，（4）：117.

[49] 张颖，李永辉. 国外全科医生的特点及启迪[J]. 中华医院管理杂志，2005，21（3）：213-215.

[50] 石诗雯，石学峰，房耘耘，等. 从中医类医院的规模收益角度谈分级诊疗现状[J]. 中国医院管理，2016，36（3）：1-3.

[51] 广证恒生. 分级诊疗落地初见成效，基层医疗卫生机构诊疗量增速反转[EB/OL]. http://pg.jrj.com.cn/acc/Res/CN_RES/INDUS/2018/3/14/67ede873-6bd5-46d6-a72b-99fd0658bd65.pdf.

[52] 广证恒生. 新三板医药行业专题报告：分级诊疗落地初见成效[EB/OL]. https://m.chinaipo.com/viewpoint/53441.html[2018-03-18].

[53] 健康报. 上海社区门急诊量接近三级医院[EB/OL]. http://www.xinhuanet.com/health/2018-03/14/c_1122533295.htm[2018-03-14].

[54] 浙江省人民政府. 打造远程医疗协作网，为群众建设家门口的放心医院[EB/OL]. http://zld.zjzwfw.gov.cn/art/2019/8/19/art_1659648_37144681.html[2019-08-19].

[55] 华人生活网. 美国医疗真的倒数？5 个发达国家比一比就知道[EB/OL]. https://www.sohu.com/a/221111525_456060[2018-02-05].

[56] 刘利群推进家庭医生签约服务加强分级诊疗制度建设[J]. 中国全科医学，2018，21（1）：1-4.

[57] 国家规划发展与信息化司. 2019 年我国卫生健康事业发展统计公报[EB/OL]. http://www.nhc.gov.cn/guihuaxxs/s10748/202006/ebfe31f24cc145b198dd730603ec4442.shtml[2020-06-06].

[58] 杜瑶，贾慧萍，陈在余. 我国分级诊疗制度的现状与对策分析[J]. 中国药物经济学，2018，13（6）：22-25，36.

[59] 李珊珊，黄滢. 分级诊疗的本质、制度性障碍与对策建议[J]. 中国卫生经济，2016，35( 12 )：40-43.

# 第十二章

# 我国分级医疗成效及存在的问题

分级医疗是中国将世界上"三级医疗服务""守门人制度""转诊系统"的经验融于中国实际国情的一项具有中国特色的制度发展，这一概念的出现离不开国外的先进经验，更与中国医疗卫生事业的发展密不可分。作为一项关系全民身体健康与切身利益的重大举措，分级医疗是深化医药卫生体制改革的关键环节，对于引导群众分级就医、合理配置医疗资源、保障有限医疗资源的高效利用和促进医药卫生事业的长远健康发展起到非常重要的作用。

自国务院 2015 年在《国务院办公厅关于推进分级医疗制度建设的指导意见》中提出"到 2020 年，基层首诊、双向转诊、急慢分治、上下联动的分级医疗模式逐步形成，基本建立符合国情的分级医疗制度"的目标以来，全国各地陆续启动分级医疗制度且已初显成效，具体表现为分级医疗相关政策体系不断丰富，医疗机构服务体系日益健全，资源配置结构逐渐优化，服务绩效不断提升等。但就目前的就医格局而言，中国分级医疗建设过程中仍存在医疗资源错配、分工协作机制不健全、医疗服务机构层级断裂等深层矛盾，尚未实现按照患者病情的轻重缓急合理就医的理想状态，仍未形成预防、治疗、预后、康复的整体性、系统性、可持续性的卫生服务体系。为进一步提高中国分级医疗的政策实践效果，未来分级医疗制度的顶层设计中应注意多维度、多主体的特性，调动多个利益主体，协调机构设备、队伍、筹资等组织与机制要素，通过服务体系重组、管理机制重构、运行机制重建、就医秩序重塑来探索和构建更具有中国特色的分级医疗体系。

## 第一节　我国分级医疗的成效

随着卫生事业改革的深化，中国医疗服务能力逐渐提升、分级医疗体系不断完善、分级医疗的实践模式也日益多样化。"十二五"以来，特别是党的十八大以来，在党中央、国务院的坚强领导下，通过加大全科医生队伍建设力度、着力加强医联体建设、提升基层服务能力等举措，中国医疗卫生服务供给侧结构性改革取得积极进展，医疗卫生服务公平性和可及性显著提高[1]。截至 2017 年底，全国分级医疗试点城市已占地市级城市总数的 94.7%，基层医疗服务能力稳步增加，双向机制成功运转，人才流动更加活跃。关于医疗服务需求侧，民众尤其是医联体内有效覆盖人群对于分级医疗便捷性和经济性的知晓度与认可度有较大的提升，部分地区分流患者的优势效果已有所体现。伴随"分级医疗"建设的进一步推进，"十三五"深化医药卫生体制改革亦是接好了"接力棒"，保持了稳中求进的医药卫生体制改革步调。2017年，《柳叶刀》杂志公布的全球195个国家和地区"医疗服务可及性和质量指数"排行榜显示，中国是进步幅度最快的国家之一。国家卫健委2018年12月26日新闻发布会的中期评估结果显示，医药卫生体制改革规划确定的主要目标总体完成情况良好，其中2017年的主要目标已基本实现，到2020年的部分指标已提前达到规划目标要求[2]。

## 一、医疗服务能力稳步提升

### （一）基层诊疗服务水平逐渐提高

分级医疗制度的建设具有长期性、复杂性，其中基层医疗机构服务水平的提升是决定这一长期制度建设能否成功的关键因素。在《国务院办公厅关于进一步加强乡村医生队伍建设的实施意见》《国务院办公厅关于推进分级诊疗制度建设的指导意见》等政策的推动下，公立医院改革试点城市全面启动分级医疗工作，开展基层首诊责任制试点县（市、区）超过50%，医疗服务供给能力明显增强。2010~2018年，中国社区卫生服务中心诊疗人次和入院人数逐渐增加，基层服务质量不断改善。就诊疗服务数量来看，国家统计中心数据显示，2019年1~10月，基层医疗卫生机构诊疗人次达36.6亿，占全国医疗卫生机构总诊疗人次的52%，其中，乡镇卫生院诊疗人次达9.0亿，村卫生室诊疗人次达13.9亿，社区卫生服务中心（站）诊疗人次达6.6亿，城乡居民看病就医需求基本得到保障。就诊疗服务可及性来说，2018年，全国医院病床使用率84.2%，其中公立医院91.1%。与上年比较，医院病床使用率下降0.8个百分点（其中公立医院下降0.2个百分点），病床使用情况得到改善[3]。此外，农村分级医疗体系建设过程中，2018年全国84%的县级医院达到二级医院水平，县级医院的门诊与住院人次明显增长，逐步实现"大病不出县"。2018年，全国县域内就诊率达85%左右，较2017年末提升2个百分点，县域内就诊率的良好增长从侧面反映出了中国基层医疗服务能力的稳步提升[4]。

### （二）医联体内转诊服务不断改善

2017年，《国务院办公厅关于推进医疗联合体建设和发展的指导意见》文件中提出医联体分工协作需实现的"人才共享、技术支持、检查互认、处方流动、服务衔接"理想目标，从政策与策略层面提示了中国医联体建设实现双向转诊、上下联动的改革路径，同年，双向转诊制度的运作开始改善，全国患者上转1455

万例次，下转483万例次，同比增长99.8%和91.2%[3]。国家卫健委统计数据显示，2018年全国医疗机构中的上转患者为1235万例次，同比减少15%，下转患者883万例次，同比增加83%，首次出现患者"上转减少、下转增加"的局面[5]。《2019中国卫生健康统计年鉴》数据显示，中国东部地区三级医院占47%，西部只占24%，中部占29%。而优质医院则集中于东部沿海，特别是北上广地区。在信息技术的依托下，2019年中国互联网医院数量达到269家，远程医疗服务亦是实现基本覆盖，打破了医疗资源的地域性分布限制。例如，以汕头大学医学院第二附属医院为首的医联体间可以完成检验互认；宁夏回族自治区人民医院医联体集团医院和江阴市人民医院医联体也可开展多个远程医疗服务；以广西壮族自治区人民医院为首的"广西互联网医院"甚至还实现了医联体间药品的开具和配送[6]。

通过积极利用互联网技术支撑的分级医疗平台和远程医疗系统，医疗机构之间形成资源上下贯通、信息互通共享、业务高效协同的合作关系，促进了各级医疗机构之间的合理分工协作，提升了优质医疗资源的可及性，实现了预约诊疗、双向转诊、远程医疗的畅通和高效，转诊服务质量不断改善。

## 二、医疗机构体系不断完善

### （一）机构配置结构持续优化

在《全国医疗卫生服务体系规划纲要（2015—2020年）》的政策要求下，中国分级医疗机构体系建设逐渐推进，其涉及的分工协作主体不断扩大，由最初提出的城市医院与社区卫生服务机构两类主体发展至公立医院、专业公共卫生机构、基层医疗机构以及社会办医院之间的分工协作，主体涵盖了整个医疗卫生服务体系，实现了一定程度上机构配置结构的优化改良。就医院性质来看，2018年末公立医院12 032个，民营医院20 977个，公立医院数量减少265个，民营医院则增加2218个，社会资本进入医疗卫生领域逐渐活跃，社会办医情况有所改善。就医院等级来看，2018年末中国三级医院2548个（其中三级甲等医院1442个），二级医院9017个，一级医院10 831个，未定级医院10 613个，二级与三级医院的数量增加较多[3]。

分级医疗机构服务体系建设方面，中国在供给侧结构性改革中已基本形成了以县、乡、村三级卫生服务机构为主的农村分级医疗体系和以三级医院、二级医院、社区卫生服务中心为主的城市分级医疗体系。就体系结构与数量来说，2010年以来，中国医疗卫生机构数逐年递增，2019年已突破至1 014 000个，比上年增加了10 567个，尤其是基层医疗卫生机构增加16 361个。农村分级医疗体系中的基层医疗卫生服务网络基本建成，2018年全国有县级医院1.5万个，乡镇卫生院3.6万个，村卫生室62.2万个，社区卫生服务中心9352个，社区卫生服务站 2.6 万个，基本实现每个县都有综合医院和中医院，每个乡镇有一所乡镇卫生院，每个行政村有一所卫生室，90%居民 15 分钟内可以到达最近的医疗点，医疗卫生服务可及性与公平性大大加强[3]（表 12-1）。

表 12-1　2011～2019 年我国医疗卫生机构体系　　　　　单位：个

| 项目 | 2019 | 2018 | 2017 | 2016 | 2015 | 2014 | 2013 | 2012 | 2011 |
|---|---|---|---|---|---|---|---|---|---|
| 医疗卫生机构数 | 1 014 000 | 997 433 | 986 649 | 983 394 | 983 528 | 981 432 | 974 398 | 950 297 | 954 389 |
| 医院数 | 34 000 | 33 009 | 31 056 | 29 140 | 27 587 | 25 860 | 24 709 | 23 170 | 21 979 |
| 基层医疗卫生机构 | 96 0000 | 943 639 | 933 024 | 926 518 | 920 770 | 917 335 | 915 368 | 912 620 | 918 003 |
| 社区卫生服务中心（站）数 | 35 000 | 34 997 | 34 652 | 34 327 | 34 321 | 34 238 | 33 965 | 33 562 | 32 860 |
| 街道卫生院数 | — | — | — | — | 524 | 595 | 593 | 610 | 667 |
| 乡镇卫生院数 | 36 000 | 36 461 | 36 551 | 36 795 | 36 817 | 36 902 | 37 015 | 37 097 | 37 295 |
| 村卫生室数 | 621 000 | 622 001 | 632 057 | 638 763 | 640 536 | 645 470 | 648 619 | 653 419 | 662 894 |

资料来源：根据国家统计局公布的年度相关数据整理而成（参见网址：https://data.stats.gov.cn/easyquery.htm?cn=C01）

（二）人才队伍建设逐渐加强

人力资源作为分级医疗体系建设中最为活跃的因素，对于最终政策的执行与效果的呈现都具有重大影响，特别是在"重基层"导向下，提高基层医务人员的技术水平和能力对于引导患者到基层就医十分关键。自 2015 年 1 月分级医疗制度实行以来，全国各试点都在试图通过政策和机构的改革，刺激医疗人力资源的下沉。通过政策的积极推动，中国医疗机构体系内部尤其是基层人才队伍建设逐渐优化，数量与水平都得到一定程度的提升。

通过规定最低基层服务时限、1+N 医生小组帮扶基层、医联体内部组织专家每周定期下基层坐诊等方式的推动，中国医疗卫生人才双向流动日益活跃，基层队伍建设力量逐渐壮大。2017 年，全国上级医疗机构向基层已派出人才 13.5 万人次，同比增长 12.4%，基层人员赴上级进修 11 万人次，同比增长 20.8%。人才培养质量方面，大专及以上学历者占比不断增加，2018 年末，卫生技术人员本科及以上占 34.6%，大专占 37.8%，中专占 22.2%，高中及以下占 5.4%，实现了中国卫生技术人才结构的进一步优化[7]。体系内人才培养数量方面，截至 2018 年，中国基层医疗卫生机构现有医务人员 397.8 万人，其中乡镇卫生院 139.1 万人，社区卫生服务中心（站）58.3 万人，村卫生室从业人员达 144.1 万人（含卫生院在村卫生室工作人员），全国新增全科医生 4.3 万人，每万人口全科医生 2.22 人，每万人口专业公共卫生机构人员 6.34 人，人才队伍不断壮大，极大地提高了中国医疗卫生服务可及性[8]。

### 三、分级医疗的实践模式日益多样

在"建立符合国情的基层首诊、双向转诊、急慢分治、上下联动"的分级医疗制度的精神指引下，全国各地积极探索各具特色的分级医疗体系实践模式，涌现出一批成功的改革案例。就国家层面来看，《国务院办公厅关于推进医疗联合体建设和发展的指导意见》中正式提出中国医联体的运行模式，包括上海"瑞金–卢湾医联体"、北京大学第三医院医联体等城市组建医疗集团模式、以安徽天长市为典型的县域医共体模式、以北京儿童医院集团为典型的跨区域组建专科联盟、以中日友好医院为代表的边远欠发达地区发展远程医疗协作网模式[9]；从地方实践探索来看，不同地区分级医疗政策的切入点和侧重有所差异，较为典型的有厦门市的三师共管模式、上海市的家庭医生签约制模式、青海省的创新医疗保险支付制度改革模式等。国家卫健委给出的数据显示，2016 年中国家庭医生签约服务覆盖率达 22%以上，重点人群达 38%以上，超额完成年度指标。2017 年，全国分级医疗试点城市已达到 321 个，遍布中国 31 个省（自治区、直辖市），尤其是上海"1+1+1"家庭医生（团队）签约服务机制、福建厦门"三师共管"健康管理模式等在多地得到因地制宜的推广[10]。

自上海市 2013 年推出家庭医生制度以来，通过医联体建设、"1+1+1"签约等举措大力推动居民就诊下沉，"社区首诊、双向转诊"的政策实践效果显著。目前，上海市 16 个区共组建区域医联体 40 余个，截至 2017 年底，上海"1+1+1"已签约居民超过 340 万人。签约居民门诊在"1+1+1"签约医疗机构组合内就诊的占 74%，在签约社区医院就诊的占 53%[11-12]。广东省深圳市自 2010 年起全面推行社区医院首诊模式，促进医院与社区分工合作，实现社区首诊、双向转诊相结合，医联体和老年护理专区作试点的分级医疗体系。青海省、四川省、浙江省和江苏省通过医疗保险支付的杠杆作用，调整报销比例，让基层医疗机构的报销比例远远高于二级、三级医院的报销比例，同时，加大降低基层医疗机构诊疗费用的力度，以此引导患者在基层医疗机构首诊。重庆市、山东省、福建厦门的分级医疗方案以病种为主，针对慢性病等特殊病患、病种的模式开展。湖北省通过制定分级医疗科目，完善报销和结算政策等措施来推广分级医疗体系。2019 年，《国家卫生健康委国家中医药局关于开展城市医疗联合体建设试点工作的通知》进一步扩大试点范围，确定北京、上海等 118 个试点城市，推进城市医联体网格化布局管理，并在两个省和 567 个县启动紧密型县域医共体建设试点。由此可见，从分级医疗制度推行以来，中国主要通过政府主导路线，主张利用行政化手段建构分级医疗体系并探索分级医疗的实践模式，以此来推动分级医疗制度的建设进程。

# 第二节　我国分级医疗建设的困境

2017 年《柳叶刀》杂志公布的全球 195 个国家和地区"医疗服务可及性和质量指数"排行榜，中国是进步幅度最快的国家之一。然而，随着医药卫生体制改革进入攻坚期和深水区，改革任务更为艰巨。

面对外部纷繁复杂的社会经济环境，新时代的中国正处于经济社会快速发展和转型阶段，社会的主要矛盾已经发生根本转化，经济亦由高速增长转向以人民美好生活需要为基本导向的高质量发展阶段，这从根本上要求医疗服务同步实现高质量发展，满足人民健康需求。健康知识的逐渐普及与医疗保险的全覆盖进一步提高了居民的卫生服务需求，但是与经济社会发展和人们日益增长的服务需求相比，医疗卫生资源总量相对不足，质量仍有待提高。2018 年全国卫生总费用预计达 57 998.3 亿元[7]，其中：政府卫生支出 16 390.7 亿元（占 28.3%），社会卫生支出 24 944.7 亿元（占 43.0%），个人卫生支出 16 662.9 亿元（占 28.7%）。人均卫生总费用 4148.1 元，卫生总费用占 GDP 百分比为 6.4%，比 2015 年 30.88% 还少。政府的医疗卫生投入不足，严重影响了医疗卫生服务的公平性与可及性。

工业化、城镇化、人口老龄化进程的快速推进，生态环境的恶化，疾病谱和生活方式的变迁，医药技术的日新月异皆对深化医疗卫生体制改革提出更高要求，维护人民健康面临一系列新的挑战。快速的城镇化、工业化和高密度、高强度、高流动的城市发展模式，使得环境污染影响人群健康问题日益凸显，同时城市发展过程中积累的健康风险不断提升；医学高科技的发展下，医疗信息化将把医院从传统的运营模式向信息化模式延伸，从这几年的医疗数据、人工智能、物联网等技术不断应用于医疗行业可以看出，待到该技术成熟后，医院将完成转型，为人民群众提供更便利的服务，这将倒逼医院管理、医疗服务体系、服务分工协作模式的改革；便捷高速交通在扩大了就医选择性与自由度的同时，也给逆向选择倾向下实现基层首诊增加了难度；急慢分治不力的情况下，疾病谱的改变，慢性病患者增加导致了疾病负担的进一步加重。社会政治经济环境变化铸就了现实困境，面对新时代的变化，分级医疗的进一步推进遭受了更多、更大的挑战。

目前，建立分级医疗体系已成为医药卫生体制改革的重点工作，不仅出台了国家层面的政策框架和实施方案，而且有较多的与建立分级医疗体系相关的重要政策和措施。但在中国医疗服务分级医疗实践分析中发现，中国推行分级医疗虽具备一定的现实基础，但是分级医疗的推行并不理想，仍然存在一些问题，分级医疗的效果没有有效发挥出来。近年来，各级医疗机构卫生服务量的比例仍不合理，双向转诊的实际规模和效率也不高，患者仍过多地集中于医院。深究体系内部漏洞，主要为政府财政补助尚未落实、医共体内部治理结构不够完善、医疗保险打包支付并未真正实施、基层医疗机构的全科医生数量少、技术能力不高、医疗信息化建设落后等问题依旧没有得到明显优化。作为一项公共政策的分级医疗制度，在各地试点过程中并没有很好地实现社区首诊及双向转诊这一政策目标，这并不是分级医疗制度本身不合理或者不正确，更多的是这一政策在"本土化"过程中还没有很好地适应中国人固有的就医文化及就医习惯，没有妥善处理好上级医院与基层医疗机构的责、权、利关系，没有形成医疗管理部门、各级医疗机构和其他利益相关者推动分级医疗制度实施的合力。

## 一、医疗卫生资源配置不合理，健康公平性与效率性不高

在医疗资源总量一定的情况下，只有合理配置资源才能实现效益优化。但是，中国目前区域间、城乡间、公私医疗机构间、医疗机构门诊住院与急慢病间的资源配置均存在较多问题，医疗服务系统的资源结构仍呈"倒三角"模式，城市中的医疗资源过度集中在大中型医院且这一现状仍在加剧，基层卫生机构资源匮乏，城乡卫生服务两极分化严重，基层医疗卫生机构服务能力明显不足。与基层医疗机构相比，大型综合医院可提供更全面、更优质的医疗服务，并且由于这些医院的地域性分布，形成了医院的垄断基础，再加上医疗技术准入、医疗保险准入门槛对民营医疗机构的限制，进一步加剧了医疗资源配置的不合理。在此市场环境下，掌握优质医疗资源的大型综合医院在诊疗量方面逐渐形成垄断优势。在医疗机构数量与其所拥有诊疗量上，2018 年综合医院个数虽然仅占全部总数的1.92%，其诊疗人次数却占到全国各类医疗卫生机构诊疗人次总数的 30.58%；基层医疗卫生机构尽管占全部总数的 94.56%，其诊疗人次数仅占全国各类医疗卫生机构诊疗人次总数的 54.12%[13]。

就住院服务而言，医院与基层医疗机构的两极分化现象突显，新医改以来医院的入院人数明显高于基层医疗卫生机构，而且呈稳步增长态势，占比亦呈上升趋势；基层医疗卫生机构的入院人数不仅比医院低很多，且极不稳定，占比则呈显著下降趋势。2009 年医院入院人数为 8848.03 万人，到 2018 年已经增长至20 017 万人，增加了 11 168. 97 万人，同期基层医疗卫生机构入院人数由 4111.26万人增长至4375 万人，仅增加了 263.74 万人，两者反差巨大[3]。未来两者差距甚至可能进一步拉大，基层医疗卫生机构在医疗设施和设备、医护人员的专业能力与水平，以及医药品种丰富性等诸多方面在未来可预见的相当长时间内都难以超过医院，然而这些变化趋势与分级医疗的政策目标，特别是基层首诊的要求是明显相悖的。

就目前医疗机构所占有的市场份额而言，公立医疗机构占据市场主导地位，具有明显的垄断优势，但是基层医疗机构与上级医院间诊疗量的巨大剪刀差效应

表明，单纯从政策角度推进基层医疗机构就诊的增加阻力巨大，中国医疗资源的配置依然有待改善。此外，慢性病患者管理、康复、护理等领域由于治疗周期长，医疗费用耗费多在资源配置时，老年护理院、康复医院等机构在政策和资金上没有得到政府相应的倾斜和支持，服务能力较为薄弱。

### 二、基层医疗机构服务能力不足，居民就医意愿不强

卫生人才和医疗技术是提升基层医疗机构服务能力的关键要素，因此配备足够数量的全科医生以及较为齐全的医疗设备，是实现社区首诊、缓解群众"看病难、看病贵"问题的必要前提。当前中国基层医疗机构普遍存在医务人员学历偏低、专业层级不合理、全科医生比重低等问题，难以满足基层群众看病就医需求，严重制约社区卫生服务机构的发展。不仅如此，基层医疗机构条件有限，医疗设施缺乏、药物种类配置不全、房屋简陋等不足也导致居民对基层医疗卫生服务机构以及医务人员的医技水平持怀疑态度，产生了看病要找大医院或专家的观念误区，最终使得基层医疗卫生服务供需方之间的鸿沟进一步扩大。

从软实力上看，当前中国全科医生仍然急缺且服务能力不足。2009年新医改以来，国家有关部门先后下发《国务院关于建立全科医生制度的指导意见》《以全科医生为重点的基层医疗卫生队伍建设规划》等文件，对建立全科医生制度做了全方位的顶层设计。按照国家卫生计生委的数据，经过"十二五"时期的努力，中国全科医生数约为 17 万人，按照每万名城乡居民配备 2～3 名全科医生来测算，到 2020 年全国还缺口 18 万名全科医生[14]，这也表明现行的基层医疗机构拥有的全科医生数只是目标拥有量的一半左右。不仅如此，目前中国全科医生群体的学历及职称普遍不高，即便是城区的全科医生都很少拥有研究生学历，且由于医师多点执业制度尚不完善，医生自由执业受限，基层医务人员的诊疗能力难以得到患者的认同。

从硬件上看，基层医疗机构设备设施受限，仅支持血常规、尿常规、粪常规等基础检查，由于缺乏高精尖设备，较复杂的检验与检查需要到医联体上级单位测定。以中国万元以上设备数量在医疗机构的分配状况为例，2017 年台数总计 6 578 025 台，其中，基层医疗卫生机构拥有 719 543 台，医院拥有 5 105 212 台。医院万元以上设备为 78%，而基层医疗卫生机构万元以上设备仅占中国医疗卫生机构万元以上设备台数的 11%[15]。硬件设施的不完善，使得基层医疗机构医师无法及时有效地判断患者的病情，进而增加了群众的不信任感，因此这在一定程度上也加剧了三级医院门庭若市而基层医疗机构门可罗雀的发展态势。

### 三、医疗机构分工协作不明晰，医疗卫生服务体系碎片化

目前中国医联体模式以契约关系的松散型技术协作联盟为主，医疗机构间分工

协作不明晰，医疗卫生服务体系碎片化问题日益凸显，主要表现为医疗机构相对独立、人员和利益调配不统一、医院运营无联系、分级医疗效率较低、医联体医院患者人数随时间波动明显。正是由于各级各类医疗卫生机构间合作不够、协同性不强，加之中国尚未建立起有效的"守门人"制度，随之而来的是大医院人满为患，基层医疗卫生机构门可罗雀，于是便形成并逐渐激化"看病难、看病贵"的问题。

实现双向转诊作为建立分级医疗制度的初衷，关键是要能够将那些经过上级医院治疗后可以到基层医疗机构继续接受治疗或康复的患者转诊下来，这是解决"看病难、看病贵"问题的重要手段。然而，中国不同省市之间现行的转诊体系、转诊标准各有特色、不尽相同，对各级医疗机构而言，向上转诊与向下转诊并没有统一的标准，既没有明确转诊、接诊程序，也没有相应健全的管理制度，这就造成了中国转诊体系混乱、上下转诊标准不一和转诊制度缺乏的现状[16]。上下转诊标准缺乏，则必然导致医患关紧张、医疗环境紊乱。而且，目前中国试点省市对于分级医疗的转诊实践效果都缺乏评价和追责，对于医院、医生、患者和医疗保险机构等四方在医疗行为上亦缺乏相应明晰的监督管理，这就导致了分级医疗模式和体系建设更加难以有序展开。虽然国家与卫生主管部门多次鼓励与提倡分级医疗制度，但是仍缺乏强有力的措施推动双向转诊。由于相关政策尚不健全，医院与基层卫生服务机构之间的双向转诊工作首先就从满足自身的利益出发，双方的合作关系仅靠相互之间的协议来维持，缺乏有效的合作协同机制，而双方机构间的患者转诊路径不清就会出现不合理转诊问题，增加居民的就医经济负担，也给患者及其家属造成不便，增加了医疗纠纷的风险。同时，卫生管理部门在对医疗卫生机构进行评价与考核的体系中，并没有纳入双向转诊这一类指标，因此，也就不能够调动各级医疗卫生机构实施双向转诊的积极性。

## 四、医疗卫生机构公益性质淡化，利益博弈阻滞分级医疗

在医疗行业市场化改革背景下，医疗机构之间的竞争格局削弱了医联体的分级医疗作用，三甲医院的优质资源在诊疗活动中具有天然虹吸作用，单纯依靠医联体管理模式和差异化医疗保险报销比例的调节作用，难以保证分级诊的稳定运行和患者结构的合理分布。目前各级医疗机构在经济上仍是互相独立的，存在激烈的经济利益竞争关系，在自身经济效益的驱动下，无论是大医院还是基层医院都存在利益冲突。由于患者不足、基金短缺的问题，基层医疗机构不愿意将患者主动转向大医院，这就导致患者上转不足。同时，基层医疗机构认为下转患者产生的经济利益远远小于首诊患者，在效益选择面前，基层医疗机构宁愿选择新患者，而不愿接收后期效益不明显的康复患者，这就导致患者下转不畅。而大医院在病床尚未饱和的情况下，亦不会把正在康复期治疗的患者转向基层医院。文献资料显示，国内双向转诊模式发展较为成熟的主要包括医院"托管"模式、院办

院管模式、医院与社区卫生服务机构协议合作模式、医院和社区卫生服务机构以利益为导向的松散式模式四种类型，其中以医院和社区卫生服务机构以利益为导向的松散式模式最为常见，但实践证实，医院与社区卫生服务中心常因重视经济利益而忽视社会效益，合作意识较差，常导致双向转诊制度落实不到位。因此，建立完善的医联体医疗服务运行体系，以规则为前提开展分级医疗势在必行。

此外，利益博弈下除了基层医疗卫生机构，公立二级医院缺乏政策保障更是难以存活。公立医疗机构在医疗公益性中发挥着主导作用，其本身就具有社会公益救助和社会福利的性质，担负着为民众提供基础医疗服务和卫生健康保障的职能，而二级医疗机构在分级医疗中发挥承上启下的作用，因此二级公立医疗机构的数量和服务质量对于顺利推行分级医疗具有重要作用。截至 2019 年，中国二级医院共 9017 家，占比 27.3%，全国公立医院 12 032 家，在医院总量上升情况下同比减少 265 家，占比为 36.5%。在医疗机构体系结构公益性尚不显著状态下，中国基层医疗机构的服务水平尚不能完全满足民众的就医需求，二级公立医疗机构的中流砥柱作用难以发挥[17]。这就使得一些发展落后地区只能停留在金字塔形医疗服务体系机构的完善阶段，未能转型为网络型服务体系。

# 第三节　完善我国分级医疗体系的发展对策

经过近些年的探索，中国通过一系列推动分级医疗建设的举措，在优化医疗资源配置、促进医疗机构间的协作与分工、规范合理的就医秩序方面取得了一定的成绩。然而，真正实现分级医疗仍道阻且长：公立医院缺乏有效的补偿机制，受利益驱动而不愿分流一些患者到基层就医；基层医疗机构优秀人才资源流失、基层硬件资源和激励机制缺乏，在资源配置上仍存在"倒三角"的格局，保障基层首诊需要的服务能力需进一步提高；患者和不少医生对分级医疗制度内涵的认识不足，缺乏落实社区首诊和有序转诊的主动性。

针对分级医疗在推进过程中存在的问题，为进一步加强分级医疗的政策实践效果，必须优化政策设计，完善政策供给，强化政策实施，切实提升基层医疗机构的医治水平，不断增强患者乃至社会各界对基层医疗机构的认同，以此促进分级医疗政策目标的顺利实现。基于中国目前分级医疗制度政策实践所获得的经验，建议在今后中国分级医疗制度的政策实践过程中对以下五个方面加强重视。

## 一、强化顶层设计，建设区域医疗服务体系

（一）政策引导观念，落实基层首诊

由于医疗卫生服务的特殊性，依靠市场调节更容易出现资源配置失调、健康

公平性缺失的问题。目前，就全国范围内各地域间医疗机构的诊疗量比较而言，优质医疗资源的集中仍然对患者发挥着强烈的虹吸作用，影响着分级医疗的进一步深化落实。因此，必须综合运用政策工具，扭转人们的就医观念，转变人们的就医习惯，将强制性手段与诱致性办法结合起来，共同发挥作用。就供给方而言，政府要通过试点与医疗保险引导逐步取消大医院普通门诊，保留大医院急诊门诊，强制性地引导群众转变就医习惯与就医观念。就需方管理来说，政府及社会各界要做好分级医疗政策的宣传，加强群众在基层就医的宣传、教育与引导，让分级医疗政策能真正地被广为接受与认可。为此，要通过广播电视、报纸刊物以及微信公众号、短信平台等媒体或自媒体广泛传播分级医疗政策，让居民全面了解基层医疗机构的功能，不盲目就医大医院，逐步形成在基层医疗机构就医的观念和行为。

（二）优化增量投入，重点扶持基层

长期以来，中国医疗财政资源配置呈现出重三级医院而轻基层医疗机构态势，大大制约了基层医疗机构的发展。建立分级医疗制度，就应当转变财政医疗资源的分配结构，适度减少综合医院的财政投入，加大财政向基层医疗机构倾斜政策。就投入结构来说，要特别注重内涵建设与用好增量。一方面，应当增加基层医疗机构的财政投入绝对数量，满足基层各项组织及机制要素的需求，缓解基层医疗机构资金不足矛盾。通过改善基层医疗条件，加大医疗硬件投入，提升基层医疗服务水平，切实满足群众的基本医疗需求，为分级转诊制度的实施奠定坚实的资源保障；另一方面，以政府购买实现公立医院彻底的公益化，要根据基层医疗机构的门诊量及往下转诊量核定财政补助额度，充分保障加大医疗卫生机构在分级医疗体系中的权责利益，维护各机构工作人员的积极性。

（三）公私协同合作，统筹区域发展

在资源总量有限的情况下，中国城乡、区域发展差距仍然较大，民众收入水平也参差不齐，因而医疗服务需求必然呈现多层次、多样化特征。为更好地提升医疗卫生服务数量及质量，减轻财政负担并满足健康需求，分级医疗推进必须充分发挥市场、社会和政府部门的协同治理作用。利用政策手段有效推进"放管服"综合改革，破除行政因素阻碍社会力量进入医疗服务领域投资发展的壁垒，让他们有公平机会针对不同人群的需求提供多层次、多样化的医疗卫生服务。为此，可通过整合并简化行政程序与手续，优化政务服务与政策措施，积极鼓励和支持多元化办医，推动不同性质与市场定位的医疗服务业分类协同发展与治理，让不同类型性质的私立医疗服务机构与兜底保障性的公立医疗卫生机构分工协作、互补互动，共同为规模庞大、老龄化程度不断提高的中国人口提供多层次、多元化的医疗卫生服务，切实保障"病有所医"。针对部分成为管理制度空白点的偏远地区，由于居民很难享受到相关医疗优惠政策，应在避免重复建设、均衡医疗资源分布的原则前提下，建立与需求相适应的区域医疗中心，打破行政区划的政策隔离，使居民能够享受到本地化医疗待遇，在区域医疗中心设置过程中则因地制宜，实现多级医疗机构的不同组合，减少患者折腾，方便患者就近就医。

## 二、重视信息技术应用，推动数字医疗卫生新发展

### （一）发展智慧医疗，共享信息资源

医疗信息的不对称，极大阻碍了分级医疗制度的整体运转，因此通过科学的网络技术及信息技术提高医疗信息化的水平，发展智慧医疗、公开并共享居民健康信息与检查结果，有利于降低医疗行业与社会的技术壁垒、约束医疗机构垄断行为，以及及时完成在不同医院的转入以及转出。为此，要积极创建预约诊疗平台，使人民群众能够在网络上更加方便地进行预约挂号，省时省力。另外，二级、三级医院要利用信息网络系统搭建双向转诊平台，为转诊患者创建绿色转诊通道，进而为患者提供更多便利，满足患者的需求。此外，要统筹创建区域医疗协同服务平台，实现居民健康信息与用药记录等诸多信息资料的共享，有效防范重复检查及重复开药现象的发生，以此进一步规范医疗行为，使得分级医疗工作得到充分的贯彻与落实。

### （二）依托信息技术，合理配置资源

中国优质医疗资源目前多集中在大城市、大医院，医疗资源配置结构的畸形发展也加剧了就医格局的混乱，而分级医疗的目标就是要解决医疗卫生服务供需双方间的矛盾，打造有序合理就医格局。当前，中国医疗信息化建设尚处于初期阶段，互联网医院还是一个发展不够成熟的医疗平台，功能不够健全、公众认可程度低、电子处方与医疗保险衔接不畅等问题尚未得到充分解决。为此，要以信息化为手段，大力推进大数据"互联网+"医疗的发展，拓展医患互动空间。具体来说，可以通过远程会诊促进优质资源下沉，为基层和偏远地区服务；利用医疗数据共享的实现，促进网络服务和医疗服务的整合，为分级医疗制度的建立提供可靠硬件；不断完善互联网医疗管理平台，建立居民健康档案，畅通信息自主管理和服务渠道，打造便民医疗信息服务应用体系，实现预约挂号、电子病历、双向转诊、远程会诊等便民功能。通过此些举措，不仅能弥补基层医疗卫生人员技术不足，而且能有效地将患者从大型综合医院分流，推动分级医疗真正落地并以此缓解"看病难、看病贵"的难题。

（三）发掘数字医疗，改善健康管理

作为家庭医生基层首诊的重要诊断和护理依据，个人健康档案在全国多个家庭医生试点都受到了重视。健康档案是涵盖整个生命周期的生理、心理数据化健康历程，对提供有针对性的医疗服务方案至关重要。现如今实行的医联体与互联网医疗相结合的发展模式，初步实现了医疗资源的下沉，然而互联网医疗除了方便患者就医外，还应进一步提供全周期、可持续的医疗卫生服务。为此，在医联体的建设中，应建立联合医院、联合病区、深化信息化建设，让用户享受数字化医疗服务。例如，华西医院和成都市成华区建立了华西医院社区联盟，通过大型三级甲等医院的专科医生和社区医院的全科医生共同形成的一种协同服务模式，利用互联网+技术及移动 APP 实现实时沟通，及时形成专业技术上的支持和反馈，真正达到了把许多常见病患者留在了基层的目标效果。

## 三、改善人力资源管理，提升基层服务能力

（一）发挥制度优势，加快人才下沉

目前综合医院与基层医疗卫生机构间无论从福利待遇还是从发展空间、社会认同等角度来看，均存在显著差距，医疗卫生领域的人力资源尤其是优质人才资源都倾向流动到大医院，这就造成了基层医疗卫生人才短缺。制定医疗技术人才下沉的制约性和鼓励性的规章有利于实现"胡萝卜加大棒"的效果。其中，制约性制度可包括规定高级别医疗机构人员职称职务晋升前，必须有最低年限的基层医疗机构工作经历，科研项目必须有一定数量的基层医疗机构人员参与等；鼓励性制度可包括将基层医疗经历与其职称、职务挂钩，提高基层医疗人才的基本收入和绩效工资等，通过获得更高的社会地位和更多的收入实现人生价值，以此促进优秀医疗人才主动下沉，加强基层医疗机构的软实力。为此，分级医疗建设可大力提升基层医务工作者的待遇，改革分配制度，有效提升并拓宽基层医疗机构医务人员收入渠道，营造一种向基层倾斜、充分保障和促进基层发展的良好氛围；改革基层医疗机构职称评审办法，重点考查临床实际能力，降低对论文、科研项目、外语、计算机等学术研究能力的要求；实施偏远山区基层医疗机构从业人员子女成长关爱工程，鼓励医师多点执业，鼓励退休医师重回岗位等。

（二）改变培养模式，输送全科人才

分级医疗实施的关键在于基层，而全科医生是提供并提升基层服务质量的要素，然而中国全科人才的培养数量远远不能满足居民的健康需求，并且当前全科医生队伍总体素质不高，为此我们需要优化全科医生培养路径，引导优秀人才下沉，通过改变教育方案实现全科医生的多样化培养。在人才增量方面，首先要将

全科医生的培养纳入全国人才培养体系，增加高等医学教育招生人数；其次，可以实施现有医务工作者技术提升计划，最大限度地进行原有医疗人才向全科医生的转化；最后，可以实施定向订单式培养，确保按计划替补和使用人才。基层医疗机构医生队伍的素质对于患者改变就医观念起到至关重要的作用，没有合格的全科医生，"基层首诊"无法真正落实。在提升人才素养方面，我们需要进一步强化基层医疗机构的人才队伍建设，实现全科医生规范化培养。同时，加强康复治疗师、护理人员等专业人员培养以满足市民多层次、多样化的健康服务需求；再者，应大力推行"5+3"全科医生培养模式，通过增加基础知识培养和临床实践培养时间，丰富实践经验，以达到提高临床水平的目的；此外，改革执业医师考试办法，根据目前实际需要分设三个等级分别考试。其中，对基层全科医生的要求相对降低，按照基层机构的功能定位应重点考察常见病、常规处理、紧急救治等知识，使更多基层医师获得行医执照，缓解基层医疗机构医学人才的短缺。

（三）建立"守门人"制度，落实多点执业

在培养全科医生的基础上，逐步建立"守门人"制度。利用家庭医生团队，以社区为单位，让家庭医生与社区居民进行双向选择，从而由家庭医生担任健康"守门人"，负责所签约居民的健康管理工作。当前，中国已经有很多地区开始实行社区家庭医生制度，但是家庭医生基本都是事业编制医生或者相应医疗机构的聘用人员，需要接受所属单位的统一管理，在此种体制下，规范的多点执业是难以落实的。加强社区首诊，一方面要对家庭医生实行按负责的人数付费，通过"一对一"的医疗服务，居民可以得到公共卫生及养生保健等方面的有效指导。当健康辅导、疾病预防等工作开展到位，疾病减少，医疗成本随之降低，医生的收入就会提升。当"守门人"认为患者病情严重或者基层医疗条件无法治疗时，就会帮助患者转诊到上级医疗机构继续治疗，这种签约服务有助于构筑信任和谐的医患关系，让居民获得一对一的优质医疗服务。另一方面，将医生的身份由"单位人"向自由执业的"社会人"转变，这将有利于多点执业的落实，以及家庭医生制度的建立[18]。

**四、创新双向转诊制度，提高健康服务水平**

（一）明确功能定位，畅通转诊通道

目前中国不同层级医疗机构间的功能定位尚不清晰，具体表现为医疗服务"过度"与"不足"的问题并存，各类医疗机构间由于提供重复性服务而产生利益竞争，职能分界模糊，尤其是综合医院为追求规模效益，不断扩大规模，"虹吸"患者，基层发展空间更为狭小。为此，需要进一步明确各级医疗机构的服务功能定位问题。一级医疗机构负责常见病、多发病、慢性病及各种疾病的后期康复性治疗；二级医疗机构多为专科医院，负责复杂病症的治疗；三级医疗机构负责疑难杂症的治疗，临床医疗的科研攻关及高级医疗人才的培养教学。现阶段，由于职责权模糊加剧了双向转诊的难度，未来应以患者的病情和各级医疗机构的职能为原则，在三个层次的医疗机构之间互相进行转诊，卫生行政部门可将各级医疗机构的转诊率纳入绩效考核，将三级医疗机构的下转率作为刚性考核指标，以避免三级医疗机构为了自身利益在一定程度上拒绝向下转诊的现象发生；同时，三级医院承担着培养基层人员的责任，应自行决定本医院的医护人员如何向基层医疗机构分流，以便带动基层医疗机构的业务能力与业务水平，真正解决基层医疗机构医护人员数量不足、学历不高、医术不精、留用时间不长等问题；另外，要严格控制患者在三级医院的住院天数，要求住院患者转诊到基层医疗机构接受康复治疗或护理服务，以此切实解决"三级医院服务越位、基层医疗机构需求不足"的问题。

（二）完善服务模式，促进上下联动

实施全面托管基层医疗机构，深化纵向一体化发展。一方面，要实行上级医院托管基层医疗机构的日常医疗行为，规范常见病、慢性病等疾病的治疗流程、治疗标准及药用要求，让这些疾病能够在基层医疗机构得到及时有效的治疗，切实提升基层医疗机构疾病治疗的标准化、准确化与科学化；另一方面，要实行上级医院托管基层医疗机构的业务能力，上级医院采取导师制、实行"一对一"及小组讨论式的业务指导，尽快提升基层医疗机构医生的业务能力与业务水平，使其能够从容地应对常见病及慢性病，这也是吸引患者前来基层首诊的关键所在。例如，实行上级医院托管基层医疗机构的检验检测，提高各类检验项目的便捷性与准确率，培训基层医疗机构的医生正确分析检测报告；实行上级医院托管基层医疗机构的药物，采取基层医疗机构药房相互调剂乃至同城药物集中配送等方法让患者用到基本药物。通过上述措施，逐步在上级医院托管基层医疗机构的前提下健全基层医疗机构享有独立法人资格，推动基层医疗机构的良性发展。

同时，完善服务模式，促进上下联动还要加快实施家庭医生签约模式，通过推进全科医生能力提高、电子档案普及等措施为居民提供预防诊疗康复长期护理连续性服务，推进形成医养结合的连续性服务模式，有效落实上下联动。同时，逐步取消三级医院门诊推动基层首诊。三级医院门诊制度的设立虽解决了基层医疗机构治疗能力不足问题，却也导致了患者对基层医疗机构的不信任，加剧了分级医疗制度的实施难度，为此，要逐步取消普通门诊只保留其急诊及特色专科门诊，大幅度提高三级医院门诊、急诊挂号费及自付比例，从而将三级医院的门诊资源较为均匀地配置到各基层医疗机构，使得他们的业务重心转移到住院治疗及医疗科研等方面。

### （三）规范运行机制，平衡利益分配

规范医联体内部运行机制主要针对中国普遍"松散型"结盟的现象，为进一步构建紧密型医联体，加强体系内部机构协作度，需要制定适宜的约束与激励制度，并且改善筹资支付和管理考核制度，实现公立医院自利需求与分级医疗制度公益需求的平衡、卫生技术人员福利待遇与劳动价值的平衡、群众对医疗服务的需求与基层医疗服务供给之间的平衡。医联体在为区域患者提供优质服务的同时，还需注重"强基层"，逐渐实现基层医疗机构独立运行的目标，摒弃通过以患者数量和增加经营收入为目的的畸形医联体运行模式。为此，需要通过明确一些指标标准并予以规制，建立促进分级医疗的激励约束机制，将分级医疗纳入各级医院绩效管理考核体系，特别是对三级医院的绩效考核。具体可包括技术服务水平提升指标、服务增量考核指标、上下转诊率的综合考核指标等。此外，还可以通过建立股份制形式的一体化经营模式来构建紧密式合作的医联体，并且必须特别规定基层医疗机构所占医疗资源的最低比例，以确保真正强大基层医疗机构这一基石。

公立医院公益性质的缺失，正是利益分配机制滞后于分级医疗推进进度的后果。作为实施分级医疗制度的内在关键因素，利益分配机制应建立在不同级别医疗机构的职能分工基础之上。目前，分级医疗的内涵要求基层医疗机构以诊治常见病的数量规模取胜，高级别综合（或专科）医疗机构则需要以技术、科研等高精尖项目胜出。对此，需要通过价格杠杆来构建科学的利益分配机制，即通过提高对疑难危重杂症患者诊治项目的收费标准、重奖医学技术创新发明等措施，弥补高级别医疗机构因患者数量减少而减少的收入，并以此鼓励高级别医疗机构从普通门住诊服务中解脱出来，专心技术攻关，用创新的技术为患者谋取更多、更大的福祉。同时，通过利益分配机制的不断调整，平息医疗机构的利益之争，调动其积极性，为分级医疗制度的顺利推行奠定良好基础。

## 第四节　我国分级医疗体系建设的未来展望

基层首诊作为分级医疗的基础，其实现程度对于能否取得预期的政策效果尤为关键。实际上，实现基层首诊的关键在于基层医疗卫生机构的医护人员及其提供的服务能否取得百姓的普遍高度信任。在医疗卫生机构等级制盛行、医疗服务水平与质量难以分辨的情况下，基层医护人员要想取得民众的信任比较困难，基层医疗卫生机构无论是医疗设备还是所处的工作与生活环境等均难以与医院尤其是大医院媲美。同时，目前社会的主要矛盾已转变为人民日益增长的美好生活需要和不平衡不充分的发展之间的矛盾，中国特色社会主义新时代下对于分级医

疗提出了更加高质量和多样化的要求。从目前基层医疗卫生机构的医疗服务占比不下降、医院的医疗服务占比稳步上升的总体趋势看，分级医疗尚未良好适应中国医疗资源供给与需求的现状。要实现由现行医疗服务体系向分级医疗格局的根本性转变，不仅牵涉面广，还需要多方面的配套支撑，而且难度较大，成本较高，因此需要理性系统思考，科学审慎对待。

　　鉴于此，未来的分级医疗体系建设必定要紧密结合时代背景，以重基层为重点，以切实保障"病有所医"与有效满足人民群众健康生活需要为根本目标，具体应从以下四个方面着手：第一，进一步加强政府主体的主导作用，但这并不等同于加深行政垄断，恰恰相反，政府更需要把自身定位放在一个规划者、投入者与监管者的角色，而非实际运行者，着重利用财政投入、负面清单、战略性购买服务、健康保障制度建设等方式作为发力点；第二，不断健全多元化办医体制，通过政府放管服改革与筹资制度的完善，形成医疗服务业的多元化投入格局，并且实现不同形式、性质组织机构间的分类协同发展与治理，激发中国医疗卫生领域的活力，满足民众多层次、多样化医疗服务需求；第三，构建协同与整合化的服务模式，包括服务提供模式与服务体系模式。就服务提供模式而言，密切结合健康需求与民众意愿，利用家庭医生、全科医生、医养结合、医防结合等服务提供方式，提供连续性的医疗卫生服务。就服务体系模式而言，建立例如医联体、互联网医院、医疗集团、单病种分级医疗、专科联盟等一体化的分工合作机制，以此优化资源配置，形成有序就医格局；第四，不断加强信息化、数字化与共享化态势[19]。随着"互联网+"时代的到来，与民众生活息息相关的能源、交通、服务、网络新媒体等领域已产生巨大变化，医疗卫生领域的继续深化改革也需要跟上时代趋势。在医疗资源有限的情况下，未来更应以信息数字技术为契机，有效盘活存量，并以此不断推进分级医疗发展。

## 参 考 文 献

[1] 佚名. "十二五"以来特别是党的十八大以来我国医疗卫生事业改革发展的辉煌成就[N]. 光明日报，2015-10-14（11）.

[2] 佚名. 中国医改全面加速[J]. 中国卫生，2017，（6）：13，6.

[3] 国家卫健委医政医管局. 《关于进一步做好分级诊疗制度建设有关重点工作的通知》解读[EB/OL]. http://www.nhc.gov.cn/yzygj/s3594r/201808/1fc30369e06e43ef82039cd7d490d0d1. shtml[2018-08-23].

[4] 佚名. 我国城乡居民医疗卫生服务可及性提高——《全国第六次卫生服务统计调查报告》发布[EB/OL]. http://www.nhc.gov.cn/mohwsbwstjxxzx/s2908/202101/0838723e3f3a4adb835d970abd551665.shtml[2021-01-27].

[5] 佚名. 推进分级诊疗落实功能定位[J]. 中国卫生，2019，（11）：67.

[6] 宁静，刘元杰，吴艳乔. 医疗联合体中的远程医疗服务 SWOT 分析[J]. 现代临床医学，

2020，46（1）：59-61，64.

[7] 佚名. 2018 年我国卫生健康事业发展统计公报[EB/OL]. http://www.nhc.gov.cn/guihuaxxs/s10748/201905/9b8d52727cf346049de8acce25ffcbd0.shtml[2019-05-22].

[8] 高传胜，雷针. 高质量发展阶段分级诊疗政策的效果与走向[J]. 中州学刊，2019，（11）：65-72.

[9] 叶江峰，姜雪，井淇，等. 整合型医疗服务模式的国际比较及其启示[J]. 管理评论，2019，31（6）：199-212.

[10] 魏子柠. 2016 强化顶层设计 医改路径更加明晰[N]. 中国医药报，2019-10-15（4）.

[11] 王琳，姚迪. 分级诊疗的实施现状及探讨[J]. 医学信息，2019，32（6）：5-7.

[12] 宁靖佳，卢闪闪. 各地分级诊疗实践模式比较分析[J]. 中国集体经济，2019，（5）：158-159.

[13] 国家统计局. 中国统计年鉴 2018[EB/OL]. http：//www.stats.gov.cn/tjsj/ndsj/2018/indexch.htm[2018-11-01].

[14] 张洽，王春光，刘永立. "深化医改，分级诊疗"政策下全科医学人才培养的探讨[J]. 全科医学临床与教育，2019，17（2）：97-99.

[15] 国家卫生健康委员会. 2018 中国卫生健康统计年鉴[M]. 北京：中国协和医科大学出版社，2018.

[16] 徐志伟，张俊，秦成勇，等. 分级诊疗双向转诊制度现状及政策分析[J]. 医院管理论坛，2018，35（3）：11-14.

[17] 刘丹. 分级诊疗改革的推进难点及对策探讨[J]. 中国市场，2019，（4）：103-104.

[18] 彭雅睿，施楠，陶帅，等. 分级诊疗实施中家庭医生团队建设现状及对策研究[J]. 中国全科医学，2020，23（1）：14-18.

[19] 吴静娜，张晓梅，卫正洪，等. "三医联动"推进县域分级诊疗制度建设[J]. 江苏卫生事业管理，2019，30（6）：681-685.

# 后 记

　　分级医疗是许多国家普遍实行的诊疗制度，对于合理配置医疗资源、维护有序的就医秩序、控制卫生费用的增长至关重要。建立合理的分级医疗体系，是缓解"看病难、看病贵"等问题的关键，其实践效果不仅关系到医疗改革的成败，更与人民群众的健康和社会的可持续发展密切相关。

　　新医改以来，无论是在政策层面还是实践层面，分级医疗在卫生领域中处于越来越重要的位置。中国先后出台多项规章制度和政策措施，总结和推广分级医疗制度建设的成功经验，为中国分级医疗体系建设提供了发展方向。在深化医药卫生体制改革的关键时期，通过对国内外分级医疗体系进行比较，吸取相关的经验与做法，总结教训，不仅有利于完善中国分级医疗体系，规范就医秩序，调整患者流向，而且对提高医疗卫生服务效率、促进健康公平、实现健康中国的目标具有重要的学术价值和应用价值。分级医疗体系建设已成为中国医疗体制改革的重要内容，相关实践探索和研究非常多，许多城市都在大力推进分级医疗体系建设的实践模式，但似乎难以实现分级医疗体系的目标。因此，吸取国内外经验和教训，探寻符合中国国情的分级医疗体系建设策略，是本书的研究主旨。这不仅是建立分级医疗体系亟待解决的问题，而且对医疗体制改革目标的实现至关重要。

　　本书系统地阐述了国内外分级医疗体系的内涵、发展背景、主要模式，尤其重点分析了英国、美国、法国、澳大利亚、新加坡、日本、德国、加拿大等发达国家分级医疗发展的背景、主要模式、成效，以及对我国分级医疗体系发展的启示。在此基础上，对国内外分级医疗的发展背景、模式、制度、运行机制等方面进行了综合比较，全面分析了我国分级医疗体系的成效、存在的问题，并提出了相应的对策建议。

　　分级医疗是我国医疗体制改革的重要内容，由于本书仅对国内外分级医疗体的发展背景、模式、成效及存在的问题进行了对比，对我国分级医疗体系的实践效果评价及共享经济下我国分级医疗体系构建条件和路径等方面未进行探讨，因此在政策、实践、方法等方面还有待进一步深入研究。

　　本书的出版得到了国家哲学社会科学办公室、国家自然科学基金委员会、华中科技大学同济医学院公共卫生学院、江西科技师范大学、科学出版社的大力支持，在此深表感谢。在本书的撰写与校对工作中，华中科技大学的申鑫、徐鸿彬、王超、黄玉钗、邓余华、朱怡、楼依玲、夏雯琪、徐敏智、孟鑫等研究生和江西科技师范大学的赵玉兰、梅倩、袁诗懿同学也付出了辛苦的劳动，在此一并表示感谢。

卢祖洵　李丽清

2021 年 7 月 10 日